Herausgeber Sun Shuchun

Original chinesische MASSAGE

Bildatlas der Massage und Bewegungstherapie

Mit 499 Abbildungen

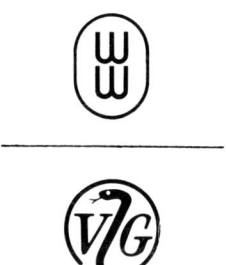

Verfaßt von
Fang Jianguo, Guo Xueqin,
Zheng Liangyi und Liu Xiaoning

Fotografiert von
Zhang Jiaqing, An Aqi und Yang Wu

Aus dem Englischen übersetzt von
Renate Zantis

Redaktion der deutschen Ausgabe: Gu Xiaoyun

Shuchun, Sun:
Original chinesische Massage.
Bildatlas der Massage und Bewegungstherapie / Sun Shuchun. —
Berlin: Verl. Gesundheit GmbH, 1990. — 173 S.: 499 Abb.

ISBN 3-333-00607-3

Vertriebsrechte der deutschen Ausgabe für alle Länder,
mit Ausnahme der VR China, beim Verlag Gesundheit GmbH

1. deutschsprachige Ausgabe
Gemeinschaftsausgabe des Verlages für fremdsprachige Literatur, Beijing,
und des Verlages Gesundheit GmbH, Berlin
Alle Rechte vorbehalten
© Verlag für fremdsprachige Literatur, Beijing 1990
Printed in VR China
Bestell-Nr. 535 065 3

Vorwort

Eine der leuchtendsten Perlen in der großen Schatzkammer der traditionellen chinesischen Medizin (TCM) ist die therapeutische Massage (TM). Gegenwärtig finden überall auf der Welt natürliche Behandlungsmethoden, die auf synthetische Arzneimittel verzichten, verstärktes Interesse. TM als eine der „acht Methoden des Knochenrichtens" ist dabei nur eine der Therapien, die die traditionelle chinesische Medizin kennt. Sowohl bei der Behandlung von Weichteilverletzungen wie Folgeerscheinungen von Knochen- und Gelenkverletzungen hat sich TM als sehr zufriedenstellend erwiesen und als konkurrenzlos gegenüber medikamentöser Behandlung, bei der nicht selten mit Nebenwirkungen zu rechnen ist. Aber auch bei vielen nicht-orthopädischen Störungen ist die Anwendung von TM angebracht. Sie befindet sich im Einklang mit einem der Prinzipien der TCM, das fordert, „Mängel oder Übermäßigkeiten im Zustand eines Patienten durch Methoden des Förderns oder Richtens und des Ergänzens oder Abführens zu heilen."

Die Wirkung der therapeutischen Massage hängt natürlich von der körperlichen Anstrengung ab, die der Arzt in die Behandlung legt, und nicht von den „vier Eigenschaften und fünf Geschmacksarten der Arzneimittel". In *Die goldenen Spiegel der Medizin* heißt es, „TM steht auf der Liste der Behandlungen im Bereich des Knochenrichtens ganz oben". Die Hand des Arztes, ein Zusammenspiel aus Muskeln, Knochen und Gelenken, kann ohne Einschränkung in unterschiedlichen Stellungen eingesetzt werden und ist je nach Bedarf leicht zu regulieren, was Frequenz oder Stärke der angewandten Kraft betrifft. Die Wirkung der Massage besteht darin, daß die Durchblutung angeregt, Schwellungen der Weichteile abgebaut und die Heilung von Frakturen und Krämpfen erleichtert werden. All dies zusammengenommen hat selbstverständlich die emotionale Entspannung des Patienten zur Folge. Im Laufe der Jahre haben sich Orthopäden der TCM ausnahmslos darum bemüht, ihr Wissen um die Prinzipien und den Einsatz von TM stetig zu vergrößern.

Der Autor der *Chinesische Massage*, Dr. Sun Shuchun, ist außerordentlicher Professor für Orthopädie. Er hat die TM-Technik von Liu Shoushan, einem berühmten, inzwischen verstorbenen Orthopäden der traditionellen chinesischen Medizin, erlernt. Dr. Sun verbindet die Quintessenz der Erfahrungen chinesischer Ärzte mit einer eigenen klinischen Erfahrung von über 20 Jahren. Dieses außerordentliche Wissen hat ihn in die Lage versetzt, eine eigene Technik zu entwickeln und zu formulieren, die ihm sowohl in China wie im Ausland aufgrund seiner Behandlungserfolge bei Patienten mit zum Teil sehr ernsten Symptomen bekannt gemacht hat.

Dr. Sun begrüßt Verbesserungsvorschläge, denn er ist sich der Schwierigkeiten für den Anfänger keineswegs unbewußt. Gewöhnlich bringt man es erst spät in seiner Laufbahn zur Meisterschaft in therapeutischer Massage. Er hat deshalb sein Wissen in diesem Buch systematisch für junge Ärzte zusammengestellt. Es heißt, daß sich TM nur durch die praktische Vermittlung erlernen läßt. Wer jedoch durch dieses Buch mit seinen einprägsamen Abbildungen sowie den kurzen und leicht verständlichen Bildtexten blättert, wird feststellen, daß kaum ein Unterschied zur direkten Lernmethode besteht. Das Buch gibt dem Leser die

Möglichkeit, eine Technik zu erlernen, von der bis dahin angenommen wurde, daß sie einem nur durch einen Lehrer direkt vermittelt werden kann.

TM ist ein Zweig der TCM, die dauernde Übung verlangt. Die Schwierigkeiten, die auf dem Weg zur Meisterschaft zu überwinden sind, sind allgemein bekannt. Altgediente Ärzte betonen, daß die häufige praktische Anwendung besser als das Studium der Fachliteratur ist. Dies gibt uns einen Schlüssel zum Erlernen der TM-Technik in die Hand. Das vorliegende Buch wird jedoch all unseren TCM-Gelehrten und -Kollegen mit seinen klaren Abbildungen und gründlichen methodischen Kenntnissen von großem Nutzen sein. Das vorliegende Buch ist das erste seiner Art und in jeder Hinsicht ausgezeichnet. Ich hoffe, daß weitere Werke folgen werden.

Hu Ximin
Stellvertretender Gesundheitsminister
Direktor des TCM-Verwaltungsbüros des Staates

Die traditionelle chinesische Medizin (TCM) stellt eine großartige Schatzkammer dar. Eines ihrer Kleinodien ist die therapeutische Massage (TM). Die Prinzipien dieser Therapie sind tiefgreifend und ihre Technik bedarf einiger Übung. Sich alleine durch das Studium einschlägiger Literatur ihre Beherrschung anzueignen ist nicht leicht. Die Ärzte, die gegenwärtig einen Namen in TM haben, sind zum größten Teil direkt von ihren Lehrern ausgebildet worden. Seit einiger Zeit sind zwar ein paar Artikel zum Thema erschienen, ein systematischer, bebilderter Führer ist jedoch eine ganz neue Angelegenheit.

Dr. Sun Shuchun, der die TM-Technik persönlich von dem berühmten, inzwischen verstorbenen Meister der TCM-Orthopädie, Dr. Liu Shoushan, erlernt hat, hat in seinem Buch die feinsten TM-Techniken aus dem ganzen Land zusammengetragen und damit die Schulung der jüngeren Generation ermöglicht.

Obwohl orthopädische und traumatologische Störungen im Mittelpunkt der Abhandlung stehen, enthält das Buch auch Behandlungswege für andere Krankheitszustände. Dieses bündige und akkurate Buch bietet sich für das Selbststudium geradezu an. Das Buch hat außerdem ein ergänzendes Kapitel über therapeutische Übungen. Das macht es zu einem guten Referenzwerk sowohl für den Lernenden wie für den fortgeschrittenen Chiropraktiker. Ich kann die Veröffentlichung dieses Buches nur begrüßen. Auf Bitte von Dr. Sun schreibe ich kurz vor Erscheinen des Buches dieses Vorwort. Ich entspreche seiner Bitte mit dem größten Vergnügen. Das Buch wird seinen verdienten Anklang bei allen TM-Ärzten sowie bei allen finden, die in der Rehabilitation orthopädischer Patienten oder im allgemeinen Gesundheitswesen tätig sind.

Shang Tianyu
Professor und Ehrendirektor
des Instituts für Orthopädie und Traumatologie
Akademie für traditionelle chinesische Medizin

Orthopädie und Traumatologie haben als Bestandteile der traditionellen chinesischen Medizin (TCM) einen herausragenden Beitrag zur Gesundheit des Menschen geleistet. Das Merkmal der traditionellen chinesischen Orthopädie ist der Umstand, daß gleich viel Wert auf Übung, Massage und medikamentöse Behandlung gelegt wird, wobei der therapeutischen Massage eine bedeutende Rolle beim korrekten Richten der Knochen zukommt. Professor Sun, ein kluger und fleißiger Gelehrter der traditionellen chinesischen Medizin, war ein guter Schüler des berühmten Orthopäden Dr. Liu Shoushan, der die Techniken der therapeutischen Massage an seinen Schüler weitergegeben hat. Durch seinen weitgespannten Kontakt zu inländischen Orthopäden und in Jahrzehnte eigener klinischer Praxis hat Dr. Sun sich in diesem Bereich ein hohes Maß an Können erworben und viele Patienten erfolgreich behandelt, von denen sich einige sogar bereits unmittelbar nach der Behandlung als geheilt bezeichneten. Unter den Ärzten hat Sun sich vor allem als TCM-Orthopäde einen Namen gemacht. In seiner klinischen Arbeit ist Sun als aufgeschlossen und unermüdlich bekannt. Die von ihm zusammengestellte *Chinesische Massage* ist mit seinen Abbildungen und Erläuterungen dem Orthopäden leicht verständlich. Das Buch ist klar geschrieben und gut ausgestattet. Es stellt ein vorzügliches Referenzwerk für alle Kollegen auf dem Feld der TCM-Orthopädie und alle Lernenden in diesem Bereich dar. Ich betrachte es als Ehre, mit dem Schreiben dieses Vorworts betraut worden zu sein, und gratuliere Dr. Sun zum Erfolg, seine persönlichen Erfahrungen in dieser präzisen Form eines Führers durch TM zusammengestellt zu haben. Patienten wie Ärzte werden gleichermaßen davon profitieren.

Li Tongsheng
Professor und Direktor der Akademie
für traditionelle chinesische Medizin
der Provinz Hubei

Nach Erfahrung vieler Orthopäden kann eine große Anzahl von Störungen im Bewegungsapparat, eine genaue und zutreffende Diagnose vorausgesetzt, behandelt werden, ohne daß ein chirurgischer Eingriff notwendig ist. Deshalb stehen die therapeutische Massage und die Übungen, zwei Aspekte der traditionellen Behandlung, keineswegs im Gegensatz zur orthopädischen Chirurgie. Im Gegenteil, beide Behandlungsformen ergänzen einander. Das Zusammenwirken der Orthopäden der traditionellen chinesischen Medizin und ihrer Kollegen in der orthopädischen Chirurgie wirkt komplementär. Die therapeutische Massage, zu der es allein der Hände des Arztes bedarf, nimmt oder erleichtert den Schmerz und vermeidet dabei die toxischen Nebenwirkungen solcher Behandlungsformen wie wiederholter Injektionen von Steroiden. Gleichzeitig umgeht sie die negativen Folgeerscheinungen überflüssiger chirurgischer Eingriffe.

Diese *Chinesische Massage* ist von Professor Sun und seinen Kollegen am Institut für Orthopädie und Traumatologie, das der Akademie für traditionelle chinesische Medizin angeschlossen ist, erstellt worden. Professor Sun hat nach seinem Abschluß an der Hochschule für traditionelle chinesische Medizin jahrelang an dem der Hochschule angebundenen Krankenhaus als Orthopäde gearbeitet. Das Buch bietet nach einer Einführung in die grundsätzlichen Methoden der therapeutischen Massage eine gründliche Abhandlung zu Theorie und Methodik der therapeutischen Übungen. Die Methoden werden nach Körperteilen vorgehend mit kurzen und präzisen Erläuterungen beschrieben, die durch erstklassige Farbabbildungen ergänzt werden. Das Buch dürfte für die Mehrzahl der Orthopäden keine Verständnisprobleme aufwerfen. Geht man Schritt für Schritt vor, so ist die Methodik anhand von Text und Bild leicht erlernbar. Zur zufriedenstellenden Behandlungen seiner Patienten bedarf es selbstverständlich einiger Übung. Das Buch ist nützlich und praktisch. Es schließt eine Lücke und wird deshalb gewiß nicht nur von Orthopäden, sondern von allen, die in der Rehabilitation und im allgemeinen Gesundheitswesen tätig sind, begrüßt werden.

Chen Baoxing M.D.
Professor für orthopädische Chirurgie
Institut für Orthopädie und Traumatologie
Akademie für traditionelle chinesische Medizin

INHALT

Überblick

Therapeutische Massage ist ein wichtiger Bestandteil der traditionellen chinesischen Medizin, einer Wissenschaft, die das arbeitende chinesische Volk in seinem ständigen Kampf gegen Krankheiten seit alter Zeit entwickelt und untermauert hat. Sie hat in der medizinischen Praxis eine breite Anwendung gefunden, und im Verlauf von 2000 Jahren ist eine Menge wertvoller Erfahrung gesammelt worden. Die Therapie hat nichts von ihrer Gültigkeit verloren; durch die Fortentwicklung von Wissenschaft und Technologie ist ihr Anwendungsbereich nur erweitert und ihre Forschung, sowohl in der Theorie wie in der Praxis, vorwärts gebracht worden. Gerade heute, wo wir uns den toxischen und anderen Nebenwirkungen chemischer medikamentöser Präparate gegenübersehen und die Folgeerscheinungen überflüssiger chirurgischer Eingriffe abwägen, haben sich Ärzte wie Patienten überall auf der Welt in zunehmendem Maß der therapeutischen Massage als einer natürlicheren Behandlungsmethode zugewandt.

Bei der therapeutischen Massage setzt der Arzt die eigenen Hände ein, um bestimmte Bereiche oder Punkte des Körpers zu bearbeiten, deren Funktion zu regulieren und dadurch Krankheiten zu heilen. Das vorliegende Buch konzentriert sich auf die Therapie für orthopädische und traumatische Störungen, bei denen diese Methode am wirksamsten ist. Bei der Behandlung solcher Erkrankungen darf die therapeutische Massage nicht außer acht gelassen werden. Sie hat breite klinische Anwendung erfahren und ist in der Lage, eine Anzahl unterschiedlicher Krankheitszustände unmittelbar zu heilen.

Die therapeutische Massage ist leicht erlernbar und ihr Einsatz unbegrenzt, da sie keine speziellen Geräte erfordert oder von dem Risiko gefährlicher Nebenwirkungen begleitet wird. Der ausübende Arzt muß dazu sowohl mit der grundsätzlichen Methodik vertraut sein wie auch die Methoden beherrschen, die für spezifische Körperbereiche bestimmt sind. Letztere werden als lokal angewandte Methoden bezeichnet. Sollte eine Methode allein nicht den gewünschten Erfolg bringen, so empfiehlt sich die kombinierte Anwendung zweier Methoden.

Die Massagetechniken, die in Orthopädie und Traumatologie benutzt werden, sind das Resultat klinischer Erfahrung und gleichzeitig ein wichtiger Bestandteil der Theorie der traditionellen chinesischen Medizin, die den Körper als Ganzes in all seinen Symptomen begreift und behandelt. Es gibt unterschiedliche Arten von Störungen oder Verletzungen, akute und chronische Verletzungen der Weichteile, der Knochen oder Gelenke sowie anderer Bereiche. Deshalb müssen gemäß des unterschiedlichen klinischen Krankheitsbildes auch unterschiedliche Behandlungsmethoden angewandt werden. Der Druck, mit dem die Massage durchgeführt wird, leicht oder stark, geschickt oder ungeschickt, ist für den Erfolg der Behandlung von größter Bedeutung. Wird die Massage korrekt eingesetzt und durchgeführt, ist sie eine wichtige Unterstützung des Heilungsprozesses. Anderenfalls sind die Wirkungen eher negativ. Deshalb sollte bei der klinischen Anwendung dieser Methode das Nachfolgende beachtet werden.

Indikationen

1. Akute oder chronische Weichteilverletzungen
2. Knochen oder Gelenkdislokation (Luxationen)
3. Gelenkkontrakturen, posttraumatische Muskelatrophie
4. Osteoarthritis mit Gliederschmerzen und Bewegungseinschränkungen
5. Andere heilbare Knochen- oder Gelenkdeformationen

Kontraindikationen

1. Akute spinale Verletzungen mit Symptomen der Rückenmarksverletzung, ohne eindeutige Diagnose
2. Akute Weichteilverletzungen mit Schwellungen und Ödemen im Frühstadium
3. Knochen- oder Gelenktumoren
4. Knochen- oder Gelenktuberkulose, Myelitis oder Osteoporose bei alten Menschen
5. Erkrankungen von Herz und Lunge
6. Blutkrankheiten mit Blutungsneigung
7. Entzündung oder Dermatose des zu behandelnden Bereichs
8. Schwangerschaft ab drittem Monat
9. Geistig behinderte Patienten, die zur Kooperation mit dem Arzt nicht fähig sind

Prinzipien der Anwendung:

1. Eindeutige Diagnose und genaue Kenntnis der Krankheit; dazu gehören Sitz der Krankheit, Intensität, Stadium und die Feststellung, ob es Komplikationen gibt, Verletzungen von Blutgefäßen oder Nerven, Knochenfrakturen etc.

2. Die einzelnen Behandlungsschritte sollten klar sein; dazu gehören die Haltung des Patienten, die Mitarbeit des Assistenten sowie die Anwendungsfolge unterschiedlicher Methoden, die sorgfältig im Hinblick auf die gesamte Behandlung geplant werden sollten.

3. Die Kraftanwendung während der Behandlung (leicht oder stark), sollte angemessen sein, gewaltsame Bewegungen sollten vermieden werden, um die Verletzung nicht zu verschlimmern. Bei Erkrankungen in akutem Stadium oder bei erkennbaren Schwellungen sollte die Kraftanwendung eher sanft, in chronischen Fällen jedoch stark sein. Während der Massage ist der Gesichtsausdruck des Patienten aufmerksam zu beobachten. Außerdem sollte man sich nach seinem Gefühl erkundigen und die Massageintensität entsprechend regulieren.

4. Die Behandlung ist feinfühlig, geschickt und genau durchzuführen mit völliger oder nahezu völliger Schmerzfreiheit für den Patienten.

5. Der Arzt muß konzentriert, ruhig und ohne Eile vorgehen. Auf diese Weise gewinnt er das Vertrauen des Patienten, damit dieser sich entspannt und mit dem Arzt zusammenarbeitet.

6. Patient wie Arzt sollten die optimale Behandlungsposition finden. Die Muskeln des Patienten müssen voll entspannt sein.

7. Der normale Bewegungsradius in dem betroffenen Bereich sollte unbedingt beachtet werden. Übermäßiges Beugen und Strecken sind zu vermeiden, ebenso Hautverletzungen.

8. Indikation und Kontraindikation der Krankheit müssen vor Beginn der Massage genau feststehen.

Methoden der Massagetherapie

Die grundsätzlichen Methoden der therapeutischen Massage bestehen aus einfachen Übungen, die man sowohl unabhängig wie als Vorbereitung oder Nachfolgebehandlung der lokal angewandten Methoden benutzen kann. Die Grundtechniken sind leicht zu erlernen und auszuführen.

1. Strecken und Beugen

Strecken und Beugen ist eine Therapie für Gelenke mit eingeschränkter Bewegung. Sie unterstützt die Lösung intraartikulärer Adhäsionen und reduziert Weichteilkrämpfe sowie intraartikuläre Gewebeinkarzerationen. Gleichzeitig spielt sie eine stimulierende Rolle bei der Bildung von Gelenkflüssigkeit. Vor Beginn der Behandlung muß man sich mit dem normalen Bewegungsgrad des Gelenks, an dem die Behandlung stattfindet, vertraut machen. Übermäßige Kraftanwendung ist zu vermeiden. (Bild 1-1, 1-2)

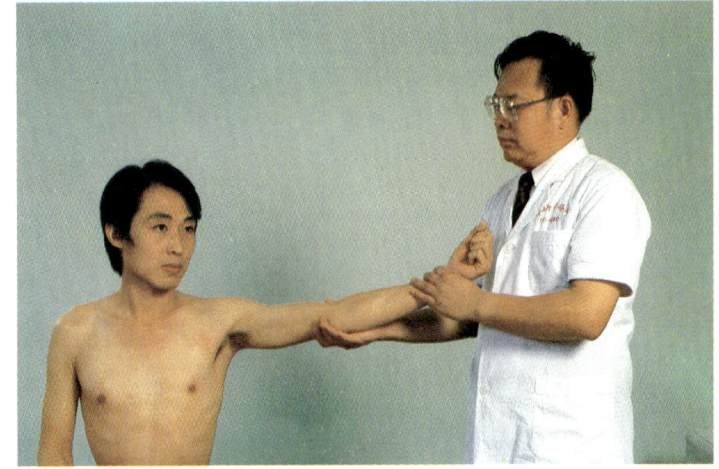

Bild 1-1: Strecken

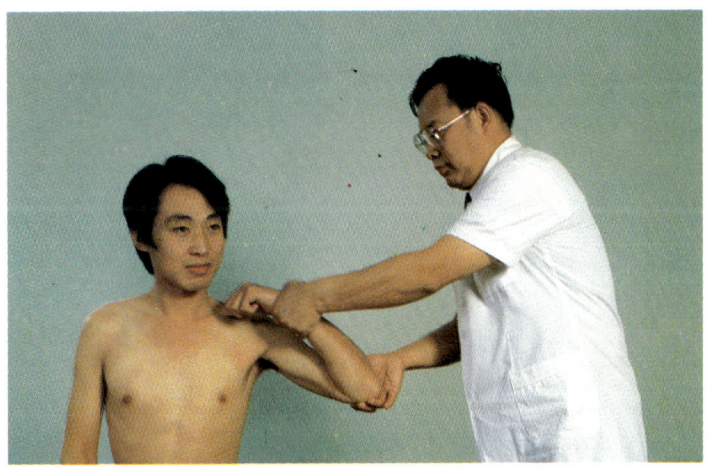

Bild 1-2: Beugen

2. Wiegen

Die Wiegemethode nutzt die Bewegung um die Längsachse des Gelenks. Der Umfang der Bewegung wird nach und nach vergrößert, jedoch nicht gewaltsam, sie muß innerhalb des Toleranzspielraums des Patienten bleiben. Diese Methode vermindert intraartikuläre Adhäsionen und Gelenkversteifungen. Sie wird in die Einzelhand- und Doppelhandmethode unterteilt. (Bild 1-3, 1-4)

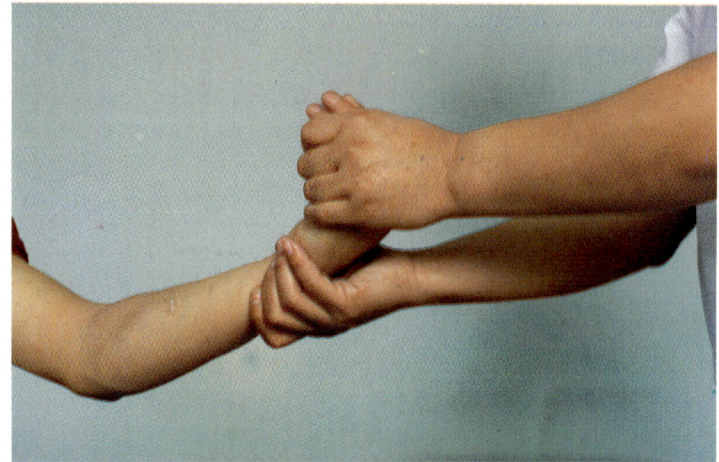

Bild 1-3: Wiegen mit einer Hand

3. Schnelles Eindrücken

Bei dieser Methode werden die Finger oder die Handfläche benutzt, um die betroffene Stelle zusammenzudrücken. Darüber hinaus aber sollte die Hand ganz leicht über den betroffenen Bereich fahren. Diese Methode stimuliert die Zirkulation in den Gefäßen und unterstützt die Adjustierung von Kleingelenken. Der Vorgang muß absolut sauber und genau im Punkt der Erkrankung ausgeführt werden.

Eindrücken mit der Handfläche (Bsp.: im lumbo-sakralen Bereich): Der Patient liegt flach ausgestreckt auf dem Bauch. Der Arzt hält mit der einen Hand die Beine des Patienten und hyperextendiert den lumbalen Bereich. Mit der anderen Hand übt er Druck auf den lumbo-sakralen Bereich aus. Die unteren Extremitäten werden mehrmals kreisend geschüttelt. Dann drückt er mit der Handwurzel auf den lumbo-sakralen Bereich. Gleichzeitig gleitet die Handfläche eingreifend und drückend leicht vorwärts. (Bild 1-5)

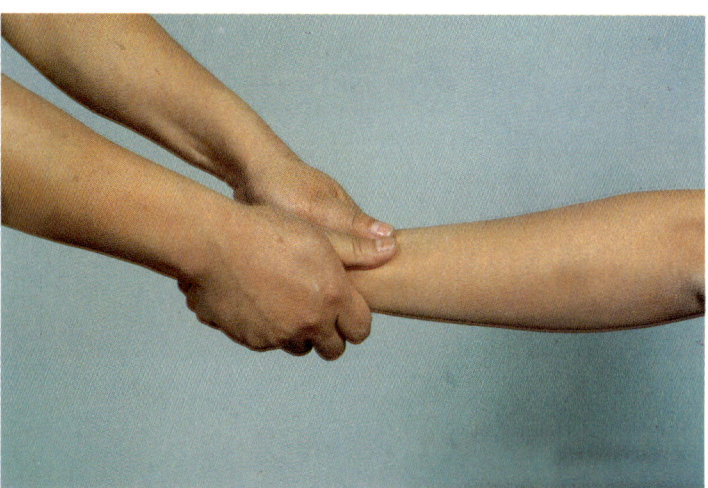

Bild 1-4: Wiegen mit zwei Händen

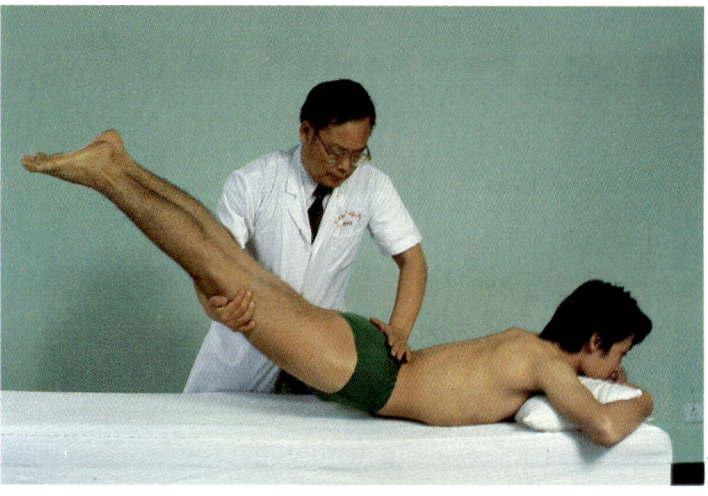

Bild 1-5: Eindrücken mit der Handfläche

4

Eindrücken mit dem Daumen (Bsp.: am Ellbogen): Der Arzt hält mit der einen Hand den Ellbogen des Patienten, wobei er den betroffenen Bereich mit dem Daumen eindrückt. Mit der anderen Hand hält er das distale Ende des Unterarms und beugt den Ellbogen des Patienten mit ziehender Kraft, derweil der Arzt mit dem Daumen in dem betroffenen Bereich eine nach unten gerichtete Druckbewegung ausführt. (Bild 1-6)

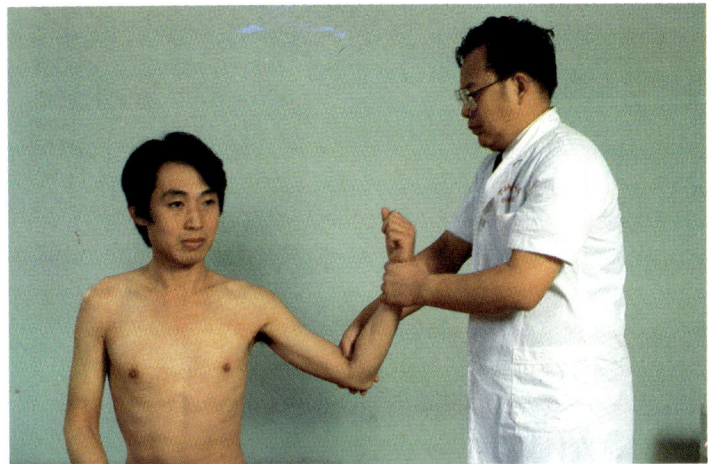

Bild 1-6: Eindrücken mit dem Daumen

4. Drehen

Durch Druckausübung in einander entgegengesetzte Richtungen dreht der Arzt den Körper des Patienten zur Behandlung von Verlagerungen der Kleingelenke im zervikalen und lumbalen Bereich. Übermäßige Kraftanwendungen sollte vermieden werden. Die Behandlung kann auf dreifache Weise erfolgen: schnell, gesamt und lokal angewandt.

Die lokal angewandte Methode für die linke Seite der lumbalen Wirbelsäule verläuft wie folgt:

Der Patient sitzt, derweil ein Assistent vor dem Patienten steht und das rechte Bein des Patienten festhält. Der Arzt sitzt hinter dem Patienten. Sein linker Arm befindet sich unter dem linken Arm des Patienten, seine Hand liegt auf dessen Nacken. Der rechte Daumen des Arztes drückt auf die linke Seite des betroffenen Rückgratbereichs. (Bild 1-7)

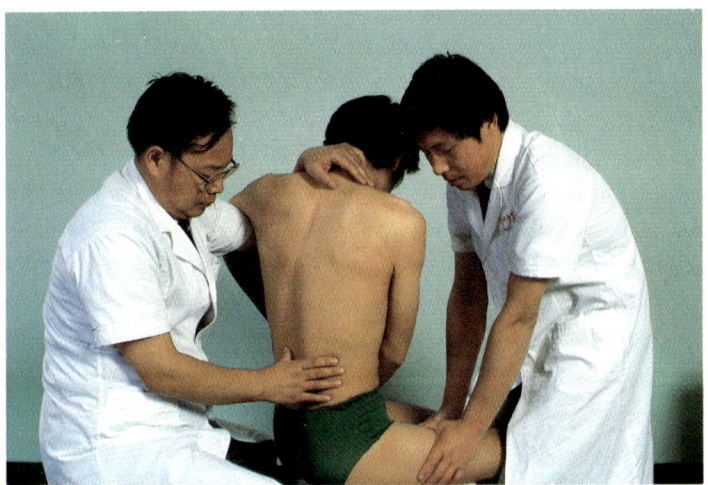

Bild 1-7

Der Arzt benutzt seine linke Hand, um den Oberkörper des Patienten nach vorn links zu drehen, derweil seine rechte Hand die Wirbelsäule nach rechts drückt. Der Arzt müßte unter seiner Hand ein Klicken verspüren, das auf die Gleitbewegung der Wirbel zurückzuführen ist. (Bild 1-8)

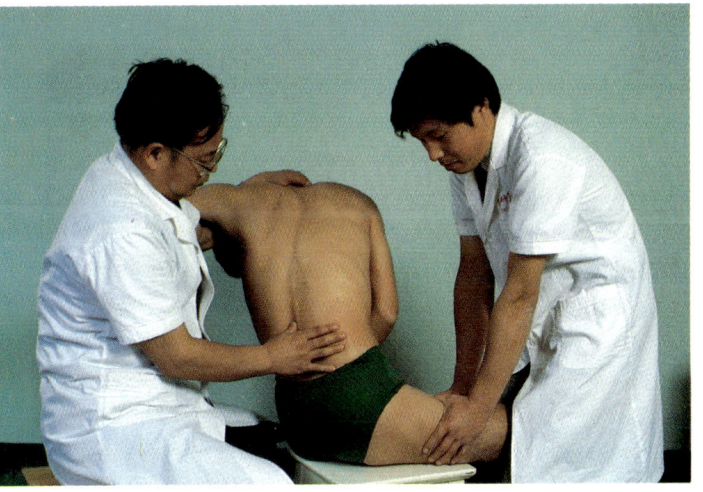

Bild 1-8

5. Zupfen und Schieben

Beim Zupfen kneift der Arzt die Muskeln oder Sehnen zwischen Daumen und Zeigefinger, zieht sie hoch und läßt schnell wieder los. Das Schieben erfolgt mit den Fingerspitzen, die seitlich an einem Muskel oder einer Sehne liegen und dann horizontal zur Muskelrichtung vorwärtsgleiten. Die beiden Methoden können einzeln, zusammen oder in Verbindung mit anderen Methoden angewandt werden. Sie sind wirksam bei Adhäsionen der Weichteile und werden häufig bei der Behandlung von oberflächlichen Weichteilverletzungen eingesetzt. (Bild 1-9, 1-10)

6. Rollen

Bei dieser Technik bewegen sich die Handrücken dauernd vor und zurück auf dem Körper des Patienten. Dadurch wird der Blutkreislauf angeregt, verkrampfte Sehnen und Muskeln werden gelockert und Schmerzgefühle abgebaut. Diese Technik ist besonders wirksam bei Muskelermüdung. Die Methode findet in der klinischen Praxis weite Anwendung und ist besonders dort angebracht, wo es viele Muskeln gibt. Während der Behandlung benutzt der Arzt sein Handgelenk als Drehpunkt für die Rollbewegung mit den metakarpalen und digitalen Gelenken. Die Rollbewegung wird circa 60-100 Mal pro Minute ausgeführt. Die Haut sollte dabei nicht gerieben werden, damit es nicht zu Hautabschürfungen kommt.

Es gibt zwei Arten der Rollbewegung: direkt und seitlich.

Direktes Rollen: Dabei wird starke Kraftanwendung verlangt, am geeignetsten für gut entwickelte, kräftige Personen. Für die Behandlung macht der Arzt eine hohle Faust, wobei er die zweiten Gelenke der Finger als Stützpunkte im betroffenen Bereich und das Handgelenk dazu benutzt, mit einer sanften Pendelbewegung zu beginnen. (Bild 1-11)

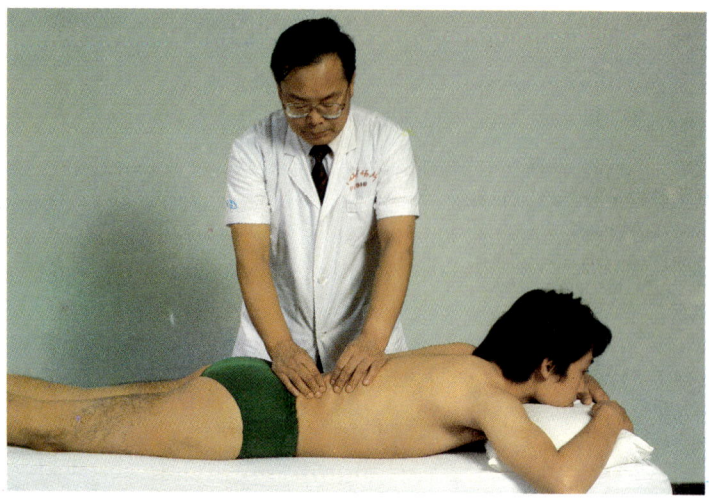

Bild 1-9: Zupfen

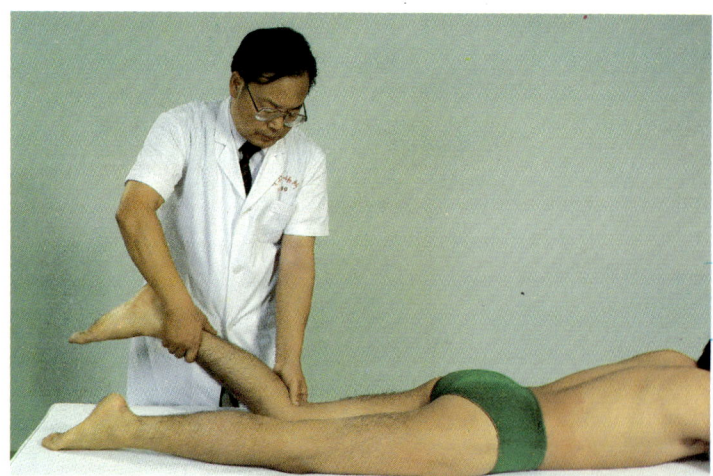

Bild 1-10: Schieben

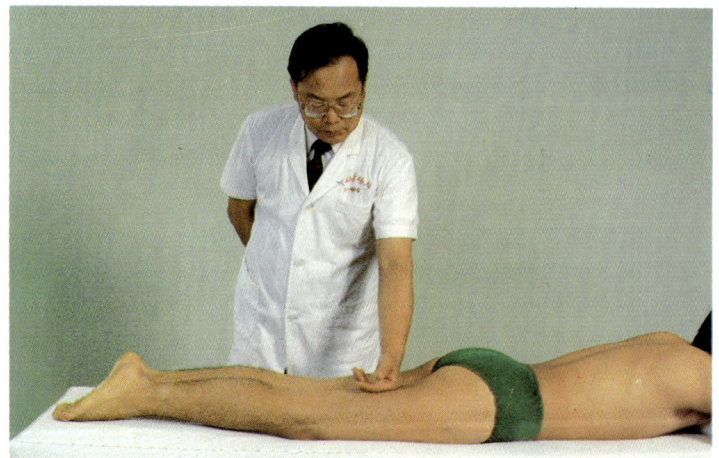

Bild 1-11: Direktes Rollen

6

Seitliches Rollen: Die dafür be-
nötigte Kraft ist mild anzuwenden
bei schwächer entwickelten Personen und über hervorstehenden Gelenken. Während der Behandlung
wird der Rücken des fünften Meta-
karpale und des fünften Digitalge-
lenks als Stützpunkt im betroffenen Bereich benutzt, derweil der
Arzt mit dem Handgelenk eine
Pendelbewegung ausführt. (Bild
1-12)

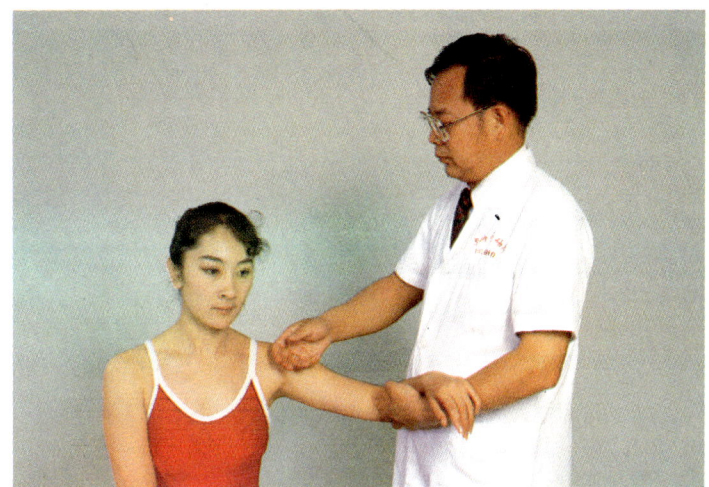

Bild 1-12: Seitliches Rollen

7. Ziehen

Beide Hände werden benutzt,
um die Gelenke des Patienten zu
strecken. Dies hilft bei Adhäsionen
und Gelenkverlagerungen und wird
zum Schmieren der Gelenkverbindungen eingesetzt. Man kann es
auch zur Behandlung der Skoliose
einsetzen. Während der Behandlung sollte der Arzt sich den normalen Spielraum des Gelenkes ver-
gegenwärtigen.

Ziehen des Schultergelenks:
Der Patient sitzt. Der betroffene
Arm ist erhoben, der Ellbogen gebeugt. Der Arzt steht hinter dem
Patienten. Mit einer Hand hält er
den erhobenen Ellbogen des Patienten und zieht ihn zurück. Gleichzeitig drückt die andere Hand des
Arztes die Schulter des Patienten
von hinten in die entgegengesetzte
Richtung. (Bild 1-13)

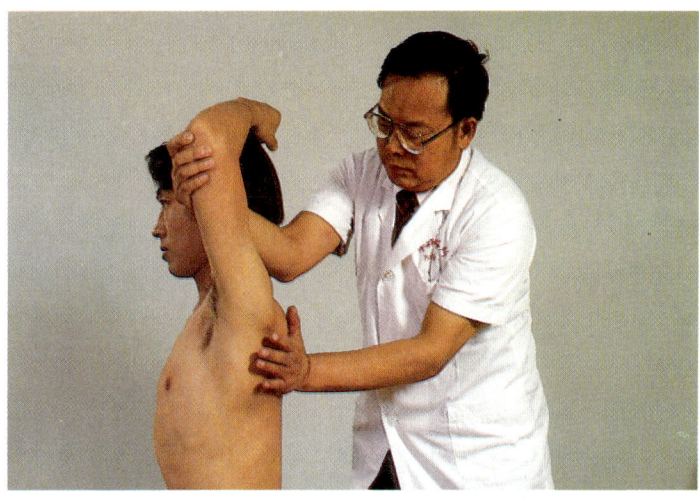

Bild 1-13: Ziehen des Schultergelenks

Ziehen im Hüftbereich: Der Patient liegt flach auf dem Bauch. Der
Arzt steht seitlich hinter ihm, zieht
mit einer Hand das betroffene Bein
hoch, derweil die andere Hand den
Lumbalbereich nach unten drückt.
(Bild 1-14)

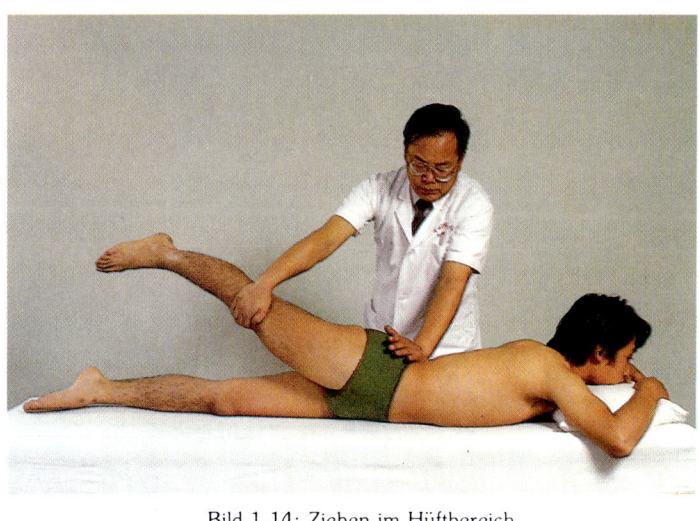

Bild 1-14: Ziehen im Hüftbereich

8. Intervall-Trommeln

Dies wirkt bei Quetschungen der Brustwand und des Rippenknorpelbereichs. Die Handfläche des Arztes liegt über dem betroffenen Bereich. Mit der hohlen Faust schlägt er auf den Handrücken. Der Patient sollte ein vibrierendes Gefühl verspüren. Die Behandlung kann auf eine natürliche Weise rhythmisch durchgeführt werden. (Bild 1-15)

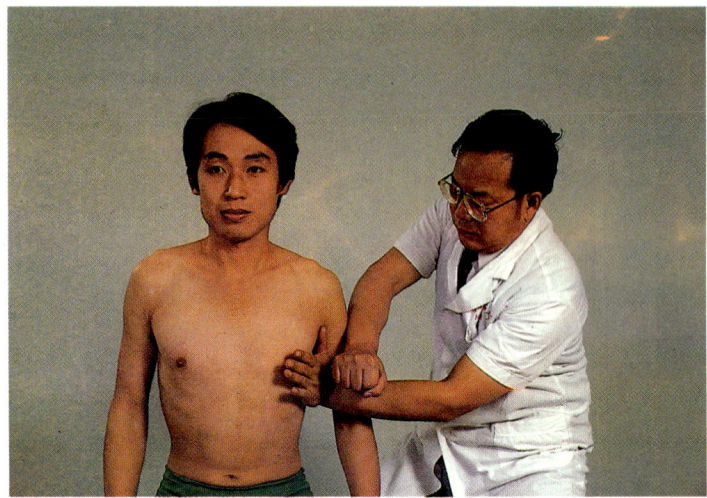
Bild 1-15: Intervall-Trommeln auf der Brust

9. Schlagen

Der Arzt benutzt seine Faust, Finger oder Handfläche in einer Trommelbewegung. Die Behandlung wirkt bei Krampfen, Schmerzen und Erschöpfung. Sie wird häufig bei Muskelschmerzen und -krämpfen eingesetzt oder als Ergänzung einer starken und kräftigen Druckbehandlung.

Sie hat eine sehr stimulierende Wirkung und kann mit einer Hand oder auch mit beiden Händen ausgeführt werden. Dabei kann man entweder die hohle Faust, die gekrümmte Hand, die Handfläche, den Handrücken oder die gespreizten Finger einsetzen.

Hohle Faust: Der Arzt schlägt den betroffenen Bereich mit der hohlen Faust. (Bild 1-16)

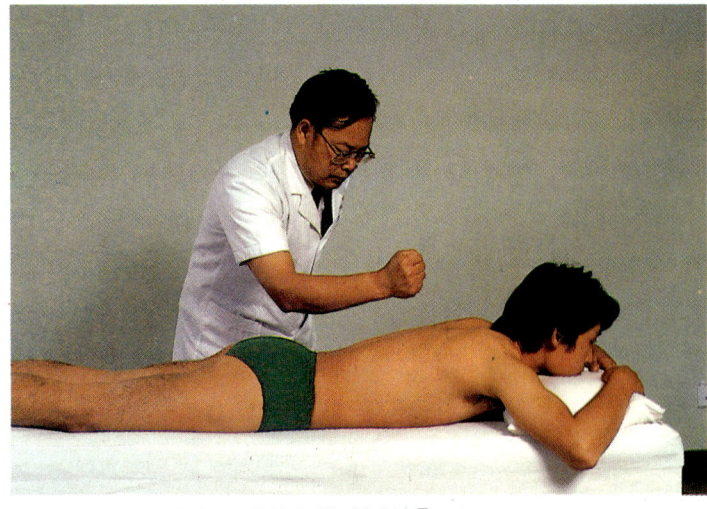
Bild 1-16: Hohle Faust

Gekrümmte Hand: Der Arzt legt seine Finger zusammen und krümmt seine Handfläche leicht, damit sich im Zentrum eine Höhlung bildet. (Bild 1-17)

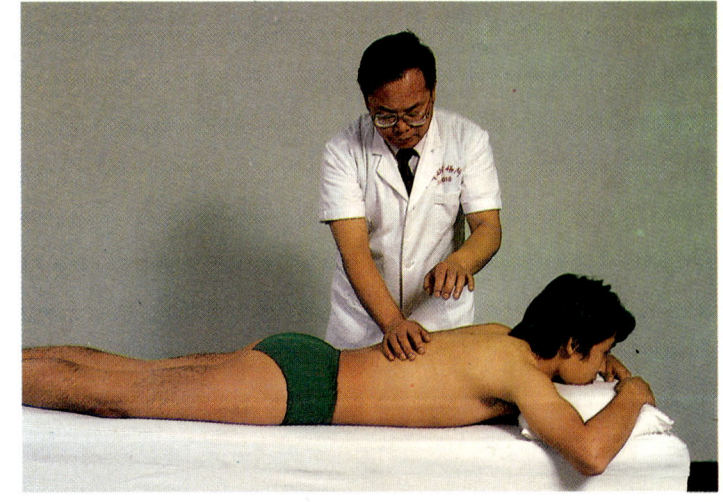
Bild 1-17: Gekrümmte Hand

Die Handfläche: Die Finger des Arztes sind leicht gekrümmt. Er benutzt die Handwurzel. (Bild 1-18)

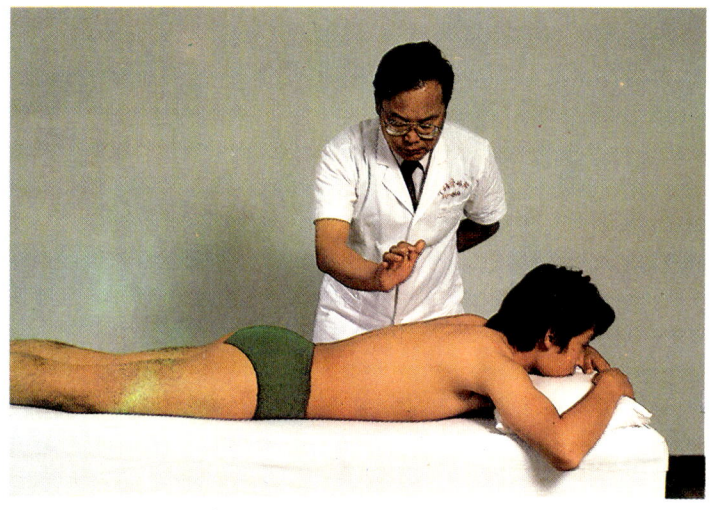

Bild 1-18: Die Handfläche

Handrücken: Das Handgelenk des Arztes ist entspannt. Der Handrücken wird zur Durchführung der Klopftherapie eingesetzt. (Bild 1-19)

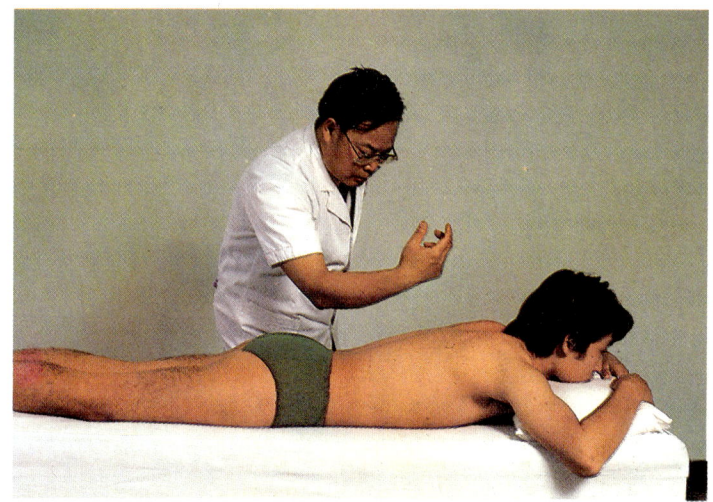

Bild 1-19: Handrücken

Gespreizte Finger: Der Arzt spreizt seine Finger und schlägt mit der ulnaren Seite des kleinen Fingers zu. (Bild 1-20)

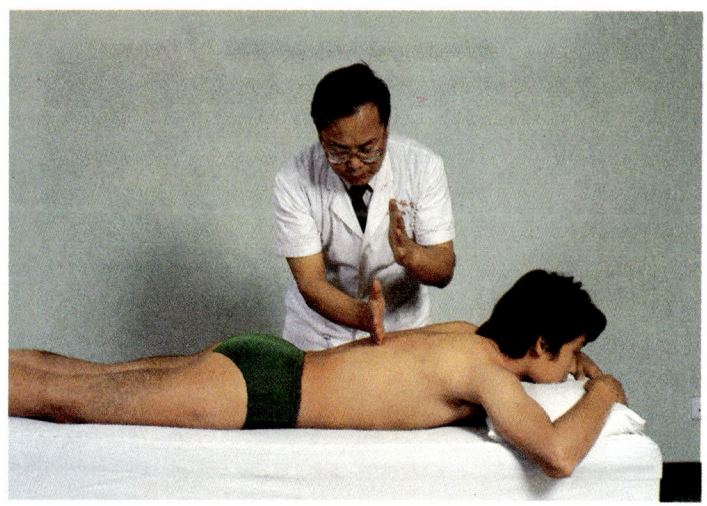

Bild 1-20: Gespreizte Finger

10. Akupunkt

Anstelle der Akupunkturnadel kann auch der Finger an den Akupunkturpunkten eingesetzt werden. Diese Methode kann entlang verschiedener Gefäße auf dem ganzen Körper angewandt werden. Während der Behandlung werden die Fingerspitzen auf den Akupunkten gesetzt, die Druckanwendung kann langsam verstärkt werden. Bei der Wahl der Punkte kann man sich von den Gefäßen und Meridianen leiten lassen oder sich für die Ashi-Punkte entscheiden.

Die normalerweise benutzten Akupunkte sind: (Bild 1-21 bis 1 -29)

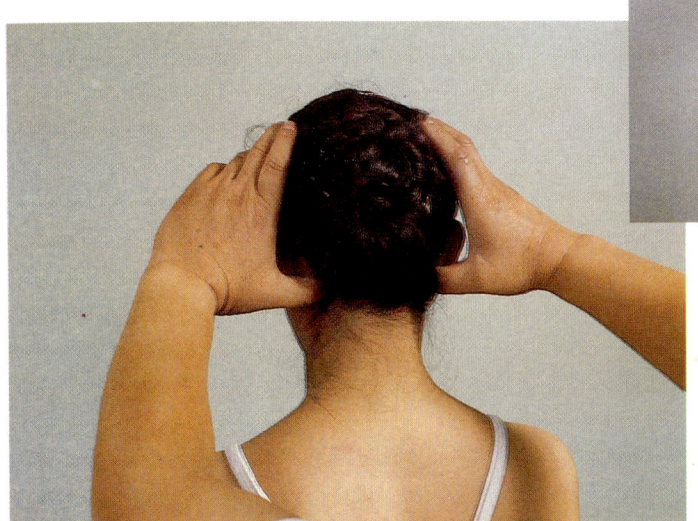

Bild 1-21: Der Baihui-Punkt

Bild 1-22: Der Fengchi-Punkt

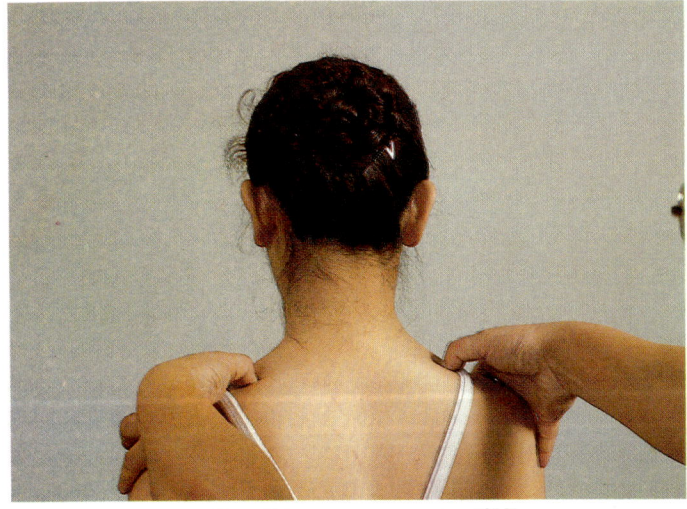

Bild 1-23: Der Jianjing-Punkt

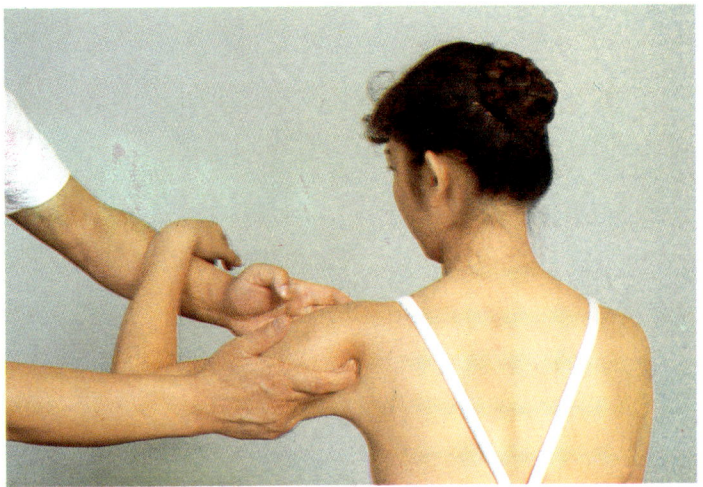

Bild 1-24: Der Jianlin-Punkt

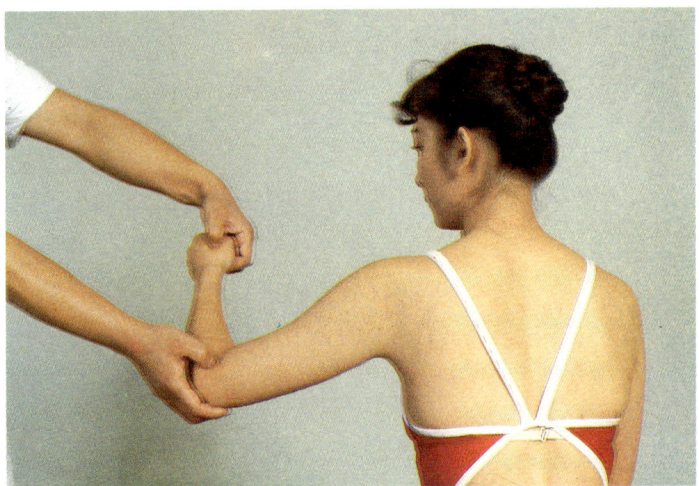

Bild 1-25: Der Quchi- und Hegu-Punkt

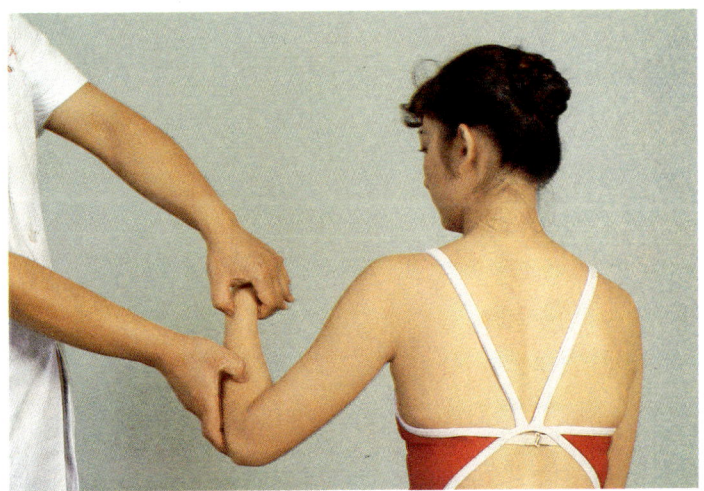

Bild 1-26: Der Shousanli-, Neiguan- und Waiguan-Punkt

11

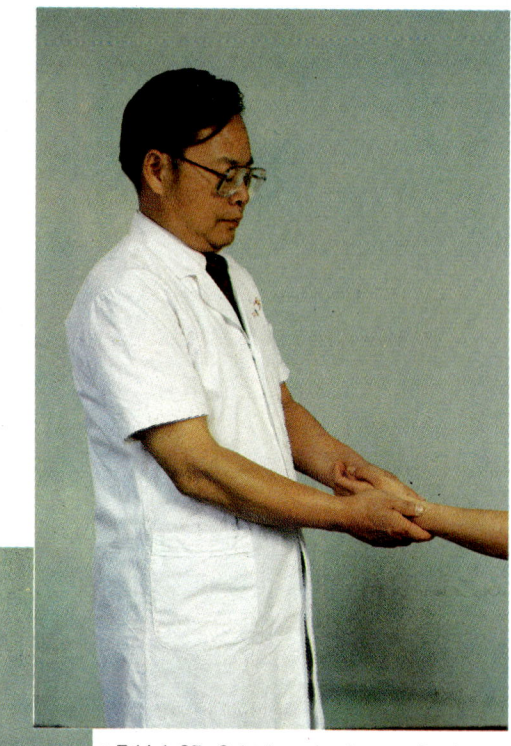

Bild 1-27: Schieben des Lieque-Punktes

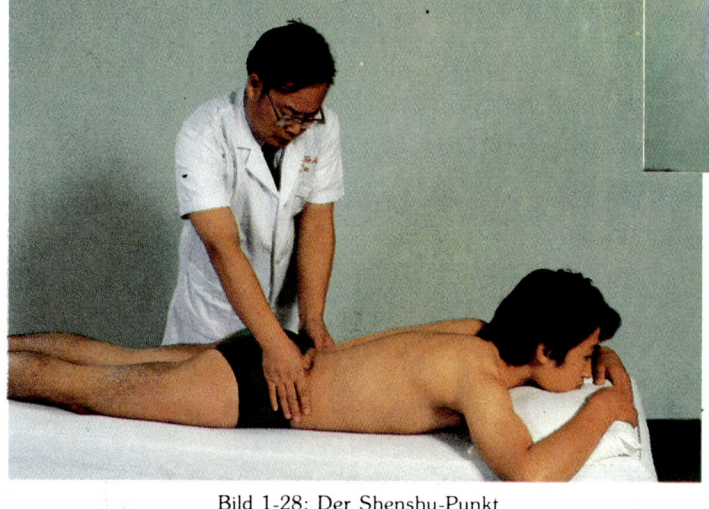

Bild 1-28: Der Shenshu-Punkt

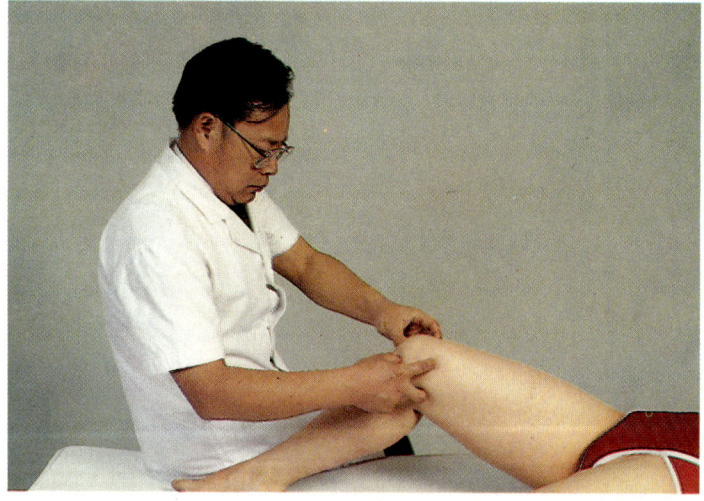

Bild 1-29: Akupunkt-Therapie mit sechs Fingern im Kniebereich

11. Schütteln

Das distale Ende der betroffenen Gliedmaßen wird locker in beiden Händen gehalten und sanft und stetig auf und ab bewegt, um die Gelenke zu entspannen. Diese Methode ist bei Adhäsionen angebracht sowie bei Funktionsstörungen nach einer Muskel- oder Gelenkverletzung.

Schütteltherapie für den Schulterbereich: Der Patient sitzt. Die Hand des Arztes hält die Handfläche der betroffenen Gliedmaßen und hebt sie auf 70-80 Grad. Die Gliedmaßen werden in angespanntem Zustand rund 200 Mal in der Minute geschüttelt. (Bild 1-30)

Schütteltherapie für den Hüftbereich: Der Patient liegt auf der gesunden Seite. Der Arzt steht zu Füßen des Patienten und hält dessen Fußgelenk. Die betroffenen Gliedmaßen werden um 30 cm angehoben und stetig geschüttelt. Die Frequenz beträgt um 100 Mal pro Minute. (Bild 1-31)

12. Stoßen

Der Arzt benutzt seine Handfläche oder die Finger, um an bestimmten Körperstellen oder auf den Akupunkten Vor- und Rückbewegungen auszuführen bzw. Bewegungen rauf und runter oder von links nach rechts. Diese Methode regt die Durchblutung an und lindert Schmerzen. Sie wird häufig bei der Behandlung rheumatischer Schmerzen, Muskelkrämpfen und Verletzungen der Weichteile eingesetzt. Jede der Richtungen kann zwischen 5 und 10 Stoßbewegungen enthalten.

Bei klinischer Anwendung kann der Finger, die Handfläche, die Faust, der Ellbogen oder der Fuß zur Durchführung der Therapie benutzt werden. Zur Illustration dient hier die Handfläche.

Stoßen mit der Handfläche: Beim Stoßen mit der Handfläche benutzt der Arzt die Handwurzel, um eine Stoßbewegung auszuführen, die rauf und runter oder vor und zurück verläuft. Wenn größere Kraftanwendung angezeigt ist, kann der Arzt beide Hände übereinander gelegt benutzen. Normalerweise wird diese Methode im Lumbalbereich oder bei den unteren Extremitäten eingesetzt, falls der betroffene Bereich größere Ausmaße hat. (Bild 1-32)

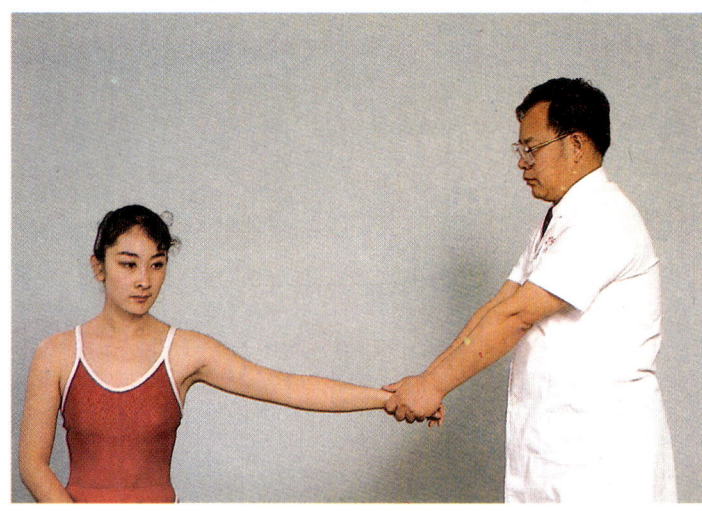

Bild 1-30: Schütteltherapie für die Schulter

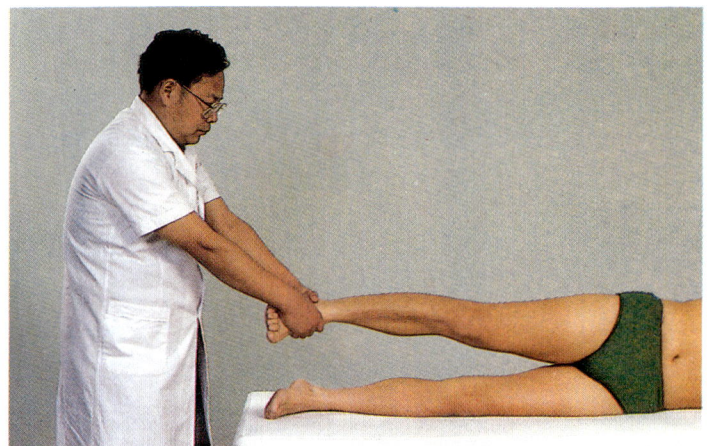

Bild 1-31: Schütteltherapie für die Hüfte

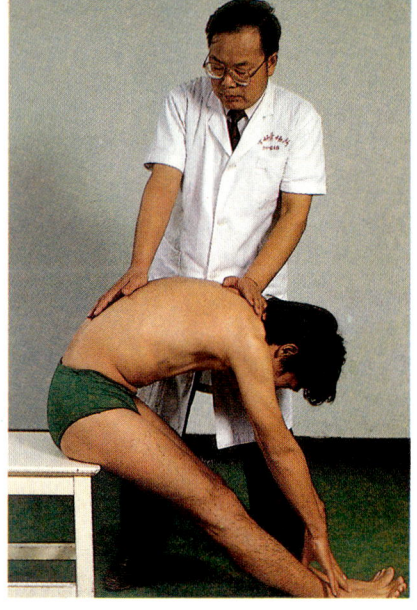

Bild 1-32: Stoßen mit der Handfläche

13

13. Greifen

Bei dieser Methode werden der Daumen oder die Finger benutzt, um die Haut oder einen Akupunkt zu fassen und in diesem Bereich hochzuziehen. Dies lindert Schmerz, vermindert Adhäsionen und wirkt bei Nacken- und Schulterschmerzen sowie bei rheumatischen Schmerzen in Gelenken und Extremitäten.

Das Handgelenk des Arztes muß während der Behandlung entspannt sein, und er sollte die Fingerkuppen benutzen. Das Gewebe sollte senkrecht von der Körperoberfläche weggezogen werden. Die Greiftherapie kann hintereinander 5-10 Mal durchgeführt werden. Je nach Größe der betroffenen Stelle werden drei, vier oder fünf Finger benutzt. (Bild 1-33)

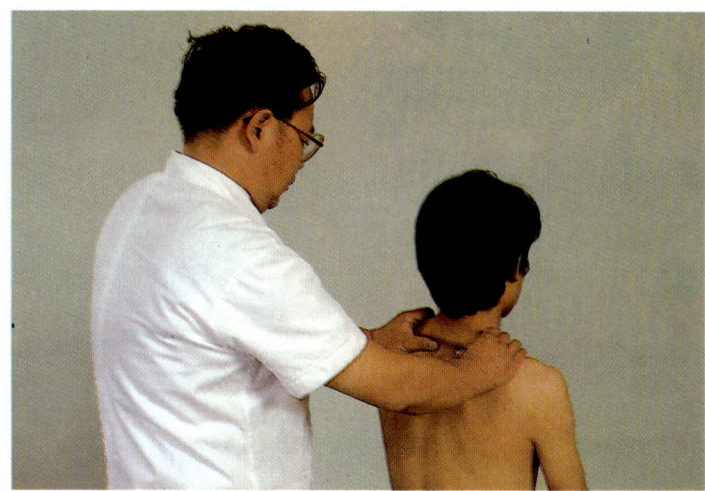

Bild 1-33: Greiftherapie an Nacken und Schulter

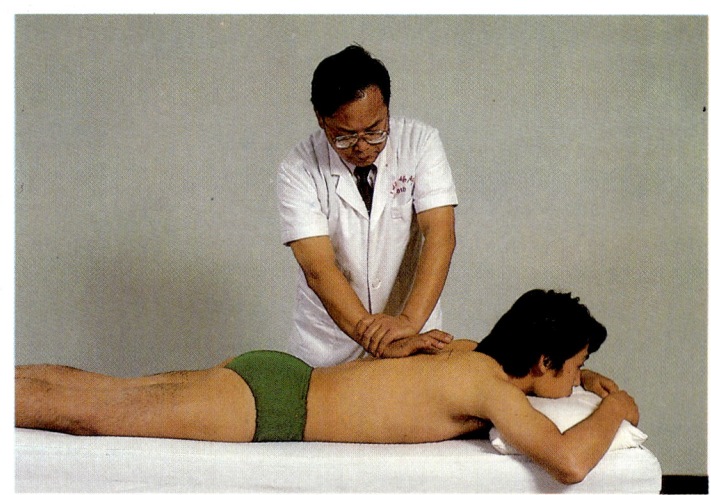

Bild 1-34: Pressen mit der Handfläche

14. Pressen

Bei dieser Methode werden die Handfläche, die Ellbogenspitze oder der Fuß eingesetzt, um bestimmte Körperabschnitte in einer allmählichen, nach unten gerichteten Bewegung zu pressen und die Zirkulation zu aktivieren sowie fehlgelagerte Wirbelgelenke zu adjustieren. Die Preßbewegung sollte vertikal verlaufen und stetig wie gleichmäßig durchgeführt werden. Wenn gewünscht, kann der Arzt einen kleinen Bereich auch kneten. Je nach Lage der betroffenen Bereiche benutzt der Arzt die Handfläche oder den Ellbogen. (Bild 1-34, 1-35)

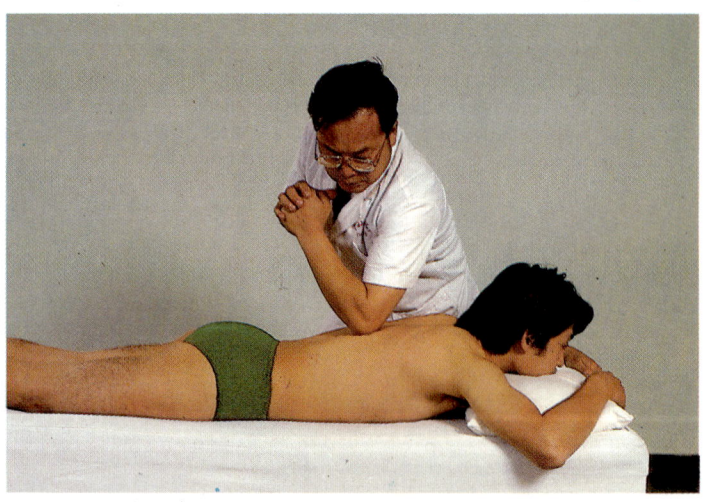

Bild 1-35: Pressen mit dem Ellbogen

14

Treten und Pressen: Der Arzt tritt auf bestimmte Körperabschnitte des Patienten, um einen pressenden Druck auszuüben. Normalerweise findet dies im Lumbal-, und Gesäß- oder Schenkelbereich statt. Während der Behandlung kontrolliert der Arzt die Gewichtsbelastung, indem er sich auf zwei parallelen Holmen abstützt. Ferner variiert er die Fußarbeit durch Beugen und Strecken seiner Knie. Diese Behandlung kann 4-5 Mal durchgeführt werden. Sie fällt unter die Kategorie der Behandlungen mit starker Kraftanwedung und sollte mit Umsicht eingesetzt werden. Kontraindikationen für ihren Einsatz sind Ankylose, Osteoporose und spinale Tuberkulose. (Bild 1-36)

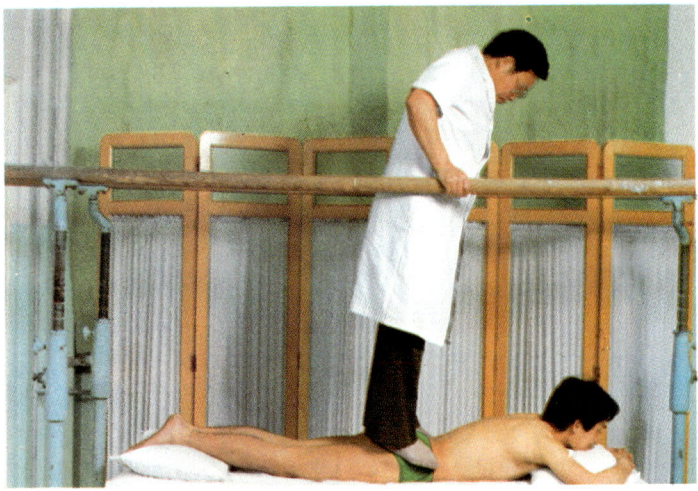
Bild 1-36: Gehen und Pressen

15. Reiben

Finger oder Handfläche werden benutzt, um auf dem Körper des Patienten eine reibende Kreisbewegung auszuführen. Die angewandte Kraft ist oberflächlich. Dies ist die mildeste der benutzten Massagetechniken. Die Wirkung dringt nur bis ins subkutane Gewebe vor. Diese Methode wird bei Schwellungen und oberflächlicher Blutstase eingesetzt. Die Frequenz kann bis zu 100 Mal pro Minute betragen. (Bild 1-37)

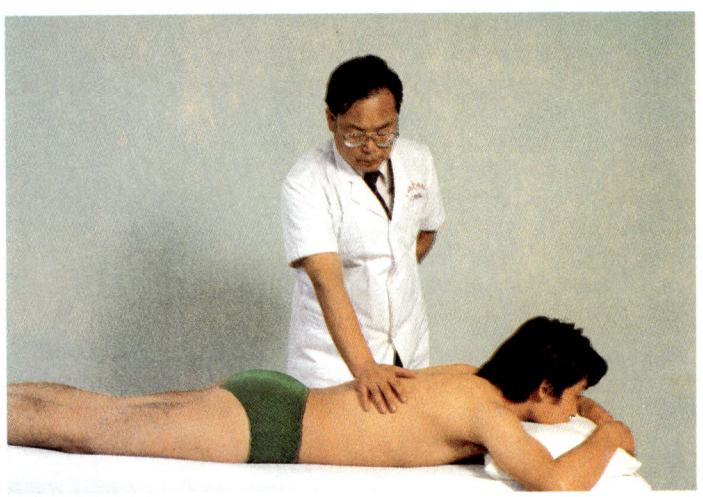
Bild 1-37: Reiben des Lumbalbereichs

16. Kneten

Zur Ausführung dieser Methode werden der Daumenballen, die Handwurzel oder die Fingerkuppen benutzt. Sie vollführen eine sanfte, langsame Kreisbewegung. Die Aktion erreicht das subkutane und das Muskelgewebe. Sie baut Schmerz ab und wird häufig im Anschluß an kräftigere Behandlungen eingesetzt. In der klinischen Praxis zerfällt die Methode in zwei Arten der Technik. Bei der einen werden die Finger, bei der anderen die Handfläche benutzt. (Bild 1-38, 1-39)

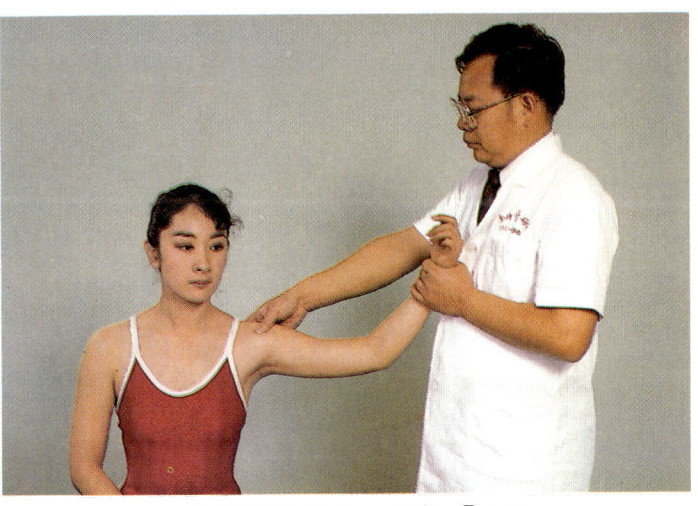
Bild 1-38: Kneten mit dem Finger

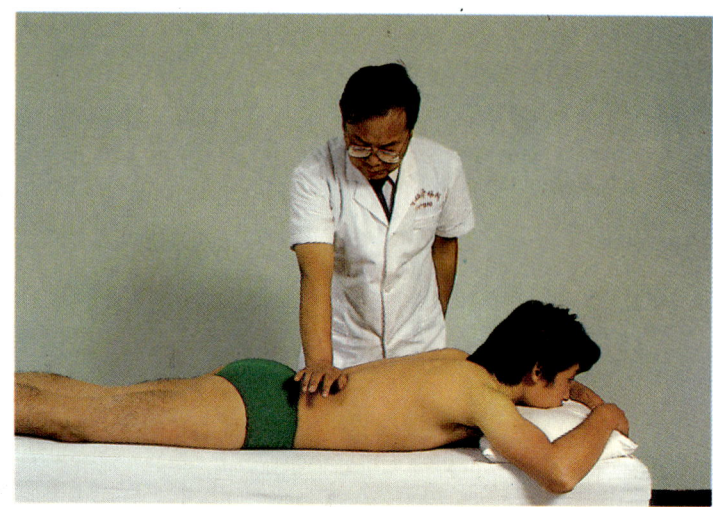

Bild 1-39: Kneten mit der Handfläche

17. Verteilen

Die Handwurzel berührt den Körper, derweil das Handgelenk sich hin- und her pendelnd vorwärtsbewegt. Diese Methode baut Schmerzen und Schwellungen ab. Sie empfiehlt sich im Anschluß an anstrengendere Aktionen und wird häufig im Lumbalbereich und an den unteren Extremitäten eingesetzt. (Bild 1-40)

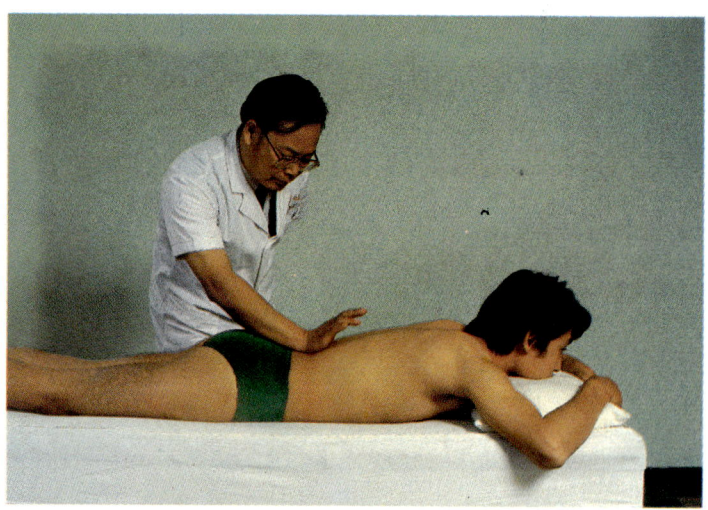

Bild 1-40: Verteilen im Lumbalbereich

18. Zwicken

Die beiden Handflächen oder die Daumen und die Zeigefinger werden benutzt, um das betroffene Gewebe hochzuzwicken. Diese Methode wird angewandt, um die metakarpalen und metatarsalen Gelenke zu adjustieren. Sie kann auch zur Behandlung von Ganglien und Periarthritis eingesetzt werden. (Bild 1-41, 1-42, 1-43)

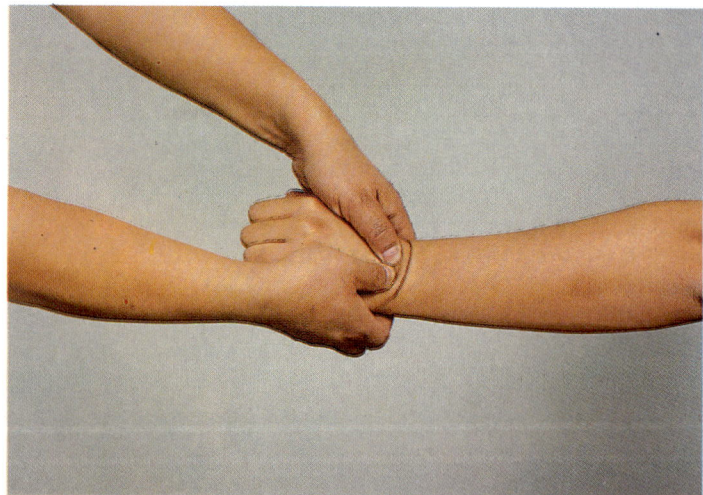

Bild 1-41: Zwicken zur Behandlung von Ganglion

16

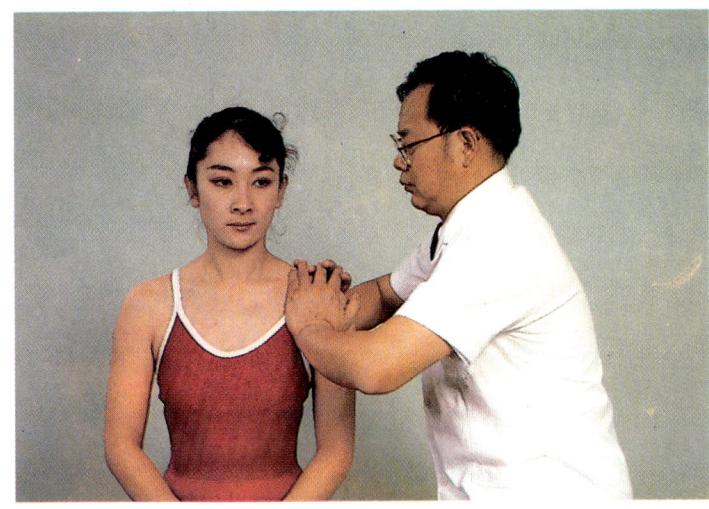

Bild 1-42: Zwicken bei Periarthritis der Schulter

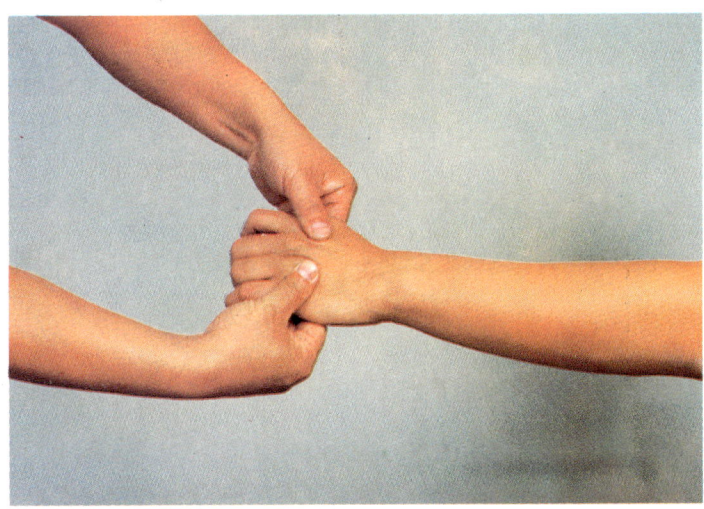

Bild 1-43: Zwicken zur Adjustierung der metakarpalen und metatarsalen Gelenke

19. Starkes Reiben

Reiben mit den Handflächen: Der Arzt reibt die betroffenen Gliedmaßen mit Druck zwischen seinen Handflächen, wobei er letztere in entgegengesetzten Richtungen bewegt. Alternativ sind auch die ulnare Fläche des Daumens und die radiale Fläche des Zeigefingers zu verwenden. Diese Methode wird im Anschluß an kräftigere Therapien angewandt. (Bild 1-44)

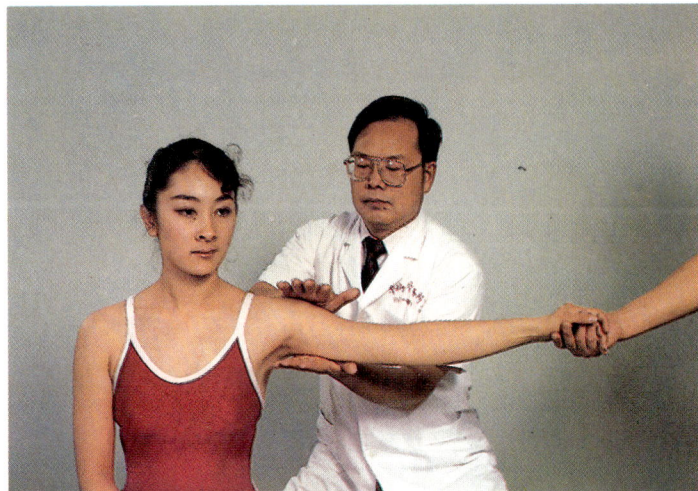

Bild 1-44: Starkes Reiben mit den Handflächen

Reiben mit den Fingern: Diese
Methode wird häufig am Kopf und
an den Extremitäten angewandt.
Der Kopf des Patienten kann dabei
mit einem Handtuch umhüllt werden. Der Arzt benutzt seine Daumen und Zeigefinger, um die reibende Bewegung mit seinem
Handgelenk als Drehpunkt durchzuführen. (Bild 1-45)

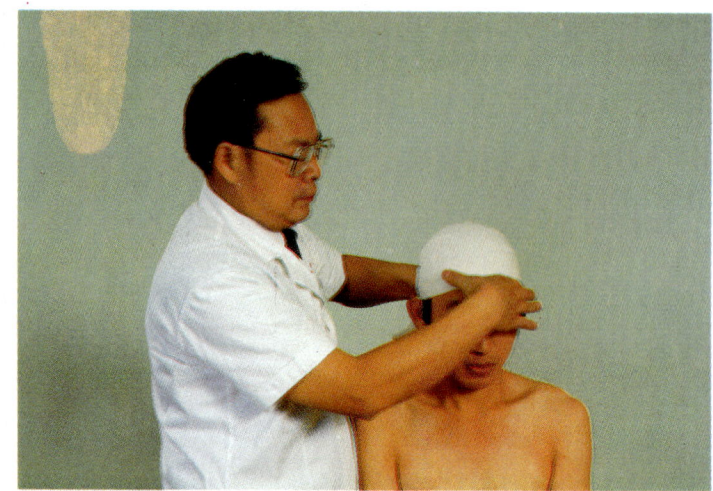

Bild 1-45: Starkes Reiben mit den Fingern

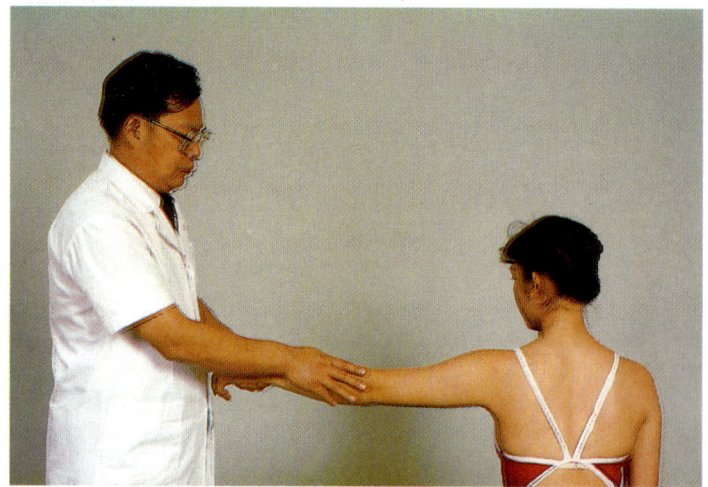

Bild 1-46: Aufwärtiges Glätten der oberen Gliedmaßen

20. Auf- und abwärtiges Glätten

Der Arzt benutzt seine Handfläche, um die Extremitäten des Patienten auf- und abwärtig zu glätten.
Die Bewegung kann vom distalen
zum proximalen Teil der Extremitäten oder umgekehrt verlaufen.
Diese Therapie hilft bei Krämpfen
der Muskulatur und wird häufig bei
der Behandlung von Weichteileverle-
letzungen und -schmerzen angewandt. Dies ist eine unterstützende
Arbeitsmethode im Anschluß an
starke Stimulation. (Bild 1-46,
1-47)

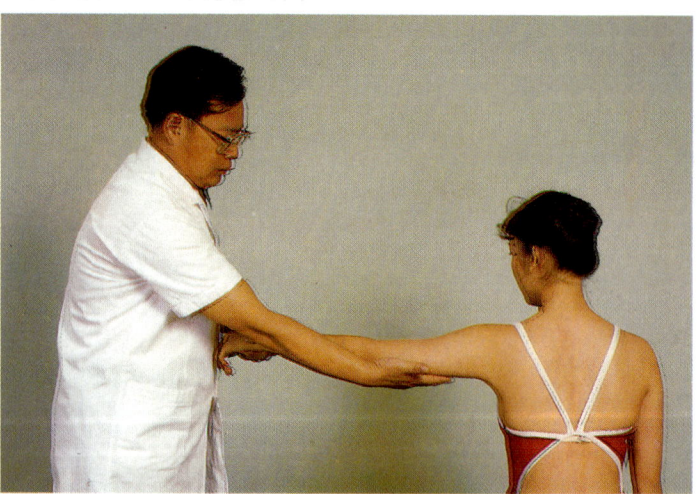

Bild 1-47: Abwärtiges Glätten

Lokalbehandlung

Lokal angewandte Methoden sind spezifisch auf bestimmte Körperabschnitte ausgerichtet. In der Massagetherapie empfiehlt es sich, von Körperbereichen zu sprechen anstatt sich auf die einzelnen Krankheiten mit Namen zu beziehen. Die betroffenen Körperabschnitte sind in Regionen unterteilt, und diese „Regionen" werden nacheinander systematisch abgehandelt, um die Therapie so leichter und effektiver erlernbar zu machen. Der nächste Schritt nach dem Erlernen der Massagemethoden besteht darin, die Methoden zur Behandlung der Körperregionen zu meistern. Diese Methoden sollten in Folge und geschickt ausgeführt werden. Behandlungen, die für spezielle Störungen bestimmt sind, finden gesonderte Erwähnung.

1. Kopf- und Gesichtsbereich

Störungen, die den Kopf- und Gesichtsbereich betreffen, sind recht häufig. Die vorgeschriebene Behandlung wird im folgenden erörtert.

(1) Kopfmassage

Zu den dabei angewandten Bewegungen gehören Stoßen, Kneten und Pressen sowie Pressen der Akupunkte zwecks Aktivierung der Zirkulation, um destruktive Substanzen auszuschalten und Schwitzen zu fördern, um das Nervensystem zu regulieren. Diese Behandlung kann bei einer gewöhnlichen Grippe oder Kopfschmerzen eingesetzt werden, und zwar bei Kopfschmerzen infolge Bluthochdrucks, Migräne, Schlaflosigkeit, Amnesie, psychischen Stresses und anderen Störungen. Die Methode ist besonders wirksam bei Krankheitsbildern, die auf Verletzungen im Halsbereich zurückzuführen sind. Der Ablauf sollte langsam und sanft erfolgen. Die Bewegung der Hand wird durch das Handgelenk kontrolliert ohne Übermäßiges Reiben der Haut. Für intrakranielle Erkrankungen, Gehirnabszesse, akuten Schlaganfall, intrakranielles Trauma oder andere organische Krankheiten ist diese Methode nicht geeignet.

Der Arzt steht seitlich neben dem Patienten und umwickelt dessen Kopf mit einem Tuch. Eine Hand zieht die Tuchenden hinter dem Kopf des Patienten zusammen, während die andere mit gespreiztem Daumen und Zeigefinger eine stete, reibende Bewegung ausführt. (Bild 2-1)

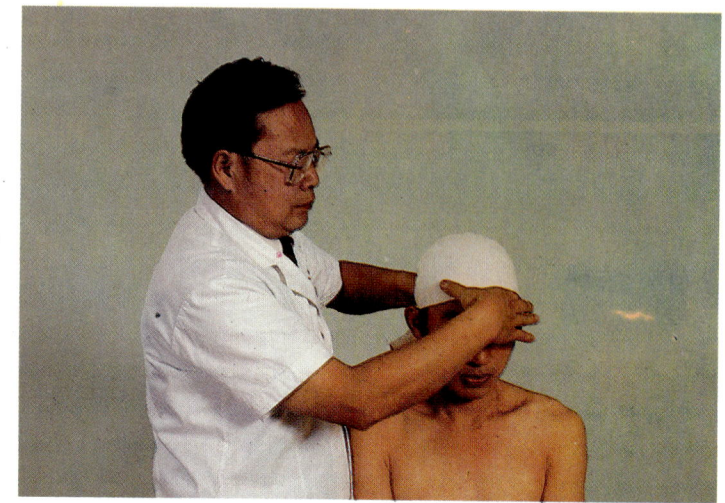

Bild 2-1

Aus derselben Haltung heraus spreizt der Arzt Zeigefinger, Mittelfinger und Ringfinger und drückt von der Stirn aus nach hinten. (Bild 2-2)

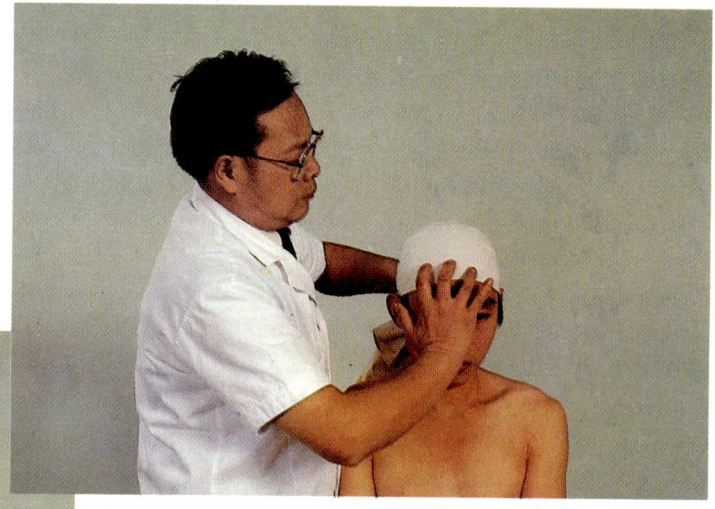

Bild 2-2

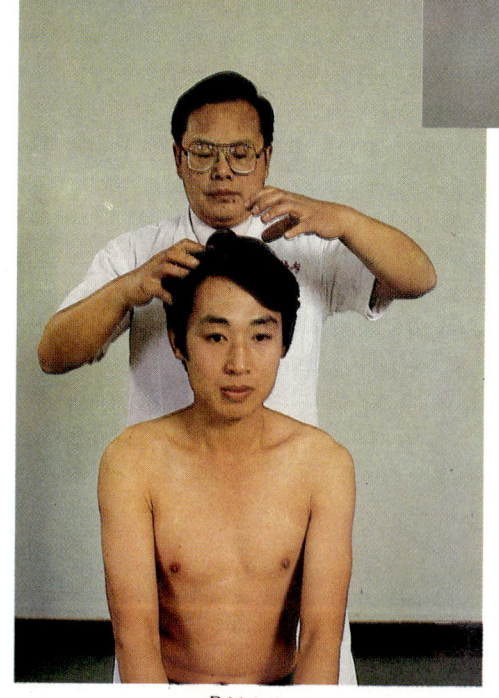

Bild 2-3

Der Arzt spreizt die Finger und klopft den Kopf mit seinen Fingerkuppen. (Bild 2-3)

Der Patient liegt ausgestreckt auf dem Rücken. Der Arzt steht am Kopfende und knetet den Waijingming-, den Yintang- und den Zanzhu-Akupunkt mit der Radialfläche des Daumens. Er kann abwechselnd beide Hände benutzen. (Bild 2-4)

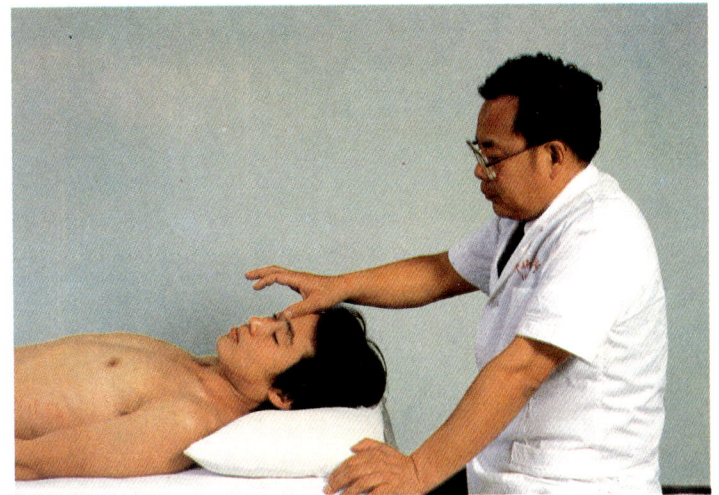

Bild 2-4

Die Methode ist die gleiche wie oben, nur daß diesmal beide Hände gleichzeitig in Aktion sind. (Bild 2-5)

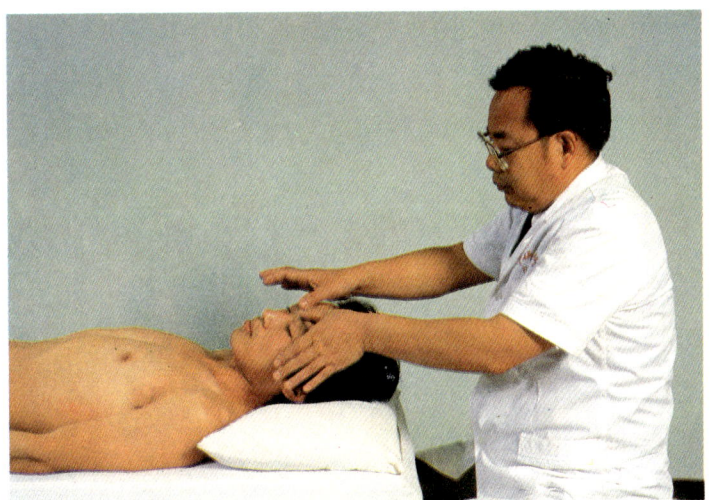

Bild 2-5

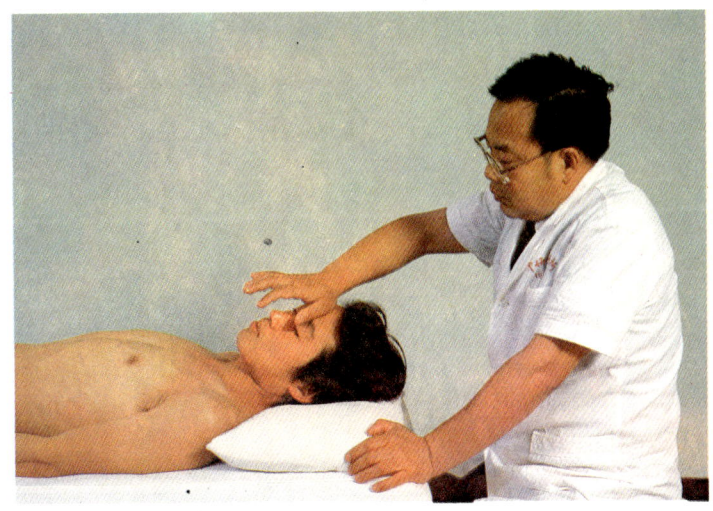

Rollen und Massieren der Stirn mit dem Daumenballen und der Fläche des Daumens. (Bild 2-6)

Bild 2-6

Dieselbe Fläche wird mit der ulnaren Seite des kleinen Fingers gerollt. (Bild 2-7)

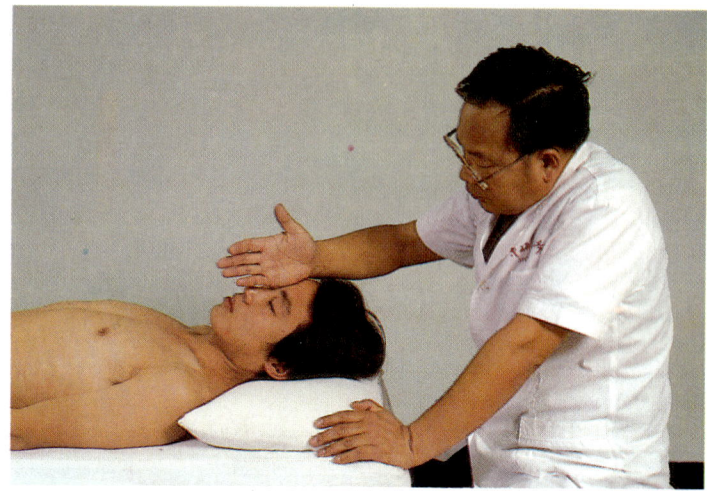

Bild 2-7

Derselbe Bereich wird mit der Handwurzel gerollt. (Bild 2-8)

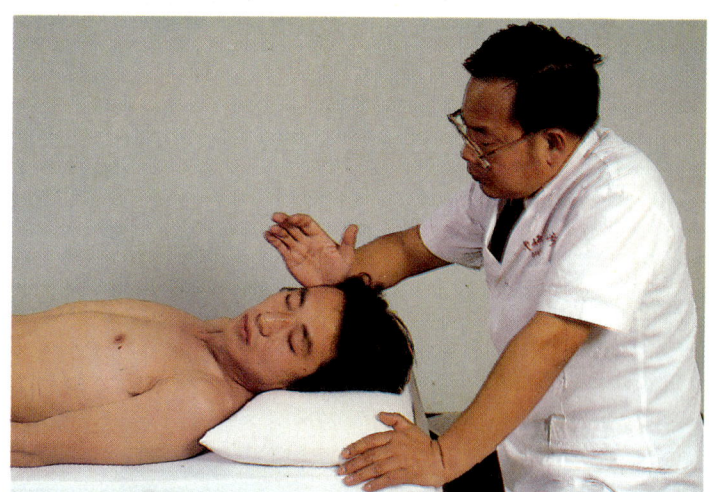

Bild 2-8

Druck auf die Waijingming-Punkte mit den Mittelfingern. (Bild 2-9)

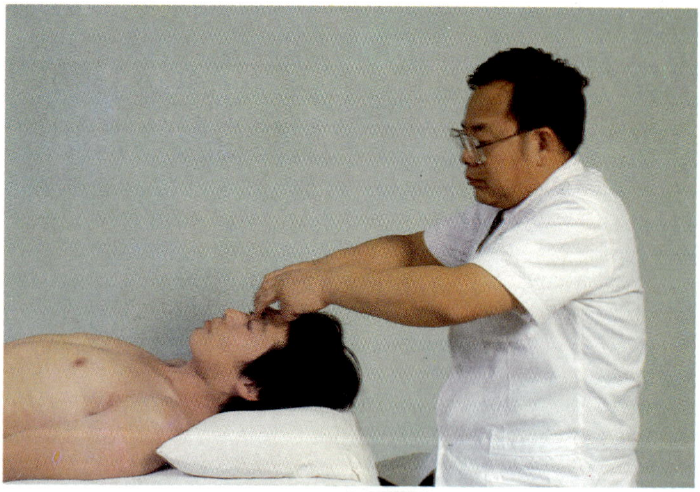

Bild 2-9

22

Der Jingming-, Zanzhu-, Yin-
tang- und Yuyao-Punkt werden mit
Daumen und Mittelfingern geknif-
fen. (Bild 2-10)

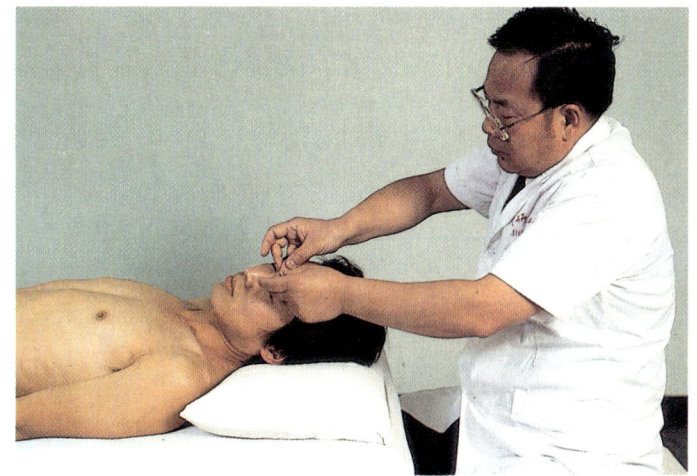

Bild 2-10

Die Yingxiang-Punkte werden
mit den Daumen geknetet. (Bild
2-11)

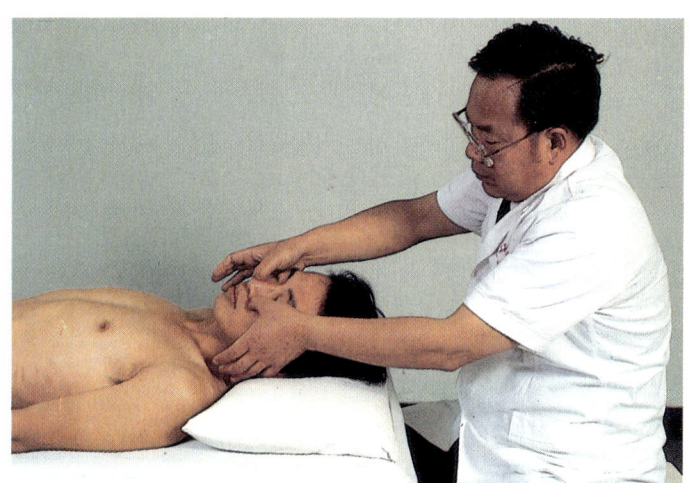

Bild 2-11

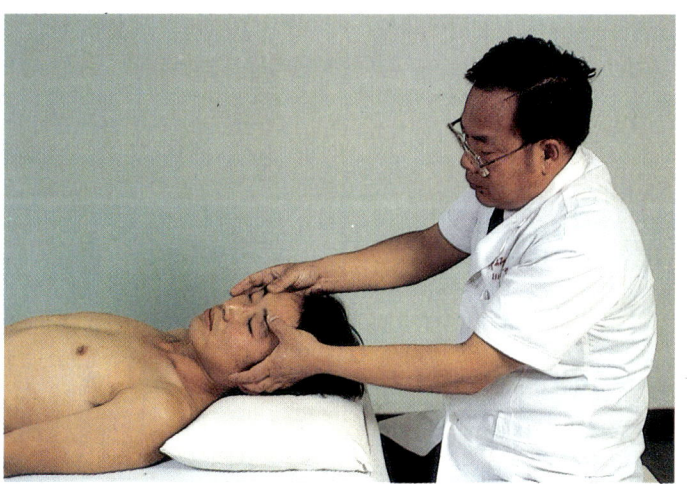

Von der Mitte nach außen strei-
chend wird die Haut entlang der
Augenbrauen mit den Daumen ge-
glättet. (Bild 2-12)

Bild 2-12

23

Mit den Daumen vom Yintang-
in entgegengesetzter Richtung zu
den Taiyang-Punkten vorstoßen,
die Akupunkte dann kneten und
pressen. (Bild 2-13)

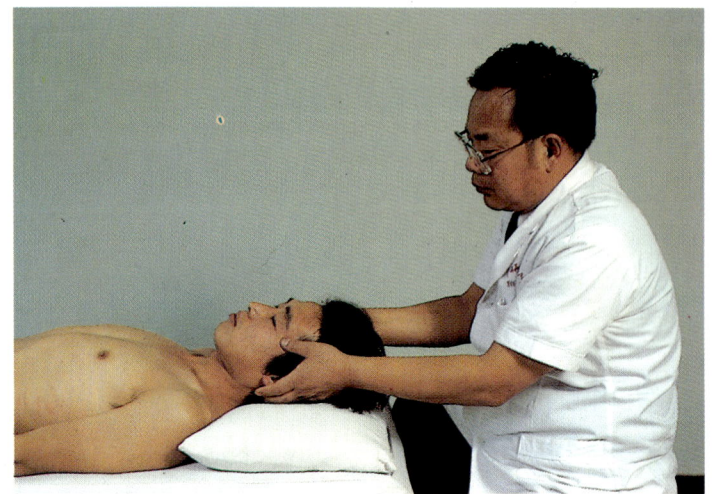

Bild 2-13

Mit beiden Daumen von den
Taiyang-Punkten zu den Touwei-
Punkten vorstoßen. In den Tou-
wei-Punkten Akupressur anwen-
den. (Bild 2-14)

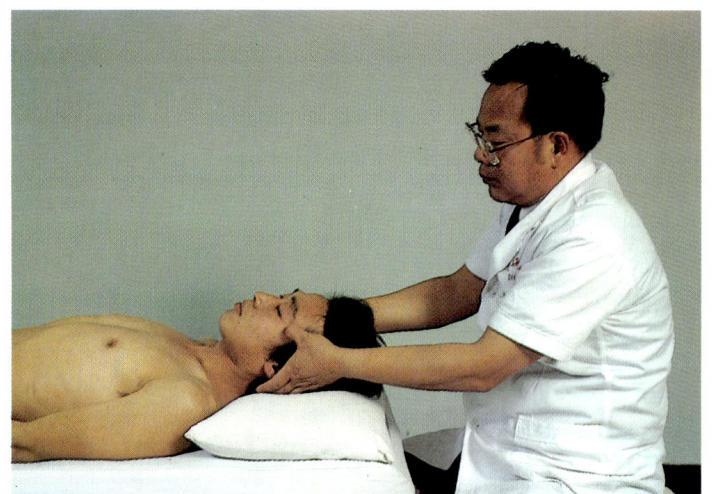

Bild 2-14

Die Daumen zum Pressen des
Du-Kanals benutzen, mit den rest-
lichen vier Fingern die Kopfhaut
massieren. (Bild 2-15)

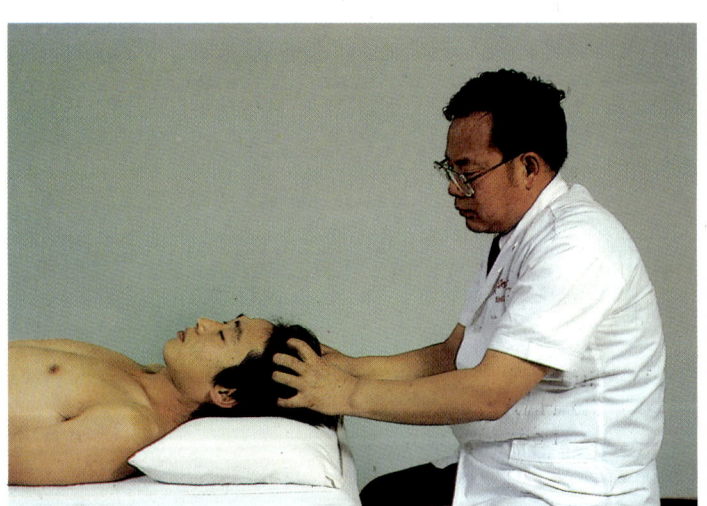

Bild 2-15

Von dem Bereich hinter den Ohren mit den Zeige- und Mittelfingern beider Hände zu den Fengchi-Punkten vorstoßen. (Bild 2-16)

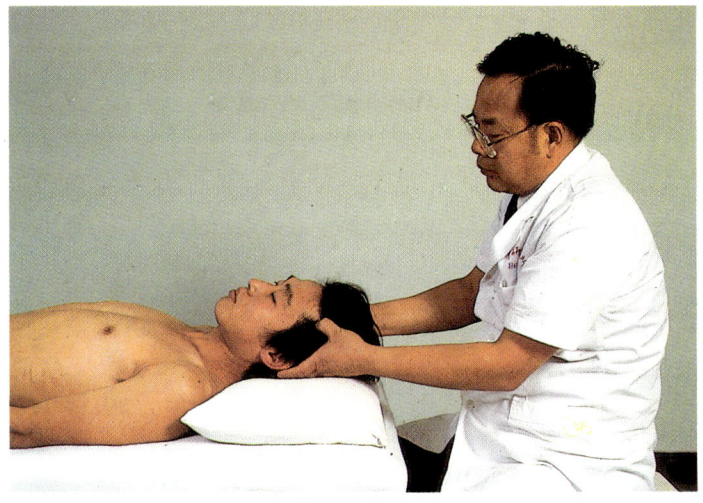

Bild 2-16

(2) Massage der Schläfen und des Kieferbereichs

Bei dieser Behandlung werden Kneten, Drehen und Schütteln angewandt. Sie wird bei der Reposition temporaler Kieferverletzungen angewandt. Diese Behandlung verringert Adhäsion und ist wirksam bei leichter Verlagerung der Kiefergelenke.

Die Berührung sollte leicht und sanft sein.

Position: Der Arzt steht vor dem sitzenden Patienten. Der Arzt hält das Kinn des Patienten in der Hand und legt den Daumen der anderen Hand auf das temporale Mandibulargelenk.

Kneten des temporalen und mandibularen Bereichs mit dem Daumen. (Bild 2-17)

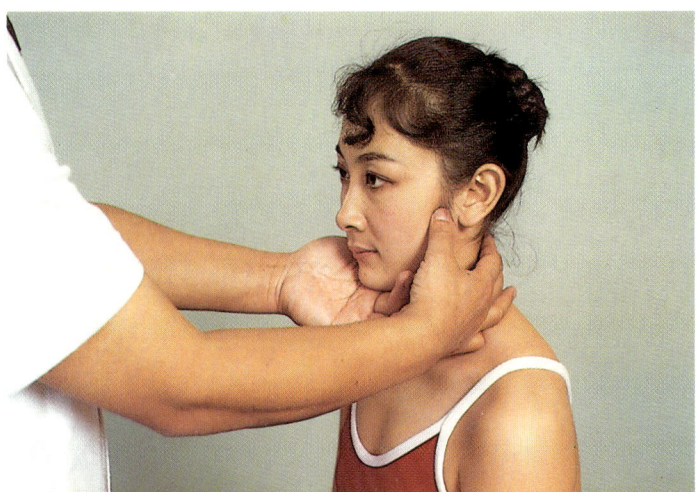

Bild 2-17

Der Assistent steht hinter dem Patienten und hält dessen okzipitalen Bereich. Den Daumen im Mund des Patienten, benutzt der Arzt seine Finger, um am Mandibula-Knochen zu ziehen. Er zieht leicht schüttelnd nach vorne unten. Der Daumen der anderen Hand knetet derweil den temporalen und mandibularen Bereich. (Bild 2-18)

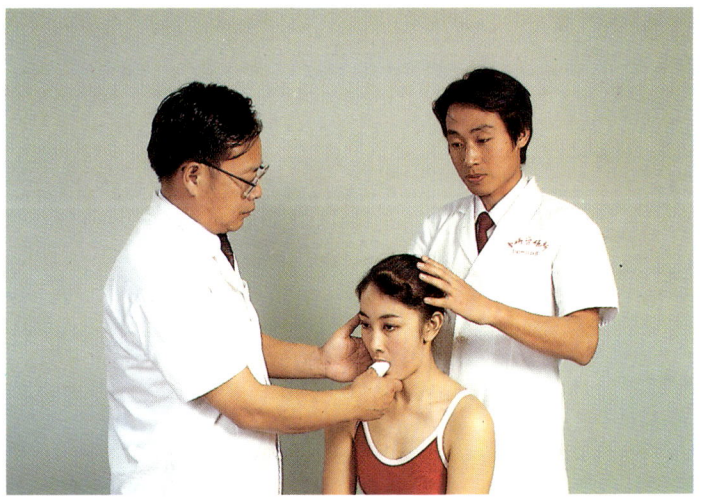

Bild 2-18

Der Arzt legt die Handflächen im temporalen und mandibularen Bereich auf die Wangen des Patienten und fordert ihn auf, den Mund zu öffnen. (Bild 2-19)

Der Patient wird aufgefordert, den Mund zu schließen. Gleichzeitig drückt der Arzt nach oben und einwärts. (Bild 2-20)

Der Arzt massiert mit seinem Mittelfinger den Bereich hinter dem Ohr.(Bild 2-21)

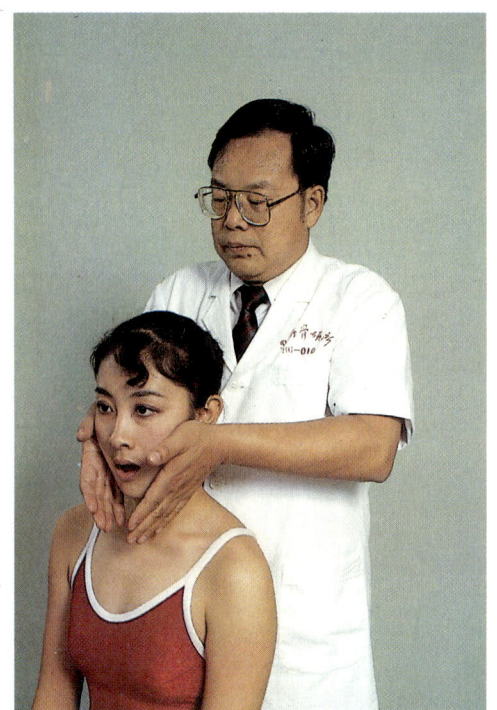

Bild 2-19

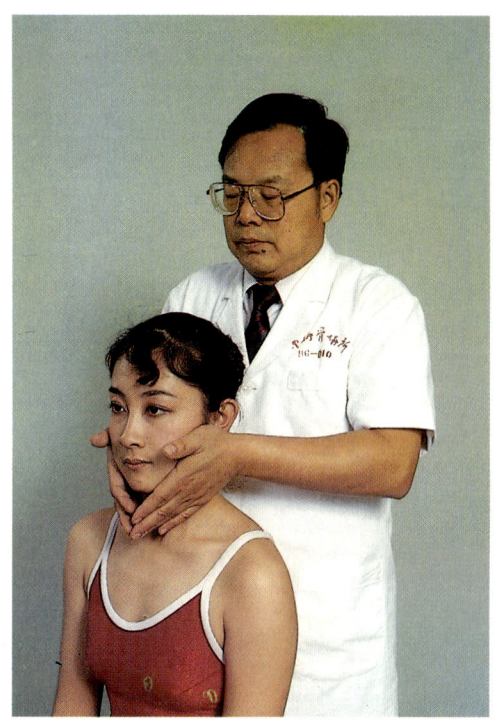

Bild 2-20

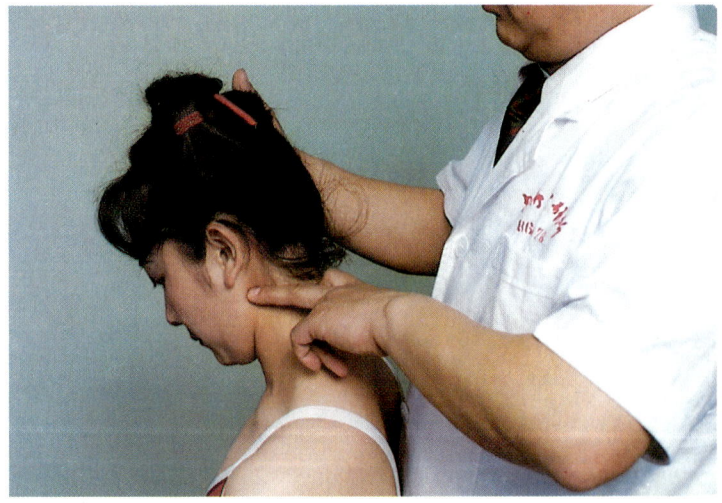

Bild 2-21

2. Cervicalbereich

Der Hals ist ein Durchgangsweg. Er verbindet die diversen Funktionssysteme des Körpers. In dem Maß, wie sich der Lebensrhythmus beschleunigt hat und sitzende Tätigkeiten immer mehr die Regel werden, sind Störungen im Nackenbereich zunehmend zu verzeichnen, weshalb sie immer mehr Beachtung finden. Zu den am häufigsten festgestellten Störungen gehören Fibrositis der Nackenmuskulatur, Stauchungen der Weichteile, zervikale, durch Degeneration verursachte Spondylose und ein durch Muskelkrämpfe hervorgerufener steifer Hals.

In diesem Kapitel werden sowohl allgemeine wie lokal angewandte Methoden vorgestellt. Je nach Verfassung des Patienten liegt die Wirksamkeit der Methoden entweder in der Einzel- oder der kombinierten Anwendung. Einige der kreisenden Bewegungen sollten nur eingesetzt werden, wenn der Patient sich in einem entspannten Zustand befindet. Man darf den Hals keiner gewaltsamen Streck- oder Kreisbewegung unterziehen. Dies kann gefährlich sein.

(1) Die grundsätzlichen Methoden

(Bild 2-23 bis 2-29)

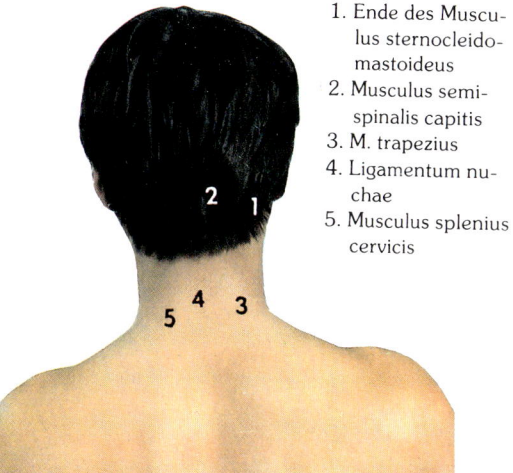

1. Ende des Musculus sternocleidomastoideus
2. Musculus semispinalis capitis
3. M. trapezius
4. Ligamentum nuchae
5. Musculus splenius cervicis

Bild 2-22: Allgemein empfindliche Punkte im Nackenbereich

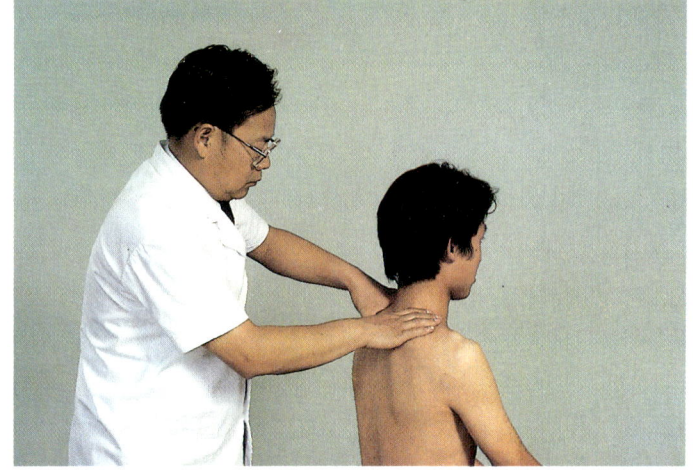

Bild 2-23: Verteilen

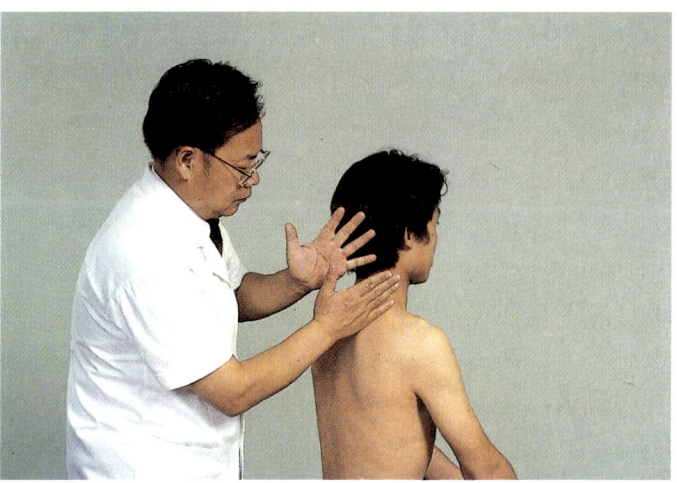

Bild 2-24: Trommeln mit gespreizten Fingern

27

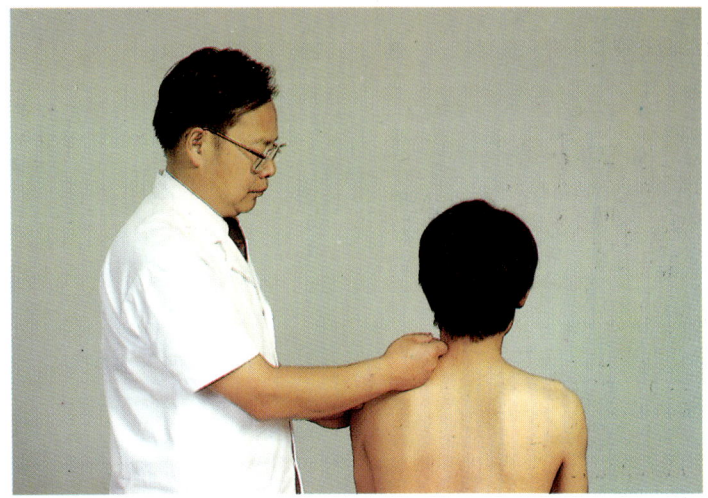

Bild 2-25: Rollen

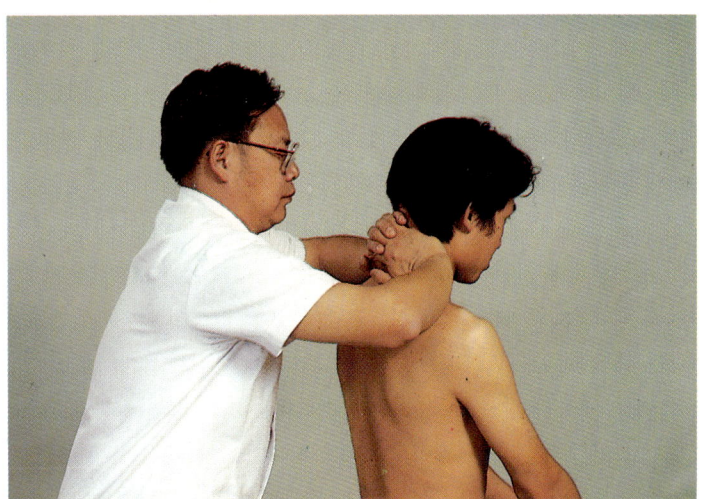

Bild 2-26: Zwicken

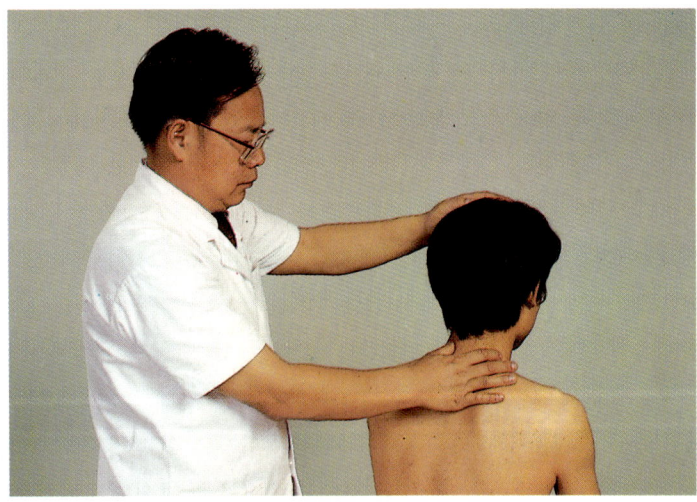

Bild 2-27: Kneten

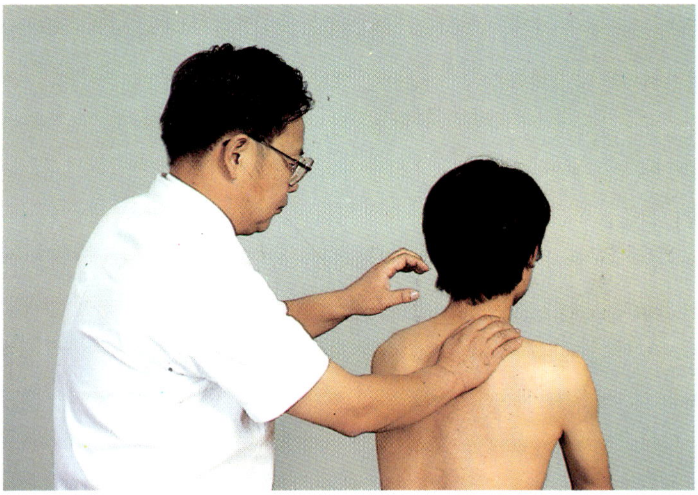

Bild 2-28: Schlagen

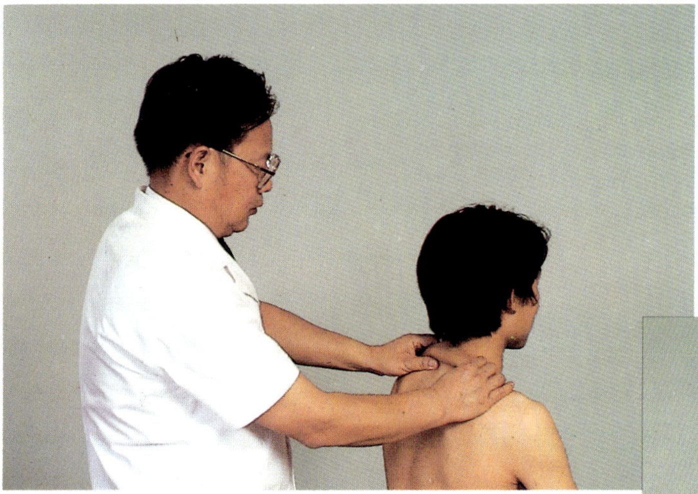

(2) Die lokal ange-
wandten Methoden

a) Kneten unter Zug

Der Hals wird gedreht und geknetet, derweil er unter Zug ist.
Damit behandelt werden akute
Weichteilverletzungen der Halsge-
gend, Febrositis, diverse Arten der
zervikalen Spondylose sowie ein
steifer Hals.

Durch diese Methode werden
die Sehnen sowohl entspannt wie
stimuliert. Sie baut Schmerzen,
Muskelkrämpfe etc. ab.

Der Vorgang sollte langsam und
sanft sein und dennoch zusammenhängend und tiefgreifend.

Position: Der Patient sitzt, der
Arzt steht hinter ihm. Der Arzt
legt die Daumen auf die okzipitalen Mastoide des Patienten, seine
Finger auf dessen Kinnlade.

Bild 2-29: Greifen

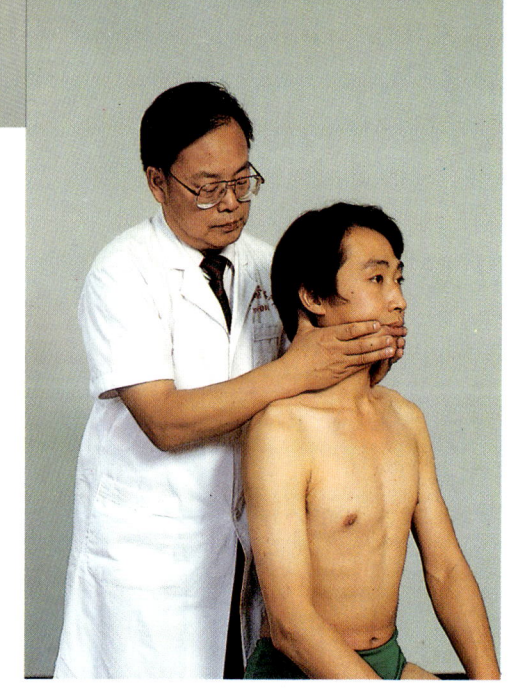

Mit den Unterarmen drückt der Arzt die Schultern
des Patienten nach unten und hebt mit den Handgelenken die Halswirbelsäule des Patienten an. Unter Zug
wird der Hals des Patienten mehrmals geschaukelt.
(Bild 2-30)

Bild 2-30

29

Unter stetigem Zug wird der Patient aufgefordert, seinen Kopf nach vorne zu beugen. (Bild 2-31)

Der Arzt benutzt seine linke Hand, um die Kinnlade zu halten. Mit der Schulter und der Seite des Kopfes stützt er den temporalen und den okzipitalen Bereich des Patienten. Unter Aufrechterhaltung des Zugs preßt der Arzt den Anfangspunkt des M. sternoklavikularmastoideus (oder den der verkrampften Muskeln) mit seinem rechten Daumen und knetet den M. sternoklavikularmastoideus schnell von oben nach unten. Gleichzeitig dreht er den Kopf des Patienten langsam nach links. (Bild 2-32, 2-33)

Nach dem Kneten wird die Behandlung mit den Methoden „Verteilen" und „Trommeln mit gespreizten Fingern" im Nackenbereich abgeschlossen.

b) Strecken und Stoßen

Diese Methode besteht im wesentlichen aus Strecken und Stoßen des Gewebes im Nacken- und Schulterbereich. Sie vermindert Krämpfe, baut Schmerz und Adhäsion ab. Sie kann zur Behandlung von Steifheit und Schmerz nach einer Verletzung eingesetzt werden.

Position: (rechte Seite) Der Patient sitzt, und der Arzt steht vor dessen rechter Seite. Dabei hält der Arzt mit der rechten Hand den Kopf des Patienten, mit der linken hält er die rechte Hand des Patienten fest umschlossen.

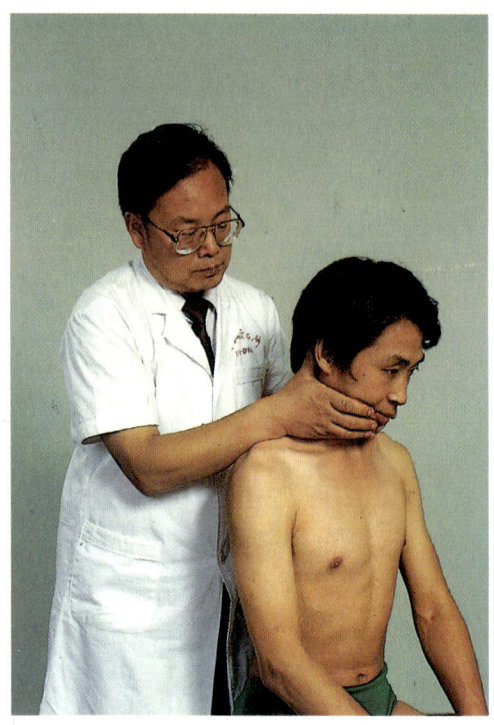

Bild 2-31

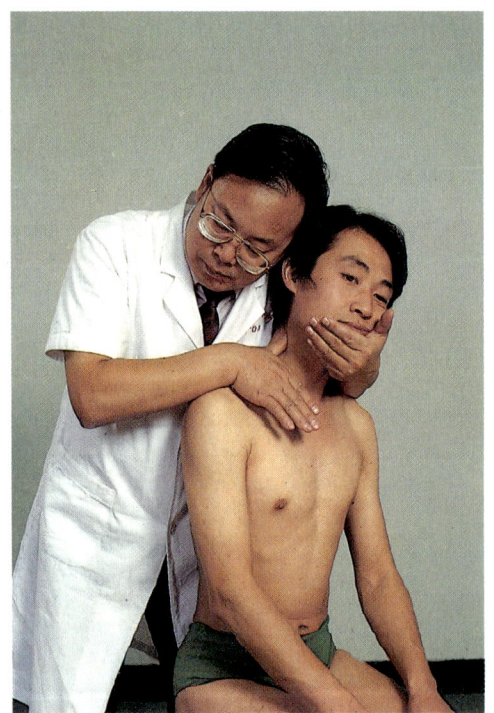

Bild 2-32

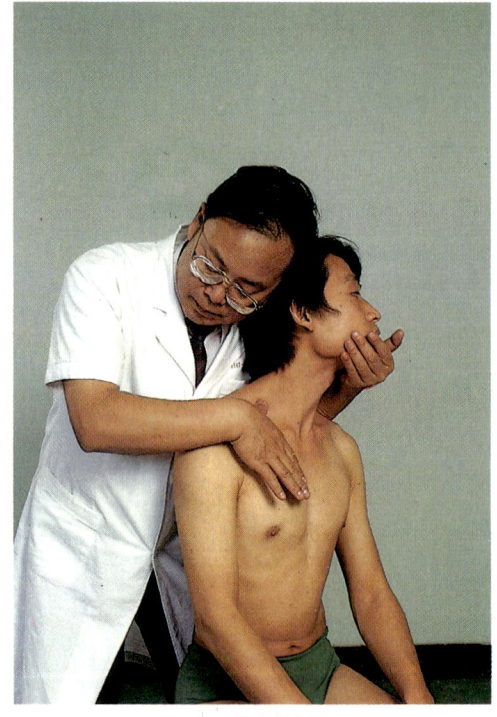

Bild 2-33

30

Der Ellbogen des Arztes liegt in der Armbeuge des Patienten. Der Patient wird aufgefordert, seinen Ellbogen zu beugen. Daraufhin stößt und drückt der Arzt den Kopf des Patienten mit seiner rechten Hand, derweil er mit der linken in die andere Richtung zieht. (Bild 2-34)

Die Muskeln werden durch Trommeln und Glätten entspannt.

c) Drehen

Bei Problemen im Nackenbereich findet die Drehung eine breite Anwendung. Sie kann Gewebeadhäsion abschwächen, Fehllagerungen der intervertebralen Gelenke adjustieren, die Sehnen entspannen und aktivieren und Schmerzen mildern. Außerdem zeigt sie eine positive Wirkung bei der Behandlung von zervikaler Spondylose, Störungen der zervikalen intervertebralen Gelenke und anderer Verletzungen im Halsbereich.

Die Methode läßt sich in drei Kategorien unterteilen: Die schnelle Dreh-Methode wird schnell und kraftvoll ausgeführt und bei Patienten angewandt, deren Nackenmuskulatur schlaff ist. Die Dreh-Methode in sitzender Position ist präzise und leicht ausführbar. Sie ist in der Mehrzahl aller Fälle angebracht. Die Dreh-Methode in Rückenlage ist sicherer und besitzt volle Zugkraft. Sie kann zur Behandlung von Subluxation des Atlanto-axial-Gelenks eingesetzt werden.

Die schnelle Dreh-Methode:

Position: Der Patient sitzt und der Arzt steht neben ihm. Er hat eine Hand auf dem Hinterkopf des Patienten, die andere an dessen Kinn.

Der Arzt schaukelt den Kopf des Patienten mehrmals hin und her, damit sich die Muskulatur entspannt. (Bild 2-35)

Der Arzt dreht den Kopf des Patienten zur Seite und läßt dann schnell los. (Bild 2-36)

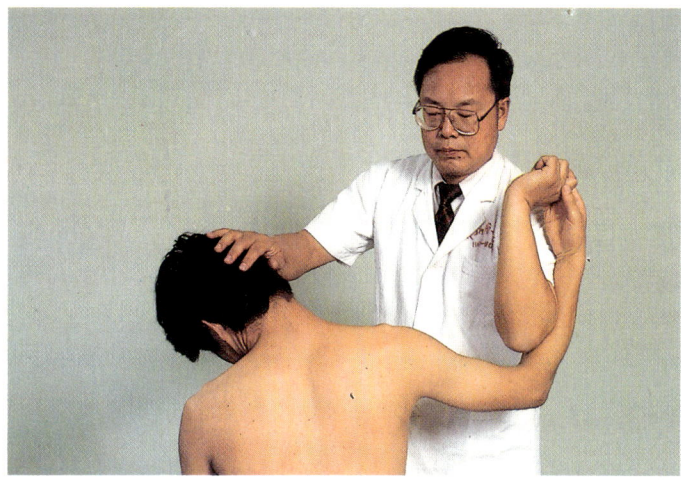

Bild 2-34

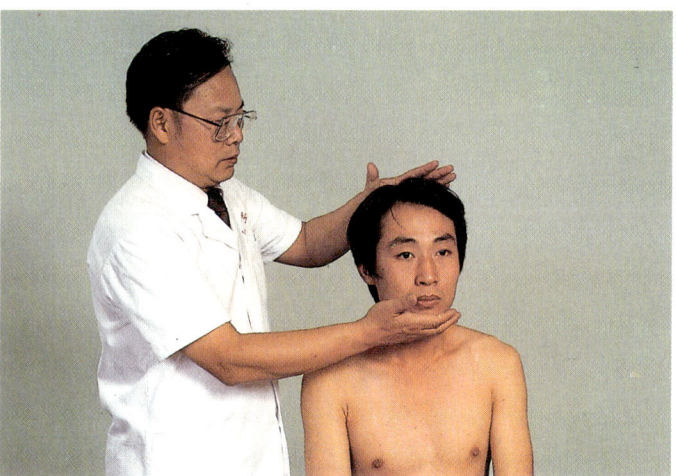

Bild 2-35

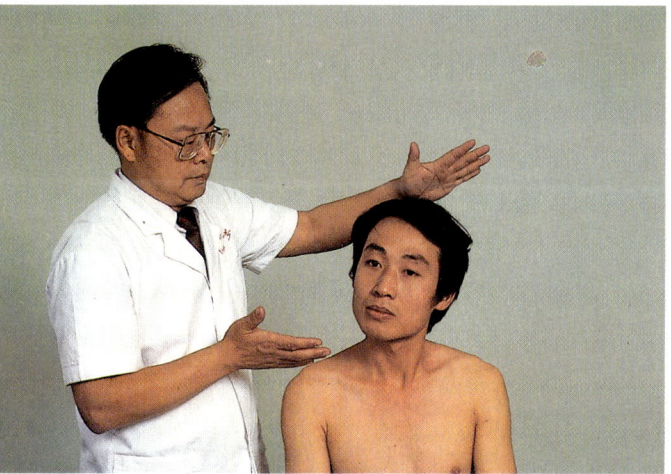

Bild 2-36

Dreh-Methode in sitzender Position:

Position: Der Patient sitzt. Der Arzt steht hinter ihm, sein linker Ellbogen befindet sich am Kinn des Patienten, die rechte Hand an dessen Hinterkopf.

Der Arzt wendet den Kopf des Patienten mehrmals unter Zug zur Entspannung der Muskulatur. (Bild 2-37)

Der Kopf bleibt unter Zug. Der Arzt wendet den Kopf des Patienten soweit nach links wie möglich und stößt ihn dann abrupt nach links. Dabei kann es ein Klick-Geräusch geben. Diese Methode wird sowohl rechts wie links angewandt. (Bild 2-38)

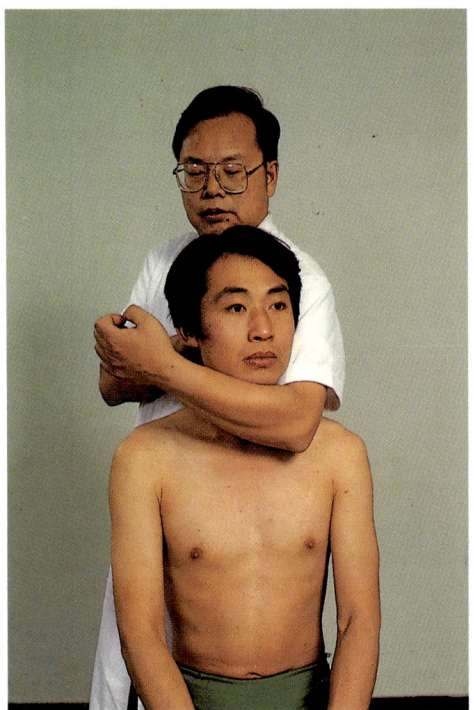

Bild 2-37

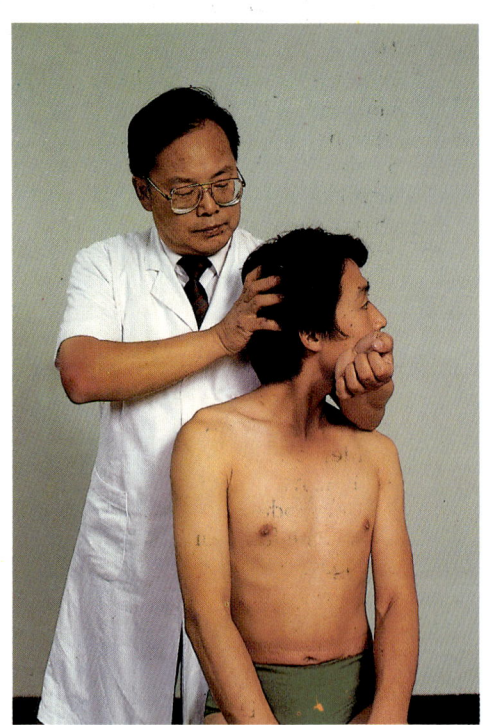

Bild 2-38

Dreh-Methode in Rückenlage:

Position: Der Patient liegt auf dem Rücken, wobei sein Kopf ein Stück über das Bettende hinausragt. Der Arzt sitzt am Kopfende. Eine Hand liegt am Kinn des Patienten, die andere an seinem Hinterkopf.

Die Halswirbelsäule des Patienten wird gedehnt und danach mehrmals leicht geschüttelt, um die Muskulatur zu entspannen. (Bild 2-39)

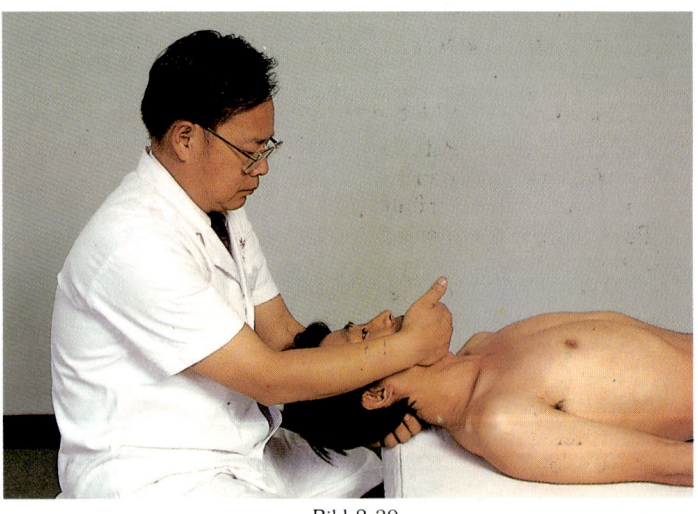

Bild 2-39

Immer noch ziehend drehen die Hände des Arztes den Kopf des Patienten nach rechts. Danach dreht der Arzt den Kopf des Patienten nach links. (Bild 2-40)

Anschließend knetet und glättet der Arzt die Muskeln zur Entspannung.

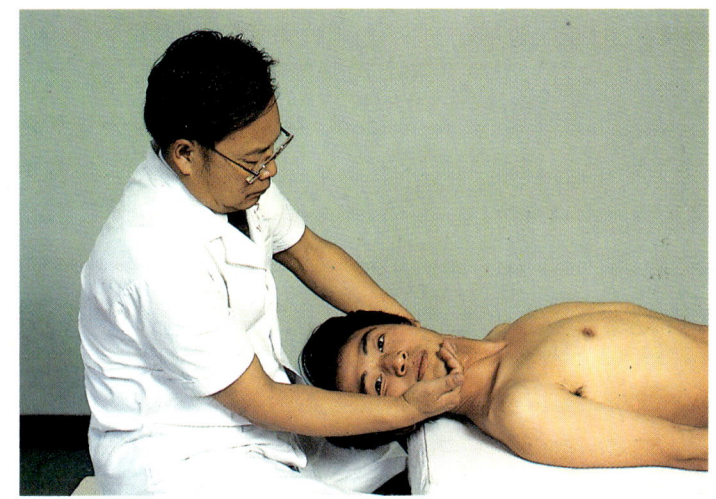

Bild 2-40

d) Behandlung von Tortikollis bei Kindern

Diese Methode wird hauptsächlich zur Behandlung des myogenen Tortikollis eingesetzt, der nicht durch eine abnormale Knochenstruktur verursacht wird, sondern durch das Geburtstrauma und Hämatocele des M. sternocleidomastoideus ausgelöst wurde. Die Behandlung ist besonders erfolgreich bei Säuglingen unter sechs Monaten. Da die Säuglingshaut sehr zart ist, muß sehr sanft und sehr vorsichtig vorgegangen werden. Die einzelnen Behandlungen sollten kurz gehalten werden, um neue Verletzungen zu vermeiden.

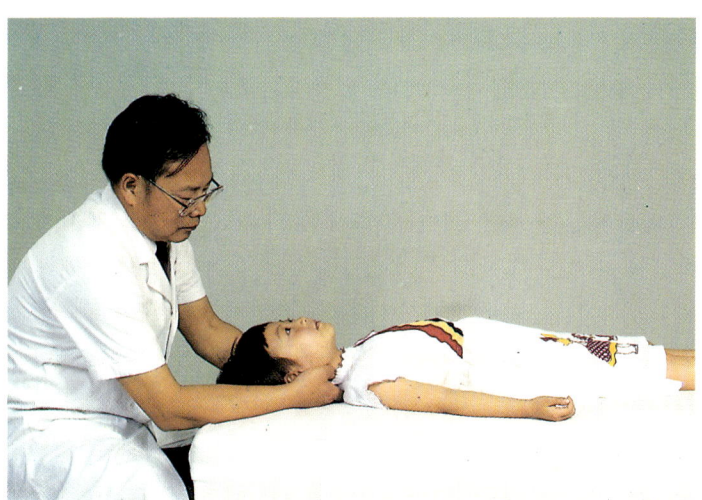

Bild 2-41

Position: (rechte Seite) Das Kind liegt auf dem Rücken. Ein Assistent oder Elternteil hilft das Kind zu halten. Der Arzt sitzt am Kopfende, seine linke Hand ist am Hinterkopf und die rechte am rechten M. sternocleidomastoideus des Kindes.

Der Arzt hält den Kopf des Kindes locker und zieht ihn ein wenig nach hinten, dabei knetet er den M. sternocleidomastoideus leicht mit der rechten Hand. (Bild 2-41)

Der Arzt verlagert seine linke Hand zum Kinn, zieht den Kopf ein wenig und bewegt ihn gleichzeitig mehrmals auf die gesunde Seite zu. (Bild 2-42)

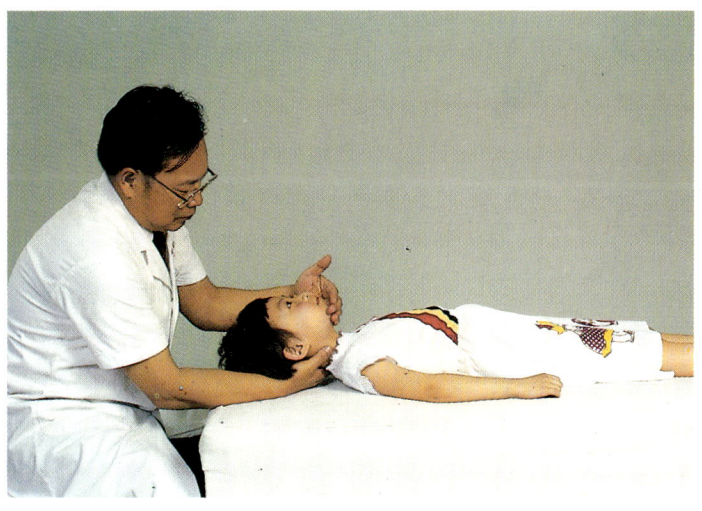

Bild 2-42

3. Thorakalbereich

Verletzungen im thorakalen Bereich sind häufig auf falsche oder überanstrengende Bewegungen, Stauchungen oder Fehlstellungen zurückzuführen und können zu Muskelkrämpfen in der Brustwand führen, zu Fehlstellungen der kostovertebralen Gelenkverbindungen oder zur synovialen Inkarzeration.

Die Massagebehandlung kann in anhebende und klopfende Methoden sowie rotierende unterteilt werden. Die beiden ersteren werden oft zur Behandlung von kostaler Chondritis und Rippenstauchungen angewandt. Letztere wird zur Behandlung von Prellungen in der Brustwand eingesetzt. Hauptsache bei dieser Behandlung ist, den internen Druck auf den Brustkorb und den Druck, den der Arzt ausübt, optimal zu nutzen, um dadurch die Gelenke zu adjustieren, synoviale Inkarzerationen freizusetzen und Muskelkrämpfe zu lösen.

Thorakale Verletzungen müssen von Schmerzen im Brustbereich unterschieden werden, die Herz- oder Lungenerkrankungen zur Ursache haben. Diese sollten gar nicht oder nur mit äußerster Vorsicht mit Massagetherapie behandelt werden.

a) Heben

Position: Der Patient sitzt, vor ihm hockt der Assistent, der mit den Händen auf die Knie des Patienten

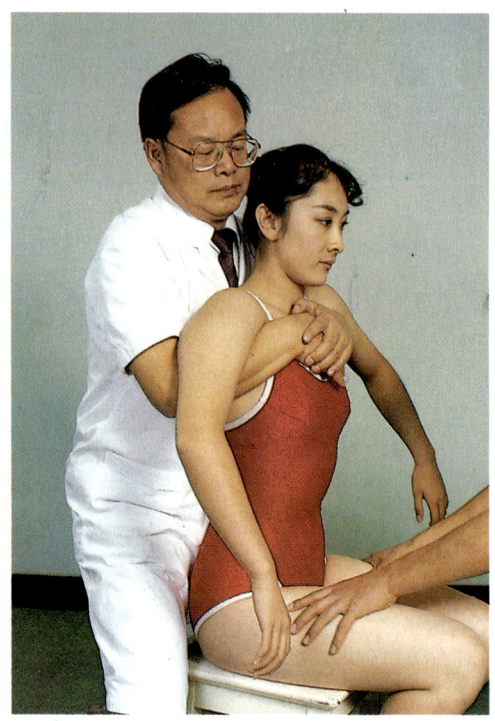

Bild 2-43

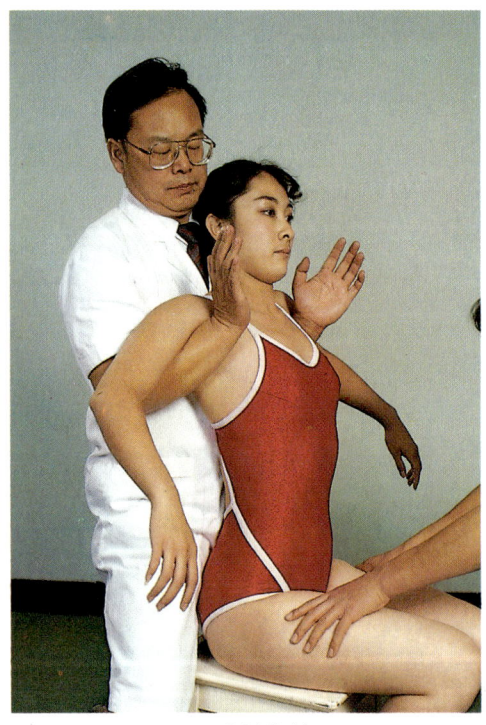

Bild 2-44

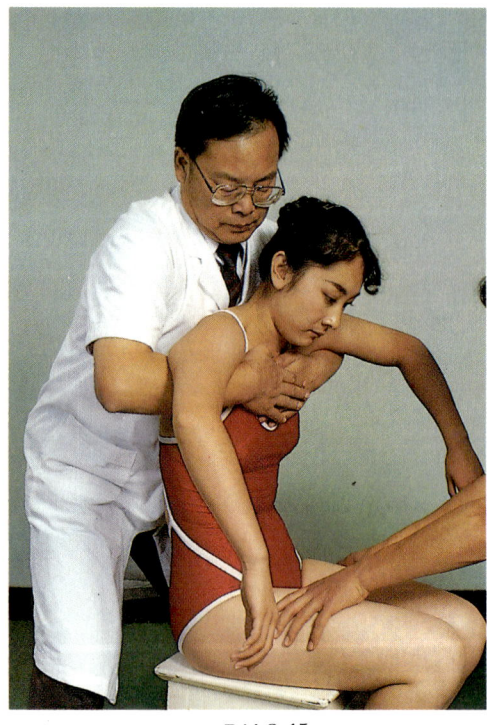

Bild 2-45

34

drückt. Der Arzt steht hinter dem
Patienten und stützt ihn, indem er
die Arme unter die Achselhöhlen
des Patienten schiebt.

Der Patient wird leicht angehoben und mehrmals im Uhrzeigersinn geschaukelt. (Bild 2-43)

Während des Anhebens soll der
Patient einatmen, um seinen Brustkorb auszudehnen. (Bild 2-44)

Der Patient wird aufgefordert,
sich nach vorne zu beugen, derweil
der Arzt den Rücken des Patienten
mit der Brust drückt und den betroffenen Bereich mit den Händen
preßt. (Bild 2-45)

b) Klopfen

Position: Der Patient sitzt. Der
Arzt befindet sich in einer hal-
ben Hockstellung hinter dem Patienten. Mit der einen Hand ergreift
er das Handgelenk des Patienten
und beugt dessen Ellbogen, derweil
er die andere Hand auf den verletzten Bereich legt.

Er klopft den verletzten Bereich
mehrmals leicht mit dem Handrük-
ken ab. (Bild 2-46)

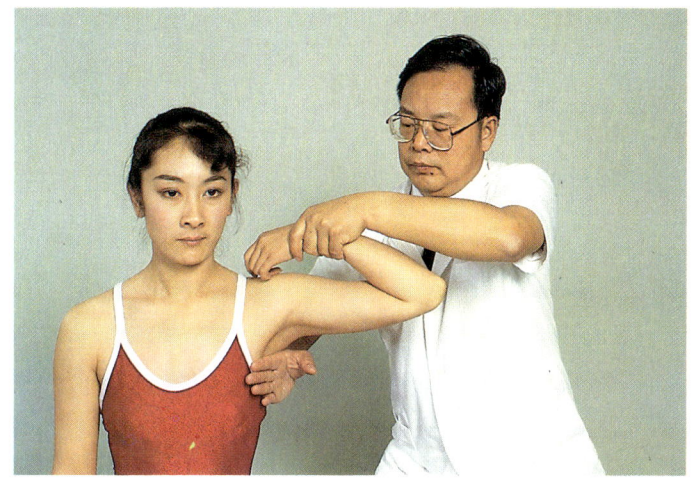

Bild 2-46

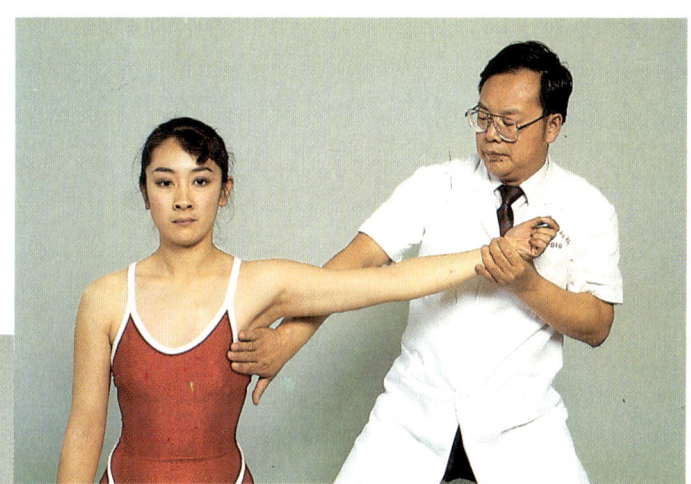

Bild 2-47

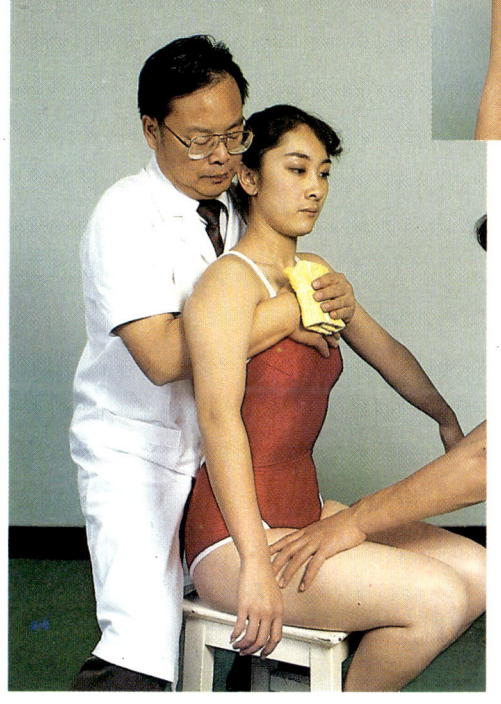

Bild 2-48

Schnell streckt er den Arm des Patienten und klopft
dabei den verletzten Bereich anstatt mit dem Handrük-
ken nun mit der Handfläche. (Bild 2-47)

c) Rotieren

Position: Bei einer rechtsseitigen Verletzung zum
Beispiel sitzt der Patient, während der Assistent vor
dem Patienten hockt und dessen Beine mit den Händen
festhält. Der Arzt steht hinter dem Patienten, greift
unter den Armen des Patienten durch. Dabei hält der
Arzt ein kleines Handtuch in der linken Hand.

Der Patient wird leicht angehoben und mehrmals
geschaukelt und geschüttelt. (Bild 2-48)

Der Patient wird aufgefordert, tief einzuatmen und sich dabei nach links zu neigen, derweil der Arzt dem Patienten Nase und Mund mit dem Handtuch verschließt. (Bild 2-49)

Der Patient soll sich dann nach rechts vorne neigen und tief husten. Gleichzeitig entfernt der Arzt das Handtuch und klopft und glättet den betroffenen Bereich mit der rechten Hand. (Bild 2-50)

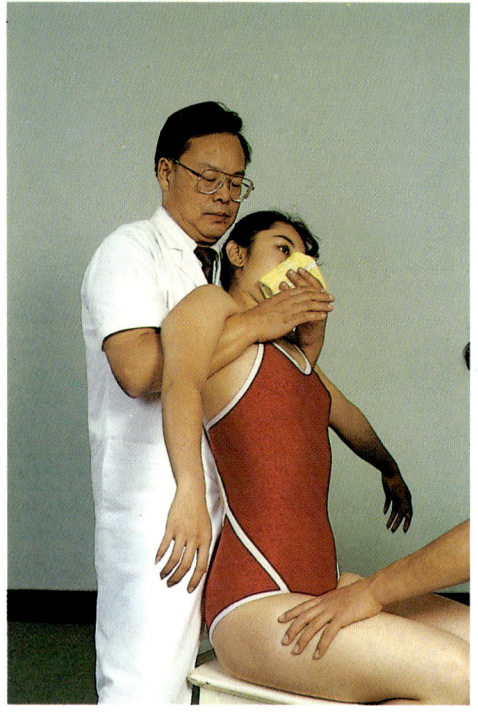 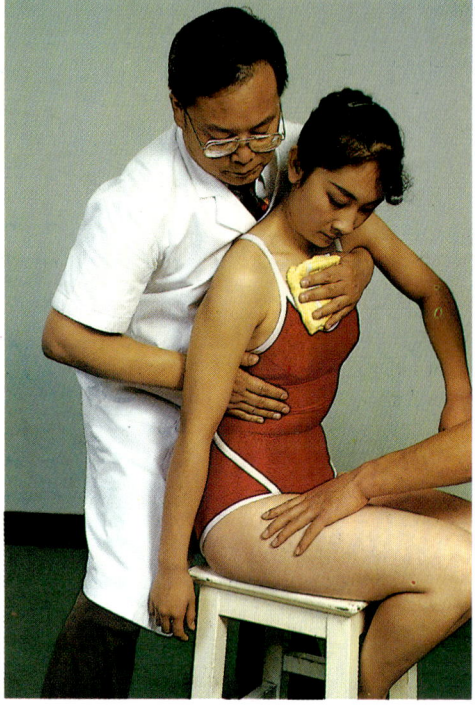

Bild 2-49   Bild 2-50

4. Lumbalbereich

Die Lendenwirbelsäule ist beim Stehen oder bei der Bewegung der Stützrahmen für den menschlichen Körper. Außerdem ist sie die Bewegungsachse für den Rumpf. Deshalb spielt sie eine bedeutende Rolle. Seine komplexe Struktur und Funktion, seine Mobilität und seine Aufgabe beim Tragen des Körpergewichts sind Ursache einer hohen Lumbagorate. Lumbagopatienten stellen etwa 50 Prozent der ambulanten Fälle in den orthopädischen Abteilungen.

Die Massage für Schmerzen im unteren Rückenbereich läßt sich in die allgemeinen und die lokal angewandten Methoden unterteilen. Letztere sind sehr effektiv bei akuter und chronischer Lumbago und Beinschmerzen. Abgesehen davon, daß die Massage die Blutzirkulation stärkt, Muskelkrämpfe beseitigt und den Schmerz abbaut, ist sie wirksam bei der Korrektur von Fehlstellungen der intervertebralen Apophyseal-Gelenke und bei Bandscheibenvorfall. regt die Nierenfunktion an und stärkt das skeletale Muskelsystem. Die Behandlung kann bei durch Trauma verursachten Schmerzen im unteren Rückenbereich oder in den Beinen angewandt werden sowie bei Schmerzen, die auf Dysfunktion, chronischen Streß oder degenerative Veränderungen zurückzuführen sind. Zu beachten ist, daß, unabhängig von den allgemeinen Gegenindikationen für Massagebehandlung im unteren Rückenbereich, während der Schwangerschaft und Menstruation besondere Vorsicht angeraten ist.

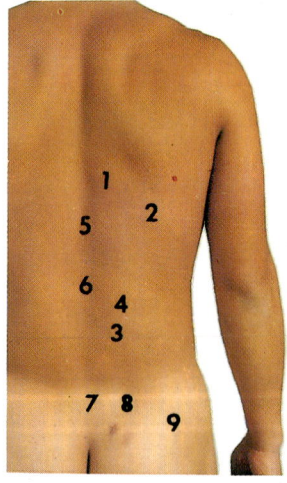

1. Unterer M. trapezius
2. Musculus latissimus dorsi
3. Drittes Processus transversus vertebrarum
4. Musculus sacrospinalis
5. Processus spinalis
6. Ligamentum interspinale
7. Lumbosakralgelenk
8. Sakroiliakalgelenk
9. Superclunishautnerven

Bild 2-51: Häufig festgestellte empfindliche Punkte über dem unteren Lumbalbereich

36

(1) Die allgemeinen Methoden (Bild 2-52 bis 2-64)

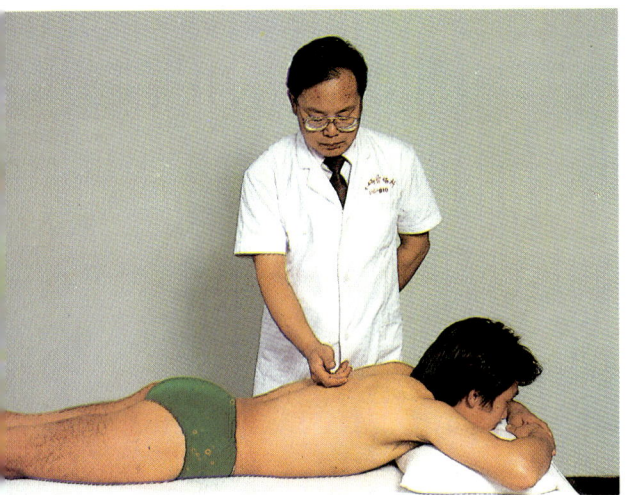

Bild 2-52: Rollen

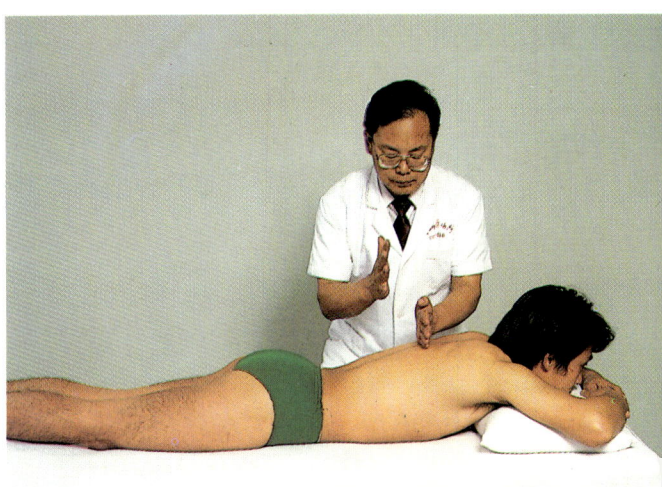

Bild 2-53: Gespreizte Finger

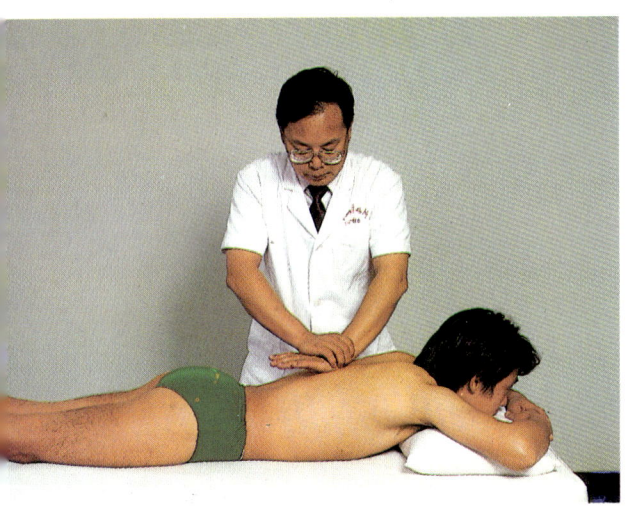

Bild 2-54: Pressen

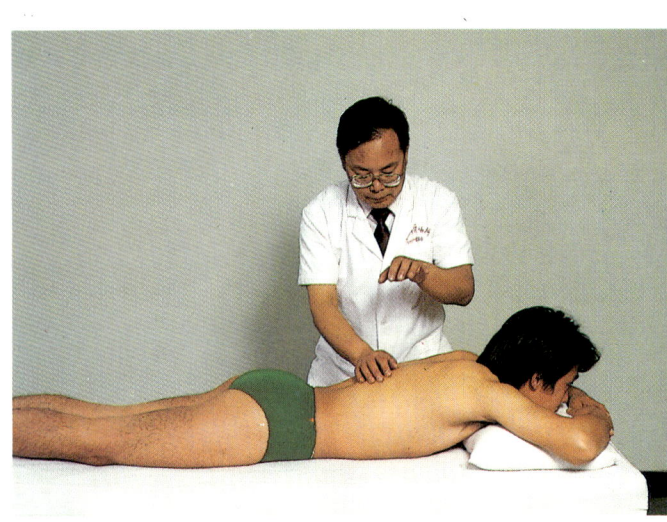

Bild 2-55: Trommeln

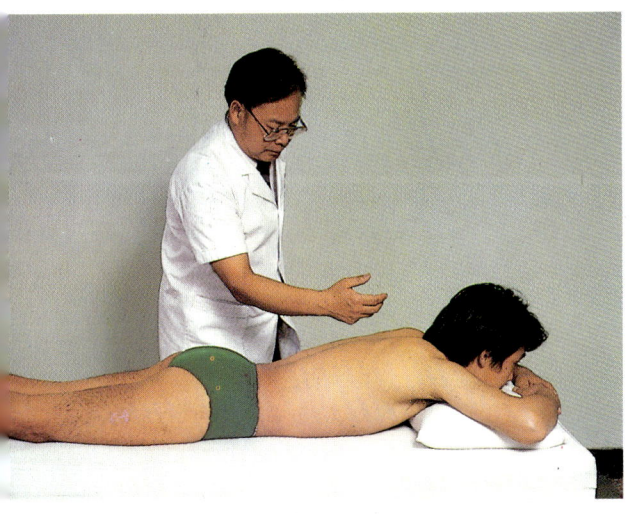

Bild 2-56: Schlagen

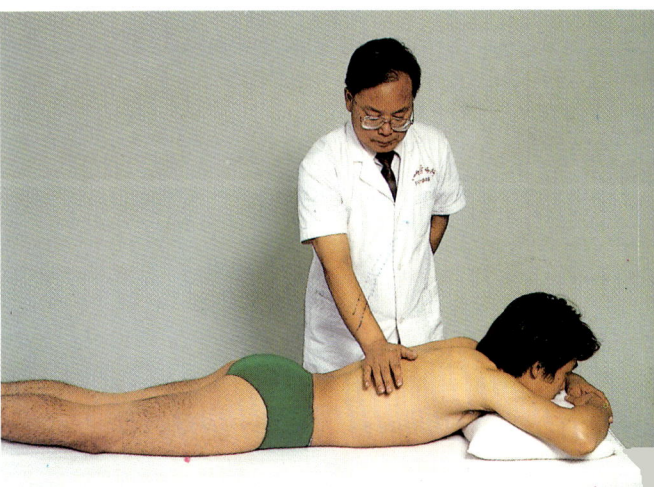

Bild 2-57: Reiben

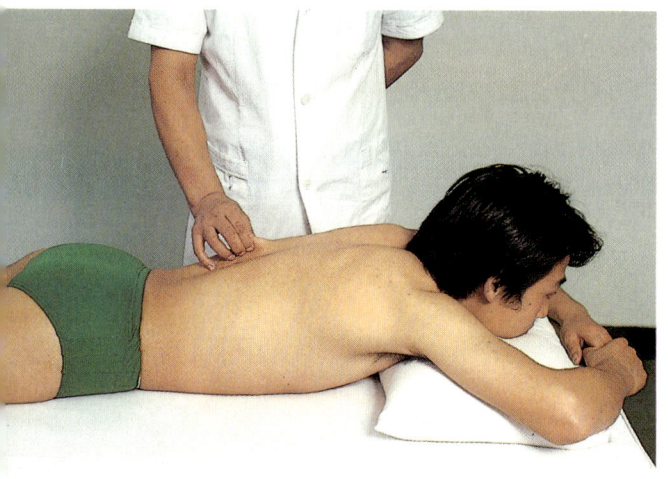

Bild 2-58: Die Sehnen zupfen

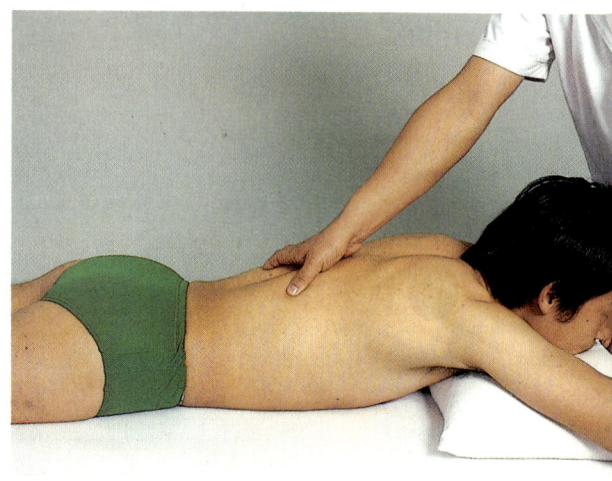

Bild 2-59: Kneten mit Fingern

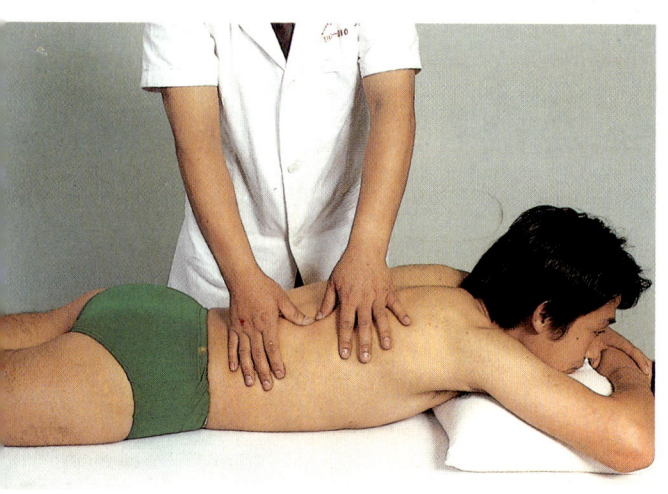

Bild 2-60: Schieben

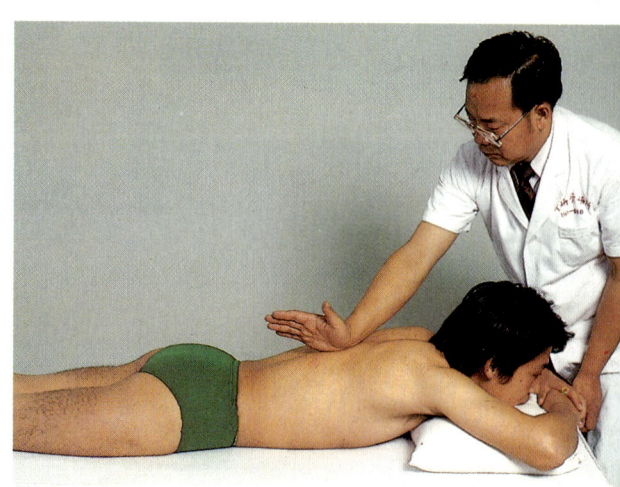

Bild 2-61: Stoßen mit der Handfläche

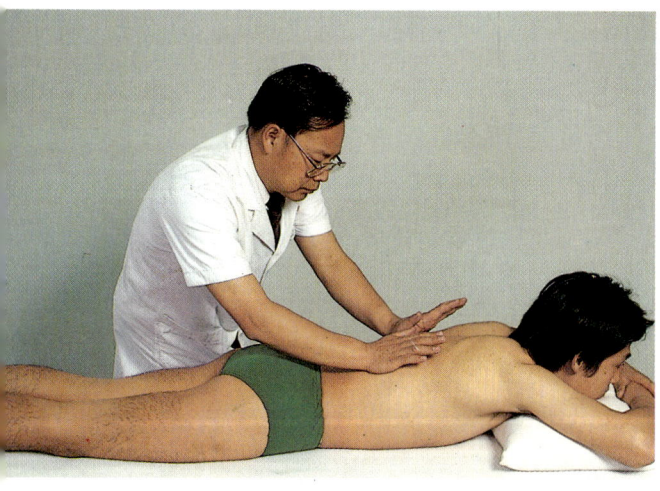

Bild 2-62: Verteilen

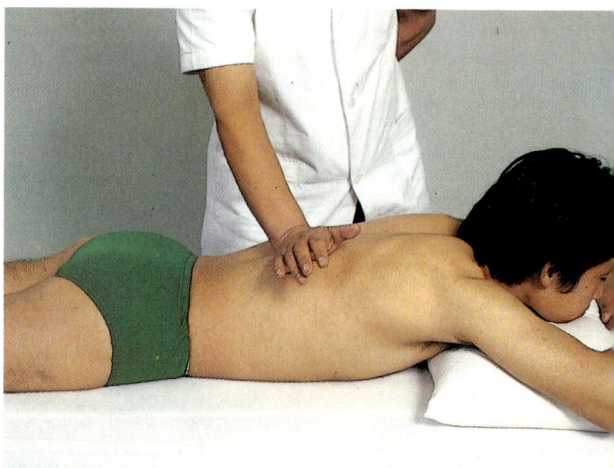

Bild 2-63: Kneten mit der Handfläche

(2) Die lokal angewandten Methoden

a) Kneifen im Bereich der Wirbelsäule

Diese Methode ist vor allem sinnvoll bei Muskelzerrungen und -krämpfen im Lumbalbereich und bewirkt gleichzeitig eine Verstärkung der allgemeinen Widerstandskraft des Körpers. Weiterhin ist sie anwendbar bei Störungen des vegetativen Nervensystems wie Neurasthenie, Verstopfung und Durchfall, die auf funktionellen Störungen des Verdauungssystems beruhen. Eine besonders bemerkenswerte Wirkung zeigt sich bei Verdauungsbeschwerden bei Kindern.

Position: Der Patient liegt ausgestreckt auf dem Bauch, der Arzt steht seitlich daneben.

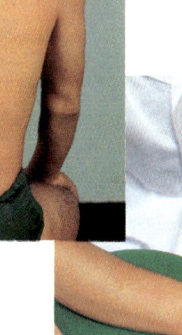

Bild 2-64: Glätten

Bild 2-65

Der Arzt benutzt beide Hände und kneift die Haut auf beiden Seiten der Wirbelsäule mit den Spitzen von Daumen und Zeigefingern. Der Arzt bewegt seine Hände entlang der Wirbelsäule nach oben, dabei kneift und hebt er die Haut an. (Bild 2-65)

Der Arzt vollzieht eine kneifende und anhebende Bewegung mit Daumen und Zeigefingern beider Hände entlang einer Seite der Wirbelsäule. Derselbe Vorgang wird auf ·der anderen Seite der Wirbelsäule wiederholt. (Bild 2-66)

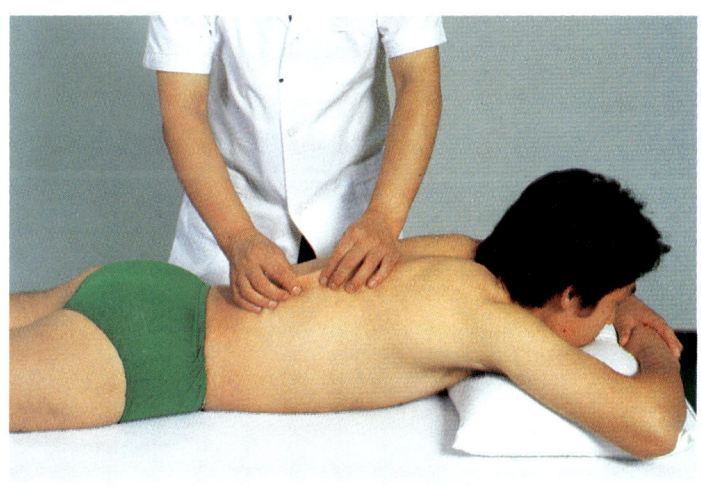

Bild 2-66

b) Stoßen und Klopfen

Diese Methode wird gewöhnlich bei Patienten angewandt, bei denen die Beugefähigkeit des Rückens eingeschränkt ist.

Position: Der Patient steht mit gegrätschten Beinen, und zwar in einem Abstand, der seiner Schulterbreite entspricht, etwa 20 Zentimeter vom Bett entfernt, die Hände erhoben. Der Arzt steht dem Patienten gegenüber mit einem Fuß vor dem anderen in der T-Position.

Der Arzt stößt und klopft die Brust des Patienten leicht mehrmals mit den Handflächen. (Bild 2-67)

Ohne Vorwarnung stößt der Arzt plötzlich in den Bereich der vorderen Darmbeinkämme. (Bild 2-68)

Der Patient fällt in eine sitzende Haltung auf das Bett. (Bild 2-69)

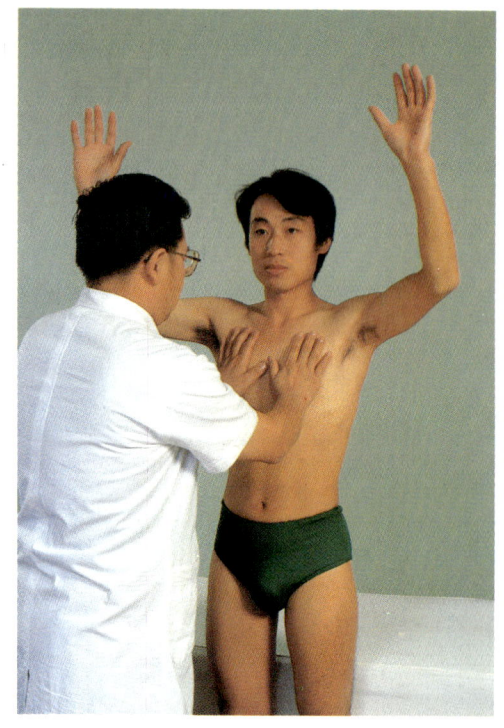

Bild 2-67

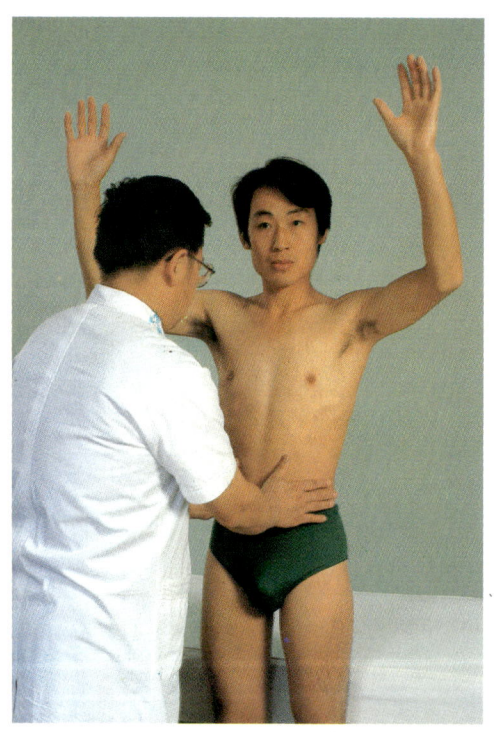

Bild 2-68

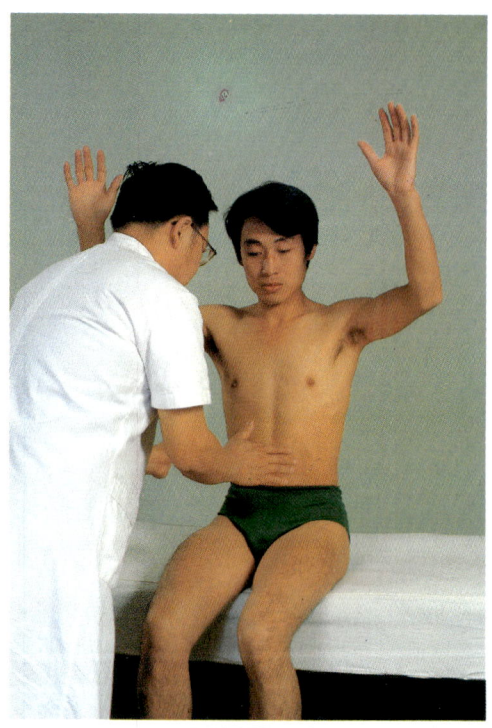

Bild 2-69

40

c) Ziehen und Pressen

Dies wird angewandt bei Zerrungen der intervertebralen Gelenke der Wirbelsäule im Lendenbereich sowie bei Zerrungen und Ausrenkungen des Iliosacralgelenks.

Position: Der Patient liegt auf der Seite, die verletzte Seite nach oben. Entweder hält er sich mit einer Hand an der Bettkante fest, oder er wird von einem Helfer auf das Bett gedrückt. Der Arzt steht hinter dem Patienten und hält dessen Fußgelenk mit der linken Hand und den Hüftbereich mit der rechten Hand fest.

Die verletzten Gliedmaßen werden mehrere Male sanft geschüttelt. (Bild 2-70)

Die verletzten Gliedmaßen werden in der Achselhöhle des Arztes gehalten. Mit starker Kraft wird es auseinandergezogen. (Bild 2-71)

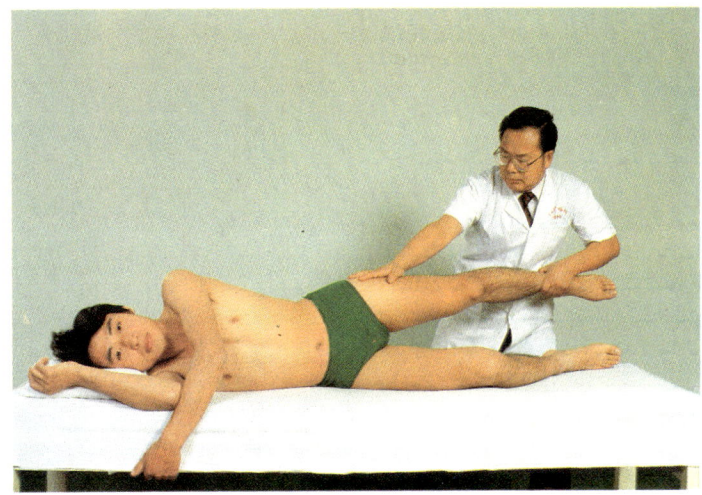

Bild 2-70

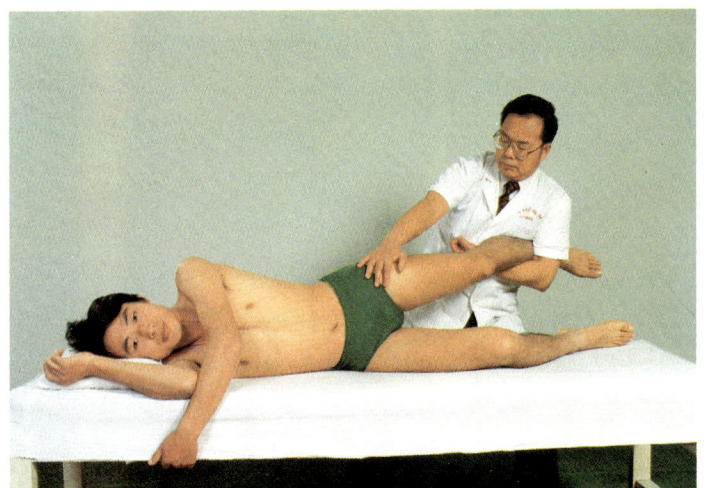

Bild 2-71

Der Patient soll sein Knie aus der Hüfte heraus schnell anziehen. Mit Hilfe des Arztes wird das Knie des Patienten so eng wie möglich an dessen Brust gedrückt, während der Arzt mit der rechten Hand auf den verletzten Bereich Druck ausübt. (Bild 2-72)

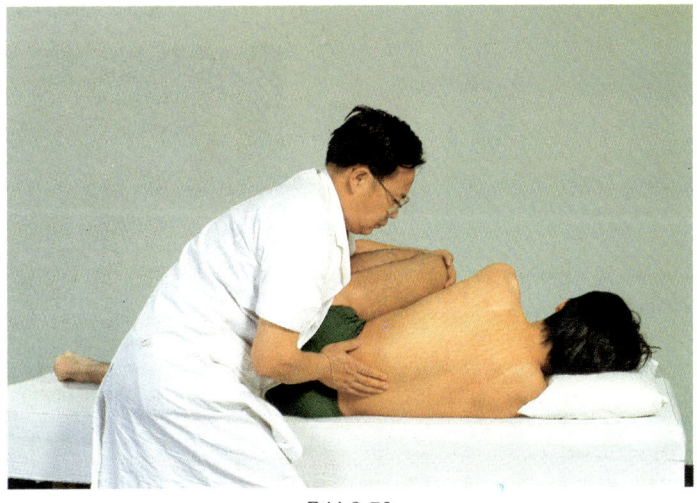

Bild 2-72

41

Die verletzten Gliedmaßen werden wieder auseinandergezogen.
(Bild 2-73)

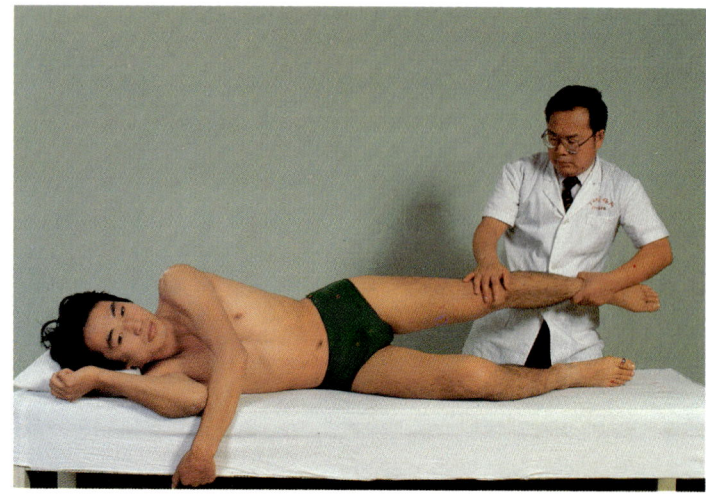

Bild 2-73

d) Die drei Hebebewegungen

Dies wird oft angewandt bei Verletzungen im Lumbalbereich und
bei Bandscheibenvorfall.

Position: Der Patient liegt entspannt und lang ausgestreckt auf
dem Bauch, der Arzt steht an der
gesunden Seite des Patienten.

Schulter anheben und Rücken
stoßen: Der Arzt hebt die Schulter
des Patienten mit der linken Hand
an und stößt gleichzeitig mit der
rechten Hand in den Lumbalbereich des Patienten. (Bild 2-74)

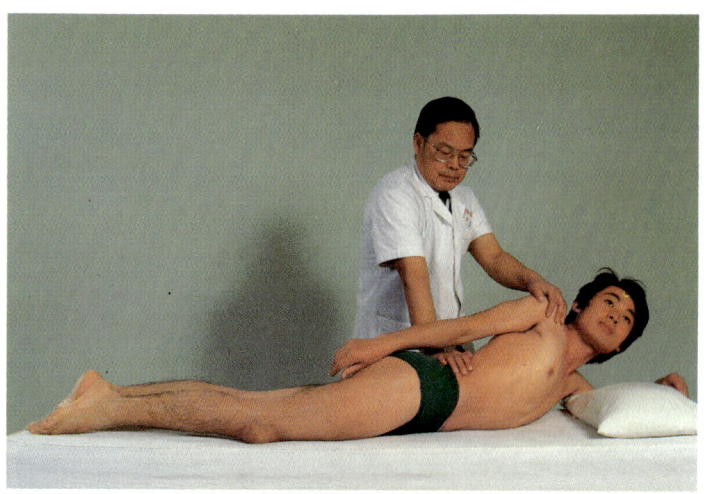

Bild 2-74

Anheben des Beins und Rücken
stoßen: Das Bein des Patienten
wird mit der rechten Hand angehoben, während der Arzt mit der
linken Hand die Hüfte des Patienten stößt und preßt. (Bild 2-75)

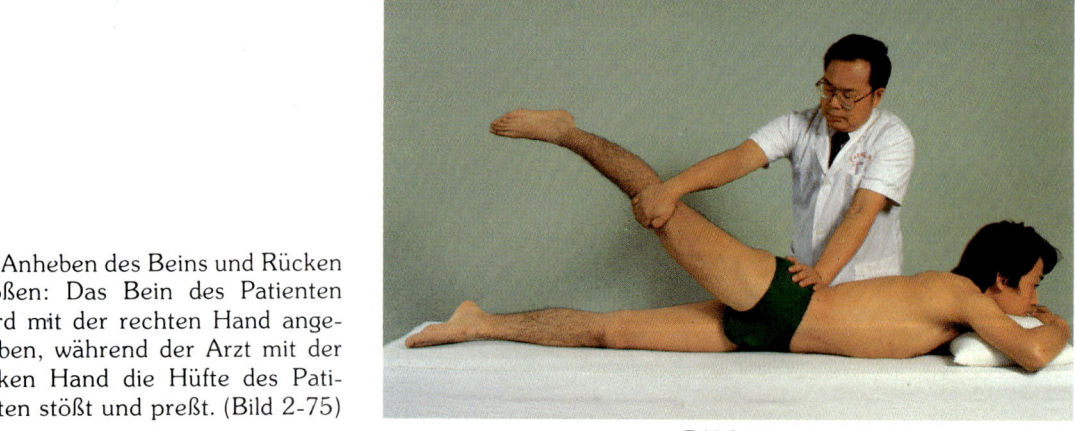

Bild 2-75

Die Schulter anheben und gegen das Gesäß stoßen: Der Patient liegt auf der Seite. Das obere Bein ist angewinkelt, das untere ausgestreckt. Der Arzt hebt die Schulter des Patienten mit der linken Hand nach hinten an und stößt mit der rechten gegen das Gesäß. Der Arzt läßt seine Hand mehrmals auf dem Lumbalbereich des Patienten rotieren. Danach wird der Patient aufgefordert, sich zu entspannen. Die Kraftanwendung wird nach und nach gesteigert, bis die Hüfte voll auf der Unterlage aufliegt. Dann stößt der Arzt unvermittelt gegen die Schulter und das Gesäß des Patienten, dabei ist meist ein Klick-Geräusch zu vernehmen. (Bild 2-76)

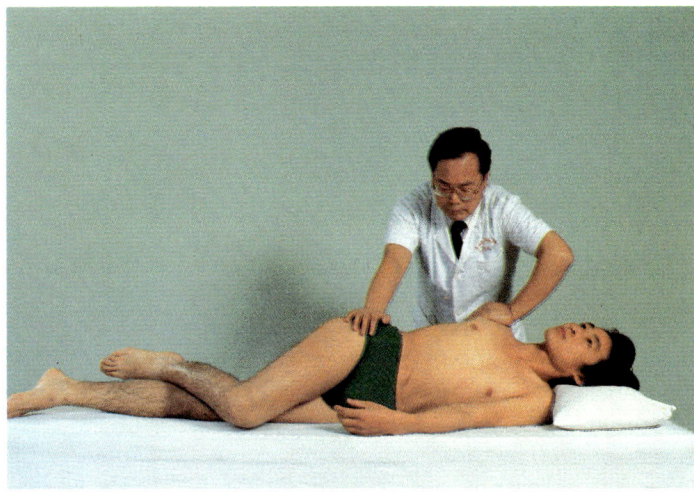

Bild 2-76

e) Den Rücken pressen und die Beine wiegen

Dies wird zur Behandlung von Streß und Mikrosubluxationen der lumbo-sakralen Gelenke eingesetzt.

Position: Der Patient liegt auf dem Bauch. Der Arzt steht neben dem Bett. Er hat eine Hand auf der Hüfte des Patienten, die andere befindet sich unter dem Oberschenkel.

Die betroffenen unteren Extremitäten werden angehoben und mehrmals gewiegt. (Bild 2-77)

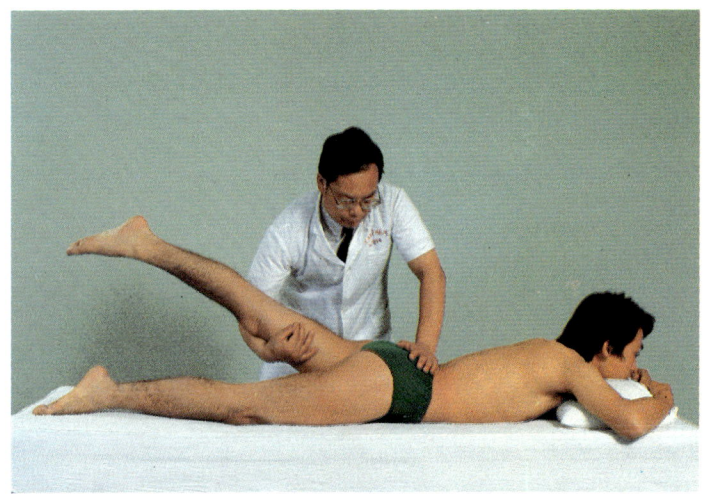

Bild 2-77

Die betroffenen unteren Extremitäten werden schräg nach oben gehoben, derweil der Arzt mit der anderen Hand den verletzten Bereich des Patienten preßt. (Bild 2-78)

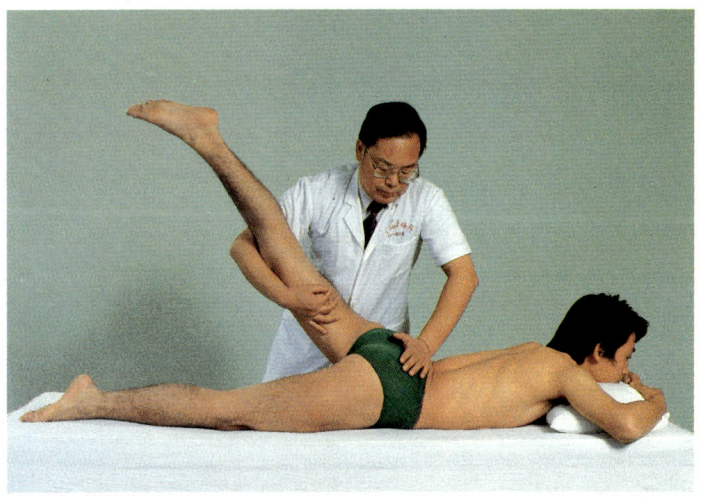

Bild 2-78

Alternativ: der Patient liegt in
derselben Lage, derweil der Arzt
beide Beine anhebt. Der Assistent
hält die Fußgelenke des Patienten,
um den Zug zu gewährleisten. Die
Beine des Patienten werden mehrmals gewiegt. (Bild 2-79)

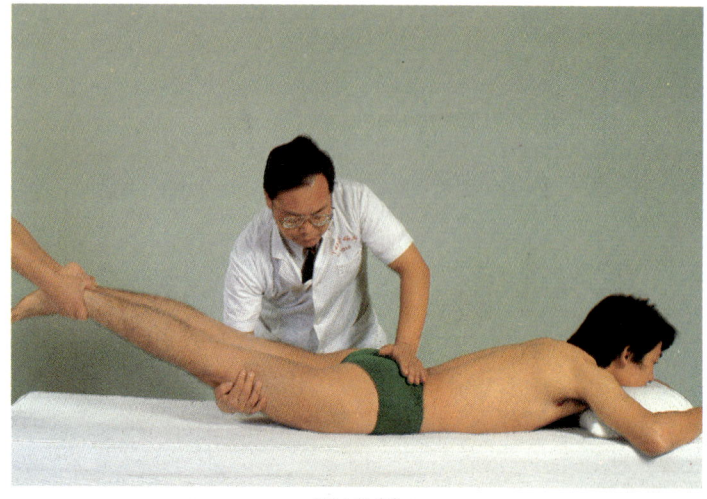

Bild 2-79

Der Arzt und der Assistent heben in einer simultanen Bewegung
die Beine des Patienten schräg
nach oben. Der Arzt führt auf dem
verletzten Bereich des Patienten
Preßbewegungen durch. (Bild
2-80)

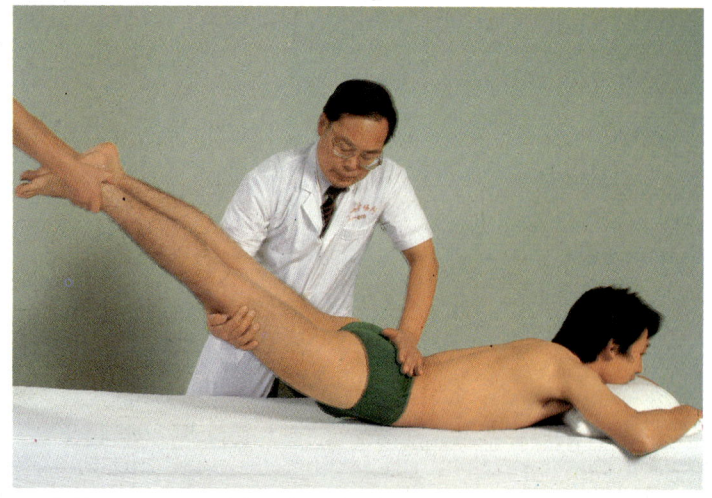

Bild 2-80

f) Wiegen des lumbalen Teils

Die Lumbalmuskeln werden
durch schnelles Schaukeln unter
Zug entspannt. Dies reduziert
Sperrungen in den apophysealen
Gelenken und adjustiert Mikrosu-
bluxationen.

Position: Der Patient liegt auf
dem Bauch und hält sich mit beiden
Händen an der Bettkante fest. Der
Assistent steht am Kopfende und
hält die Schultern des Patienten
fest. Der Arzt steht am entgegengesetzten Ende, seitlich der Füße
des Patienten und umklammert mit
beiden Händen die Füße des Patienten.

Arzt und Assistent ziehen in entgegengesetzte Richtungen. (Bild
2-81)

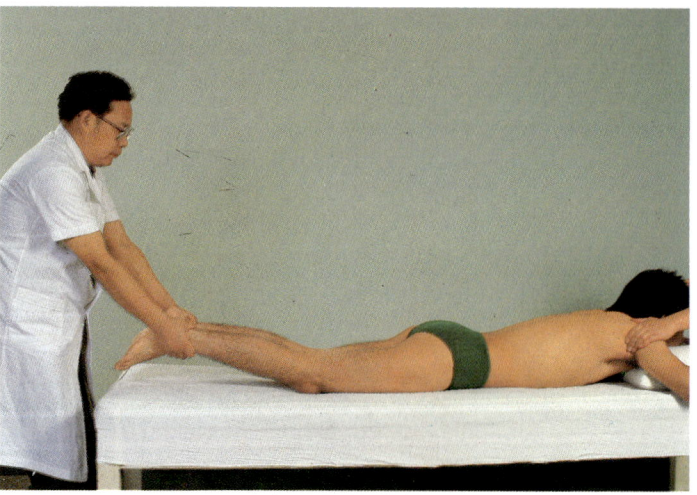

Bild 2-81

Noch immer unter Zug werden die Fußgelenke des Patienten hochgehoben. Der Arzt beginnt — auf und nieder — eine Schaukelbewegung, die abrupt heftiger wird. (Bild 2-82)

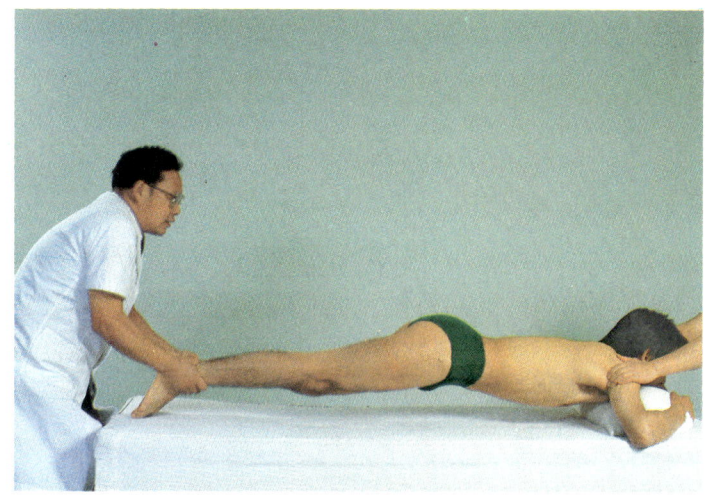

Bild 2-82

Der Patient wird aufgefordert, beide Beine anzuwinkeln. Der Arzt benutzt eine Hand dazu, die Unterschenkel zu beugen, derweil er mit der anderen Hand die verletzte Gegend preßt. (Bild 2-83)

g) Pressen bei Hyperextension

Dies wird zur Behandlung von Fehlstellungen der apophysealen Gelenke, von Bandscheibenvorfall sowie bei akutem und chronischem Streß der Lumbalmuskulatur eingesetzt.

Position: Der Patient liegt mit der betroffenen Seite nach oben gerichtet. Der Arzt nimmt eine nahezu hockende Stellung hinter dem Patienten ein. Mit der einen Hand packt der Arzt den Patienten im Fußgelenkbereich, mit der anderen preßt er auf die betroffene Stelle.

Der Unterschenkel wird angehoben und angezogen. Gleichzeitig benutzt der Arzt die andere Hand dazu, gegen den Rücken des Patienten zu stoßen. Die Bewegung ist dem Spannen eines Bogens vergleichbar. (Bild 2-84)

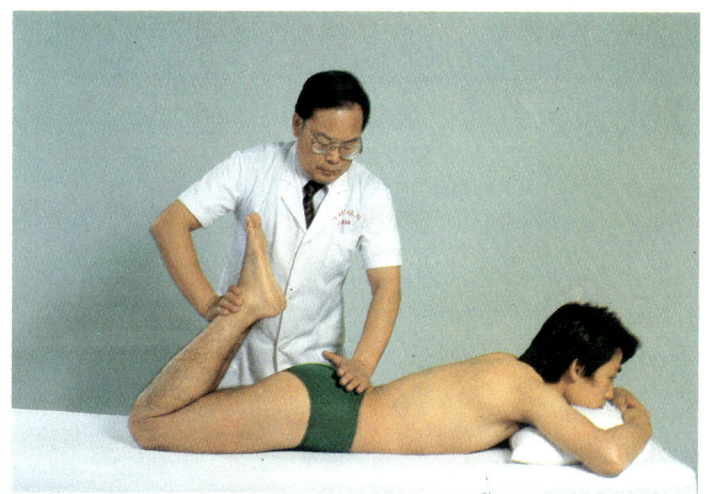

Bild 2-83

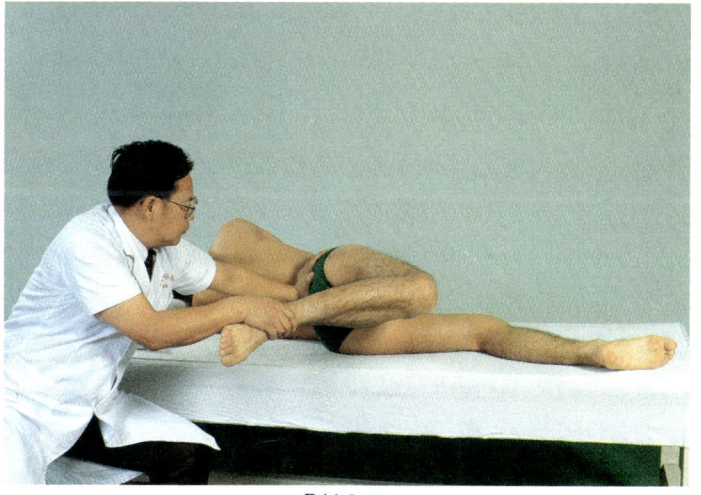

Bild 2-84

45

h) Pressen bei gebeugter Kniestellung

Dies wird zur Behandlung von akutem lumbalen Streß sowie akuten und chronischen Verletzungen der sakralen Darmbein- und der lumbo-sakralen Gelenke eingesetzt.

Position: Der Patient liegt auf der Seite. Der Arzt steht hinter ihm, eine Hand stützt das Knie auf der verletzten Seite, die andere preßt die betroffene Stelle.

Der Arzt rotiert und schaukelt die verletzte Seite mehrmals, derweil das Bein in stark angewinkelter Stellung verbleibt. (Bild 2-85)

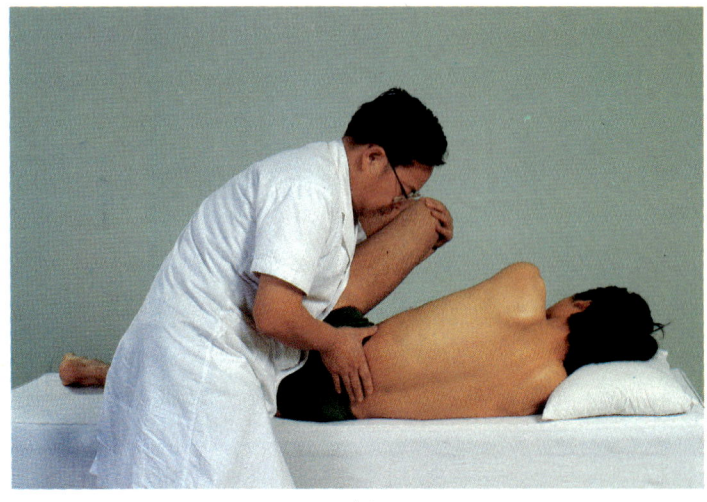

Bild 2-85

Der Arzt beugt Knie und Hüfte des Patienten soweit wie möglich. Gleichzeitig preßt er den verletzten Bereich. (Bild 2-86)

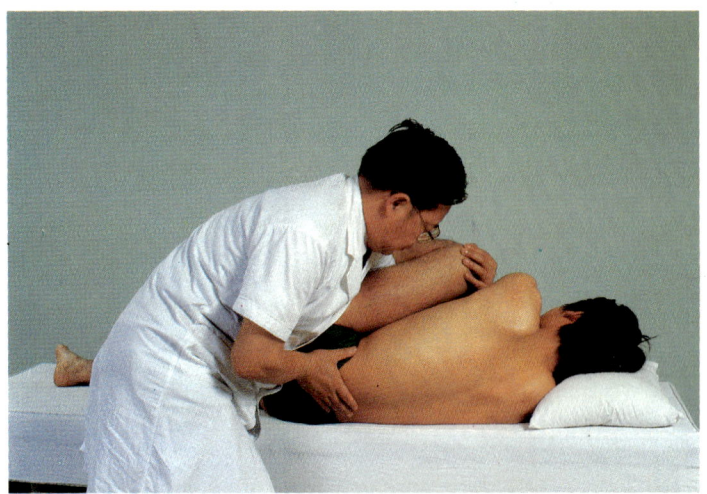

Bild 2-86

i) Schaukeln des unteren Rückenteils in Rückenlage

Dies wird zur Behandlung von Weichteilverletzungen eingesetzt und bei Fasziitis des Rückens mit Einschränkungen der Beugung der Lendenwirbelsäule.

Position: Der Patient liegt auf dem Rücken. Der Arzt steht neben dem Patienten.

Der Patient wird aufgefordert, beide Beine anzuwinkeln. Derweil plaziert der Arzt beide Hände auf die Unterschenkel des Patienten und führte eine schüttelnde Kreisbewegung durch. (Bild 2-87)

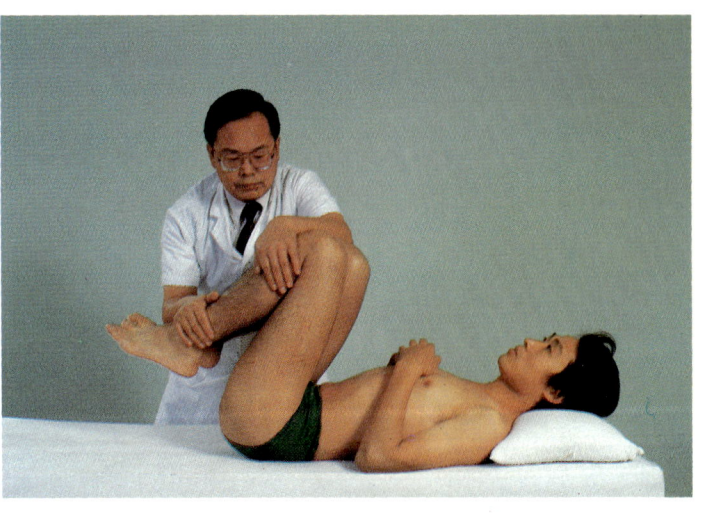

Bild 2-87

Starke Kraft wird angewandt, um das Schienbein des Patienten zu pressen sowie Knie und Hüfte zusammenzudrücken. Die Unterschenkel werden schließlich ausgestreckt. (Bild 2-88)

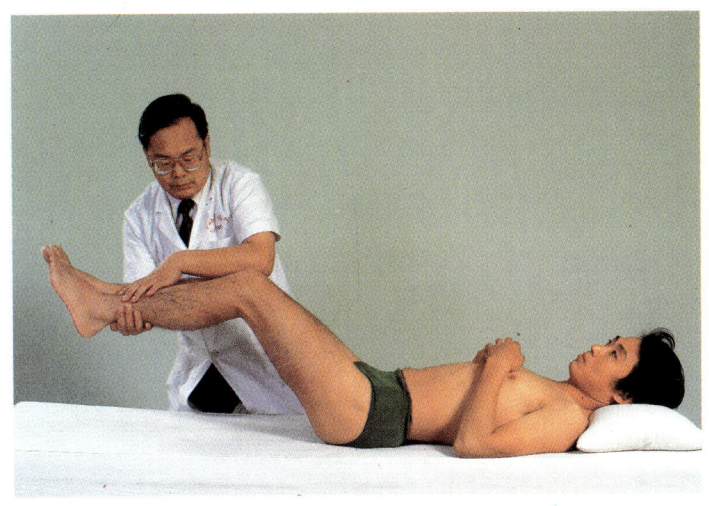

Bild 2-88

j) In der Luft Schritte machen

Dies wird zur Behandlung von lumbalem Bandscheibenvorfall, Schmerzen in der Lendenwirbelsäule, die mit Schmerzen in den Beinen zusammenhängen, und verschiedenen Formen von Ischialgien eingesetzt.

Position: Der Patient liegt auf dem Rücken. Der Arzt stützt das Bein des Patienten mit der einen Hand, derweil die andere zum Schutz auf dem Knie des Patienten liegt.

Der Patient wird aufgefordert, Knie und Hüfte zu beugen. (Bild 2-89)

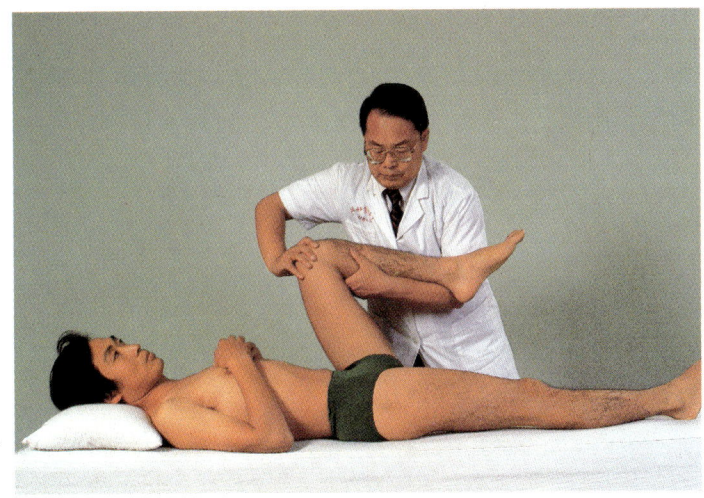

Bild 2-89

Das Bein des Patienten wird hochgehoben, derweil der Patient sein Knie gerade macht. Der Bewegungsspielraum wird nach und nach innerhalb der Toleranzgrenze des Patienten erweitert. (Bild 2-90)

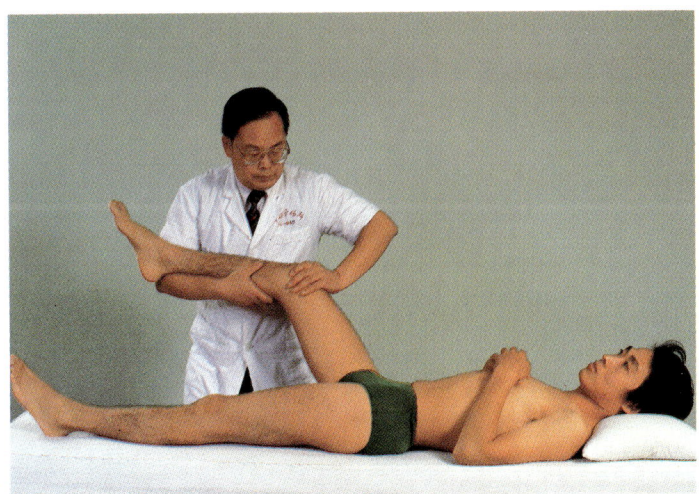

Bild 2-90

k) Schaukeln in sitzender Stellung

Dies wird zur Behandlung von akuten Quetschungen des Rückens eingesetzt, bei Schwierigkeiten im Sitzen und Stehen und Einschränkung der Rückbeuge.

Position: Der Patient nimmt eine sitzende Haltung ein. Der Assistent hockt vor dem Patienten und hält die Beine mit beiden Händen fest. Der Arzt steht hinter dem Patienten, packte den Patienten fest unter den Armen und verschränkt seine Hände auf dessen Brust.

Unter Zug wird der Rücken ein paar Mal geschaukelt. (Bild 2-91)

Der Patient wird hoch und nach hinten gehoben. Der Arzt führt, derweil er den Zug beibehält, eine schräge Kreisbewegung aus. Währenddessen wird der verletzte Lumbalbereich durch das Knie des Arztes gestützt. (Bild 2-92)

Der Patient wird aufgefordert, seine Beine zu strecken. Der Arzt steht seitlich neben ihm. Der Arzt preßt den Brustkorb des Patienten nach unten, um den Rumpf des Patienten soweit wie möglich vorzubeugen. Gleichzeitig benutzt der Arzt die andere Hand, um die Wirbel von oben nach unten zu pressen. (Bild 2-93)

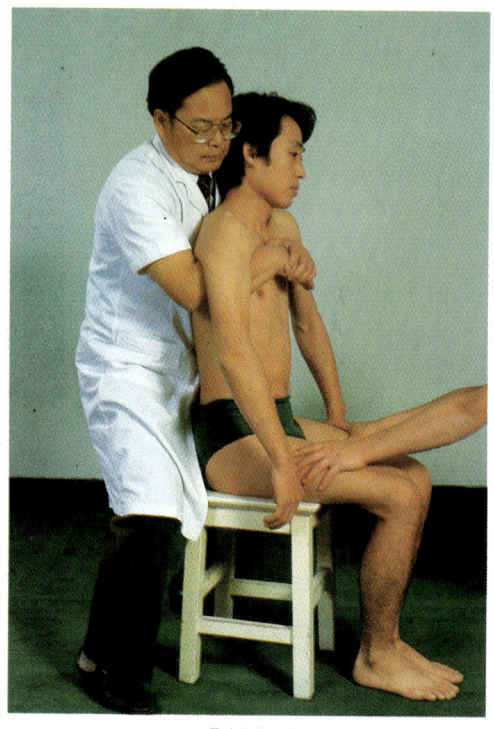

Bild 2-91

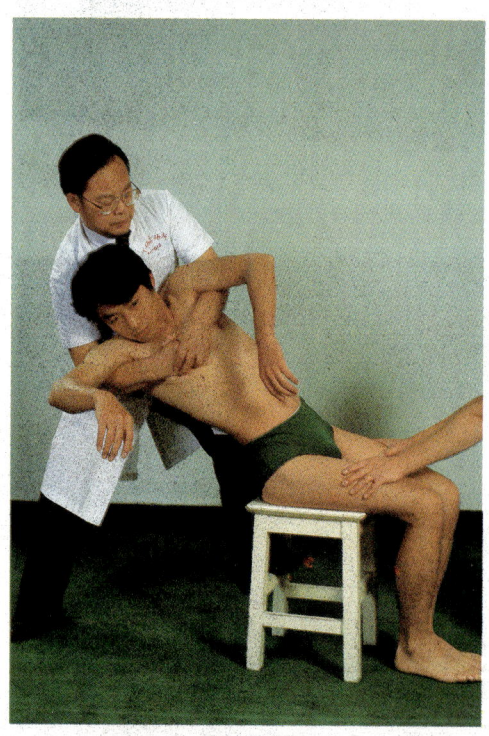

Bild 2-92

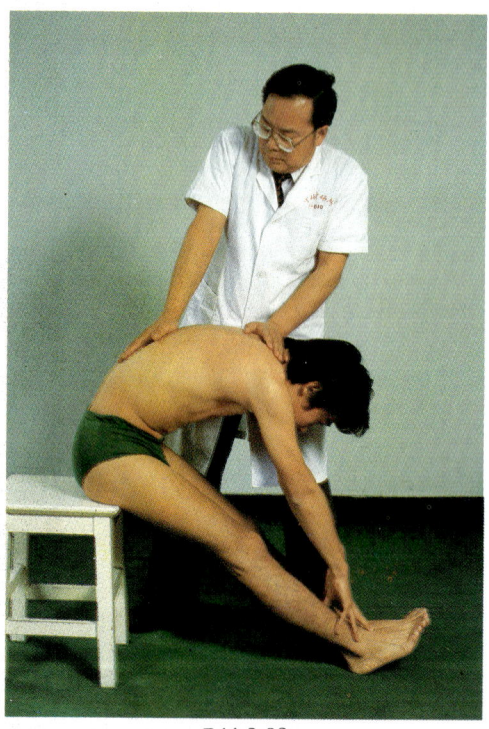

Bild 2-93

48

Die linke Hand hält den Rumpf des Patienten unter dessen Arm, um den Lumbalbereich des Patienten gerade zu richten, derweil die andere Hand den verletzten Bereich stößt. (Bild 2-94)

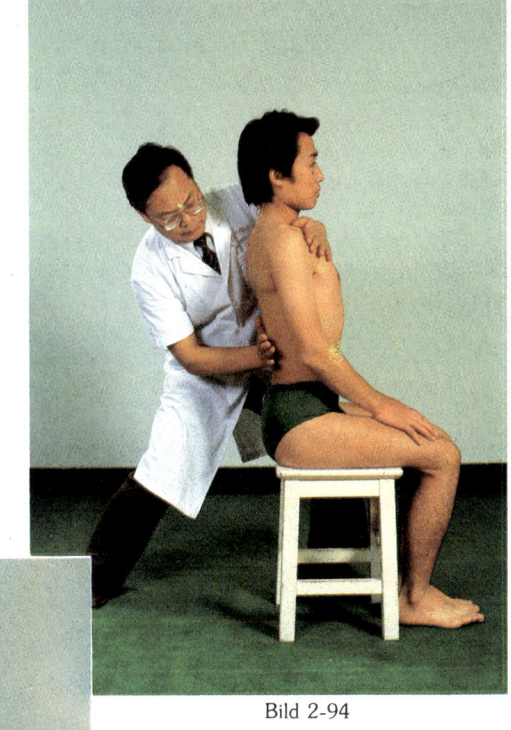

Bild 2-94

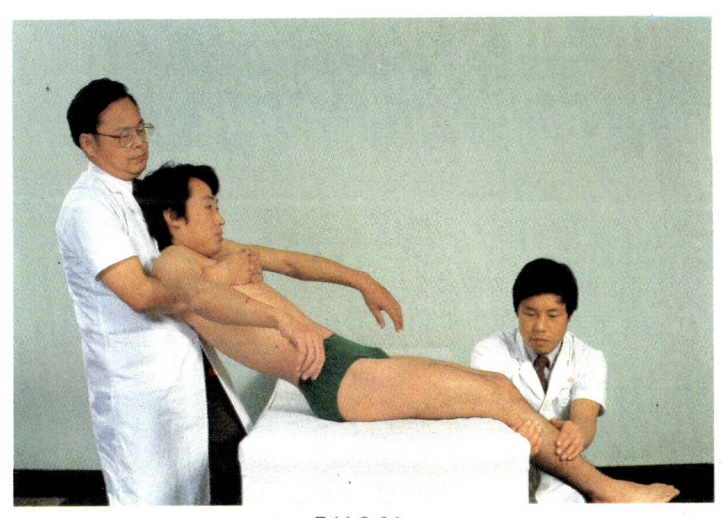

Bild 2-95

l) Rollen auf dem Bett

Dies wird zur Behandlung von funktionellen Skoliosen aufgrund von Verlagerungen der intervertebralen Gelenke und Bandscheibenvorfall eingesetzt.

Position: Der Patient sitzt auf dem Bett. Der Assistent hockt seitlich vor dem Patienten und hält dessen Beine mit beiden Händen fest. Der Arzt steht hinter dem Patienten, packt den Patienten fest unter den Armen und verschränkt seine Hände auf dessen Brust.

Der Arzt hält die Spannung aufrecht, derweil er den Rumpf des Patienten mehrmals hin und her dreht. (Bild 2-95)

Der Zug wird gesteigert und der Körper des Patienten nach hinten und oben gestreckt. (Bild 2-96)

Noch gestreckt, wird der Rükken des Patienten auf die gesunde Seite zurückgedreht. (Bild 2-97)

Bild 2-96

m) Dehnen des Rückens in stehender Haltung

Dies wird zur Behandlung von akutem Streß im Lumbalbereich und lumbalem Bandscheibenvorfall mit Einschränkung der rückwärtigen Beugefähigkeit des Rückens eingesetzt.

Position: Der Patient steht mit gegrätschten Beinen in einem Abstand, der seiner Schulterbreite entspricht, und stützt sich mit den Händen auf den Bettkanten ab. Der Arzt steht seitlich des Patienten, eine Hand liegt auf dem Qihai-Akupunkt über dem Unterbauch, die andere Hand preßt den verletzten Rückenbereich.

Der Lumbalbereich wird mehrmals kreisend geschaukelt. (Bild 2-98)

Die Hand des Arztes auf dem Qihai-Akupunkt führt eine Stoßbewegung aus, damit sich der Rücken nach vorne krümmt. (Bild 2-99)

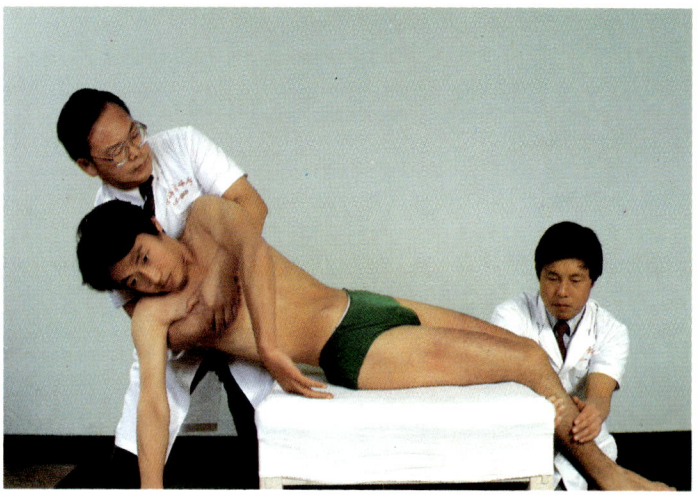

Bild 2-97

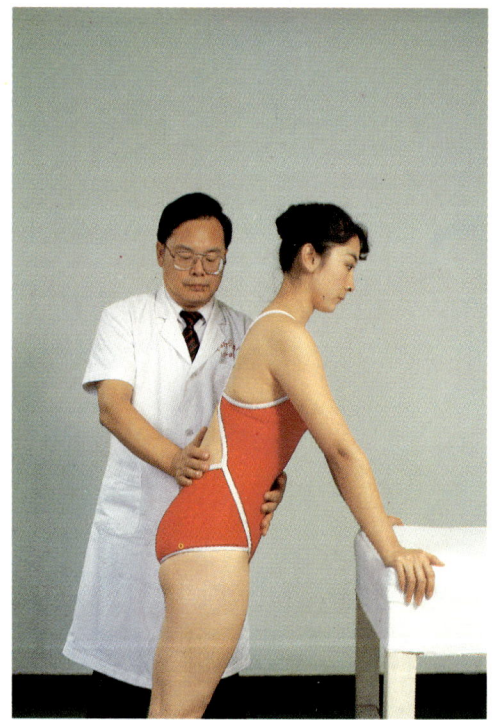

Bild 2-98

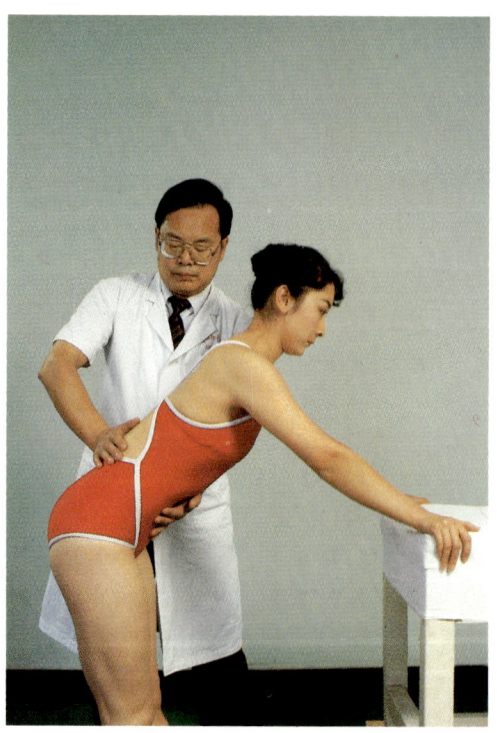

Bild 2-99

50

Die Hand des Arztes preßt den verletzten Rückenbereich. Dann setzt er beide Hände ein, um in die
entgegengesetzte Richtung zu stoßen, damit der Rükken sich dehnt. Anschließend knetet der Arzt den
verletzten Bereich.(Bild 2-100)

n) Beugen und Strecken der Lendenwirbelsäule

Dies wird zur Behandlung von eingeschränkter Beugefähigkeit infolge von Streß im Rücken- und lumbo-
sakralen Gelenkbereich eingesetzt.

Position: Der Patient steht mit gegrätschten Füßen
in einem Abstand, der seiner Schulterbreite entspricht.
Der Arzt hat den linken Fuß vor- und zwischen die Füße
des Patienten gestellt. Sein rechter Arm umfängt den
Unterbauch des Patienten. (Bild 2-101)

Der Arzt schützt den Rücken des Patienten mit der
linken Hand, die auf dem Unterbauch des Patienten
ruht, derweil die rechte Hand den Rücken des Patienten
preßt. Der Patient wird aufgefordert, sich soweit wie
möglich vorzubeugen. (Bild 2-102)

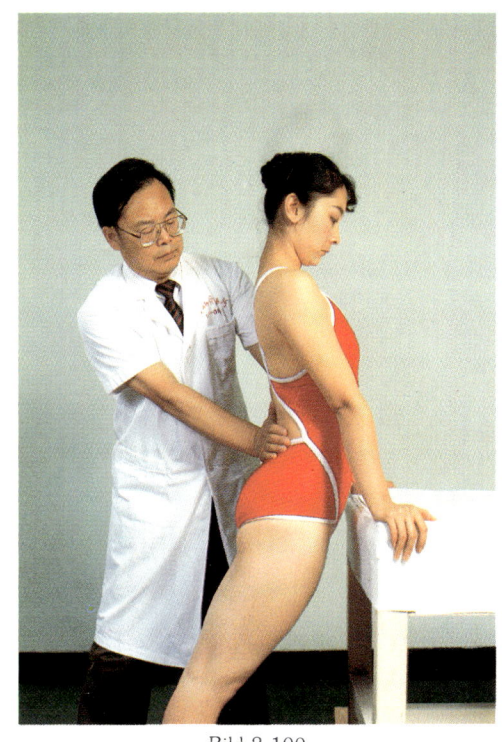

Bild 2-100

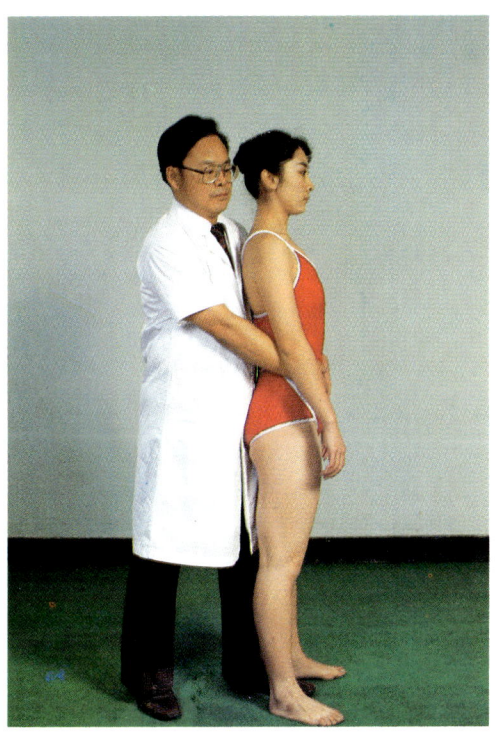

Bild 2-101

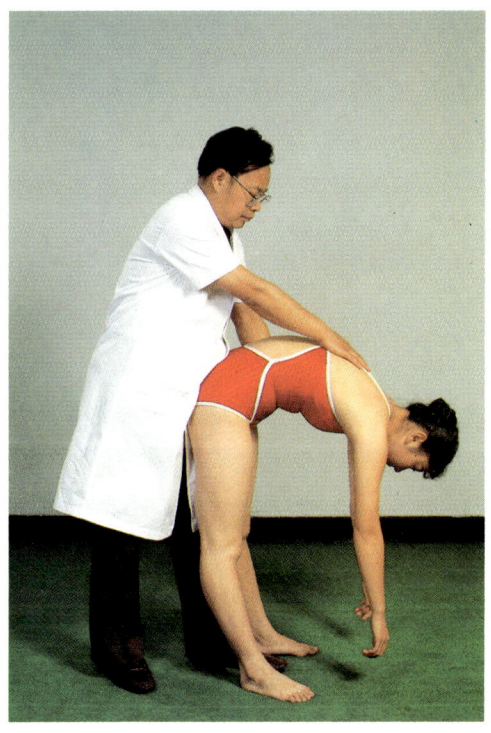

Bild 2-102

51

Der Patient wird aufgefordert, sich nach hinten zu strecken. Die linke Hüfte des Arztes tritt in einen festen Kontakt mit dem verletzten Rücken des Patienten. Der Arzt hebt den Patienten mit beiden Händen an. (Bild 2-103)

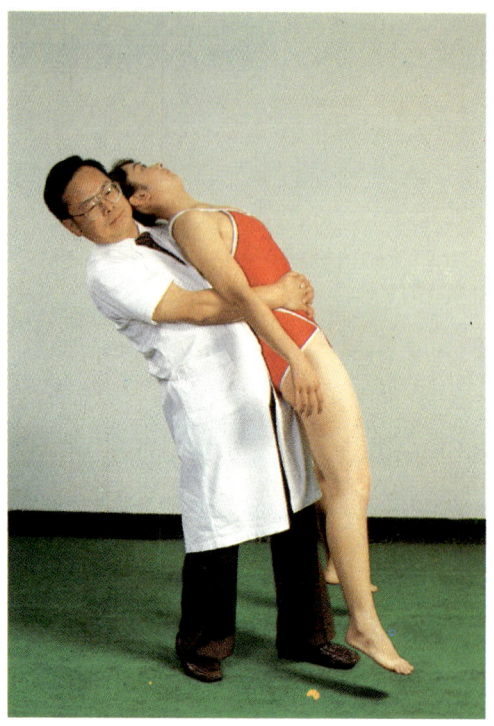

Der Arzt läßt den Patienten unvermittelt los und schützt ihn vor dem Hinfallen. (Bild 2-104)

o) Hüfthebung

Dies wird zur Behandlung von Rückenverletzungen eingesetzt, die mit einer Einschränkung der Seitneige einhergehen, und erweist sich auch bei einseitigem lumbalen Muskelstreß als nützlich.

Position: (linke Seite) Der Arzt steht rechts neben dem Patienten. Die Füße des Patienten stehen ein wenig auseinander. Mit dem linken Arm umfaßt der Arzt den Patienten. Mit der rechten Hand ergreift er das rechte Handgelenk des Patienten, dessen rechter Arm über der Schulter des Arztes liegt. (Bild 2-105)

Bild 2-103

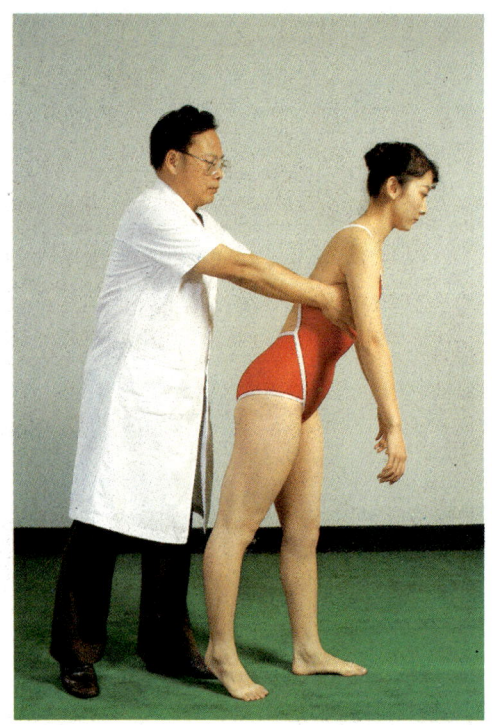

Bild 2-104

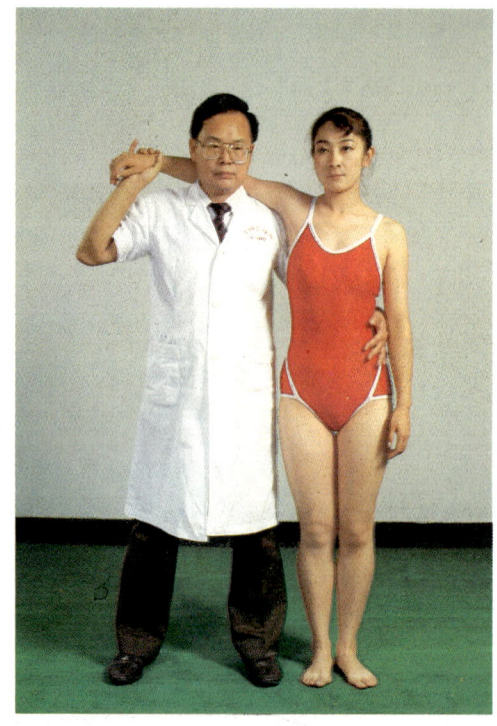

Bild 2-105

Der Arzt neigt seinen Körper nach rechts und hebt den Patienten an. (Bild 2-106)

Unvermittelt lockert der Arzt seinen Griff und läßt den Patienten fallen. Gleichzeitig stößt und preßt der Arzt mit den Handflächen den rechten subkostalen Bereich des Patienten. (Bild 2-107)

p) Tragen

Dies wird zur Behandlung von lumbalen Verletzungen mit eingeschränkter Streckfähigkeit der Lendenwirbelsäule angewandt.

Position: Der Arzt und der Patient stehen Rücken an Rücken. Beider Füße stehen auseinander in einem Abstand, der ihrer Schulterbreite entspricht. Der Arzt schlingt seine Oberarme unter denen des Patienten durch. (Bild 2-108)

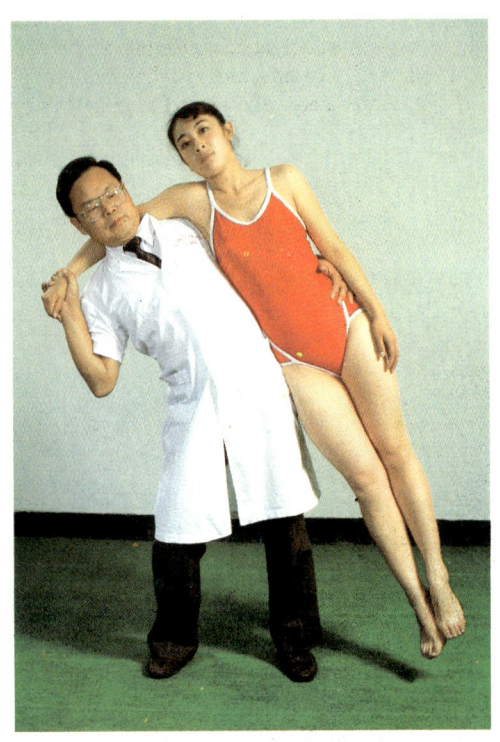

Bild 2-106

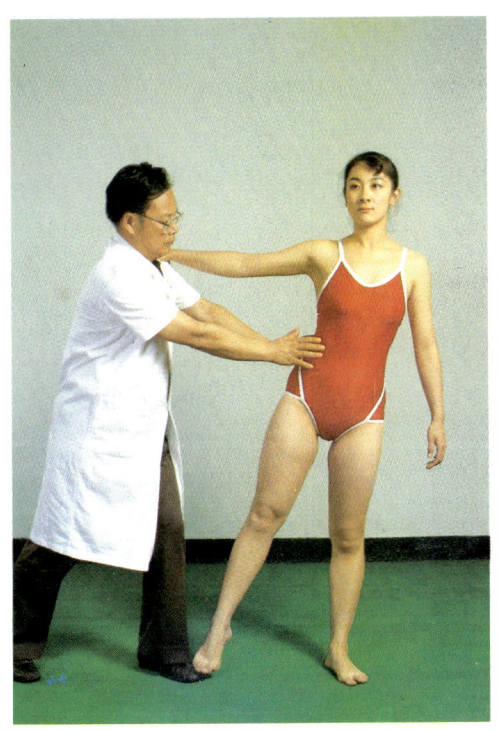

Bild 2-107

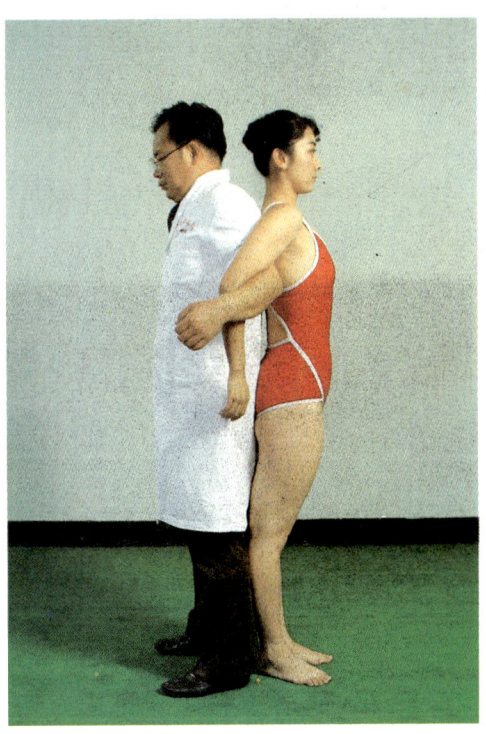

Bild 2-108

Der Arzt beugt sich vorwärts und hebt den Patienten so auf. Er führt eine mehrmalige leichte Schüttelbewegung durch und setzt den Patienten dann wieder ab. (Bild 2-109)

q) Krümmen auf dem Bett

Dies wird eingesetzt zur Krampflösung in der Muskulatur und zur Behandlung von Blockierungen in der Lendenwirbelsäule sowie von Krämpfen in der Lumbalmuskulatur.

Position: Der Patient liegt, die Knie auf der Brust, auf dem Rücken und hält die Knie mit beiden Händen fest. Der Arzt steht seitlich des Patienten. Eine Hand ruht auf den Unterschenkeln des Patienten, die andere stützt dessen Schulter.

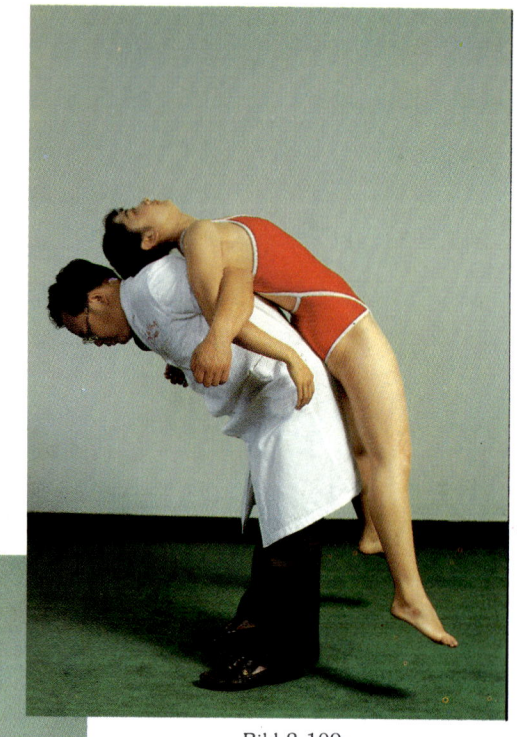

Bild 2-109

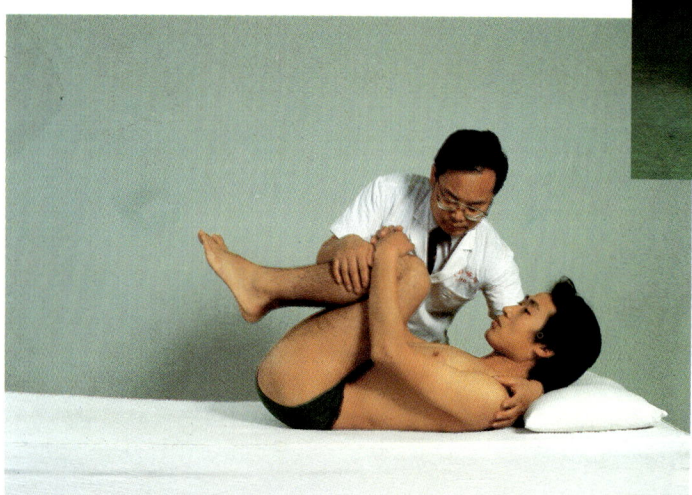

Bild 2-110

Der Patient wird angewiesen, Knie und Hüftbereich soweit wie möglich zu beugen. (Bild 2-110)

Der Arzt richtet den Patienten auf und legt ihn wieder hin. Diese Schaukel-Aktion wird mehrmals wiederholt. (Bild 2-111)

r) Drehen der Lendenwirbelsäule

Dies wird zur Behandlung von lumbalem Bandscheibenvorfall eingesetzt, bei Fehllagerungen der apophysealen Gelenke, lumbalem Bandscheibenschaden sowie Rückenverletzungen mit Einschränkung der Vorbeugefähigkeit der Lendenwirbelsäule.

Position: (rechte Seite) Der Patient sitzt. Der Assistent steht vorn rechts von ihm. Er klemmt das rechte Knie des Patienten mit den Beinen ein. Seine Hand liegt im Schoß des Patienten. Der Arzt sitzt hinter dem Patienten. Sein linker Arm befindet sich unter der Ach-

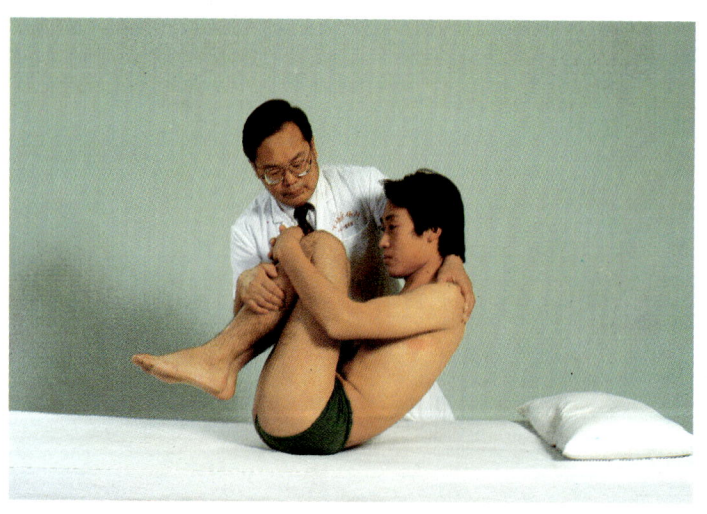

Bild 2-111

selhöhle des Patienten. Die linke Hand ruht auf der rechten Seite des Nackens des Patienten. Sein rechter Daumen liegt auf der linken Seite des verletzten Lumbal-Wirbels.

Der Patient entspannt die Muskeln. Mit der linken Hand zieht der Arzt den Patienten nach links, um eine linksgerichtete Kreisbewegung durchzuführen. (Bild 2-112)

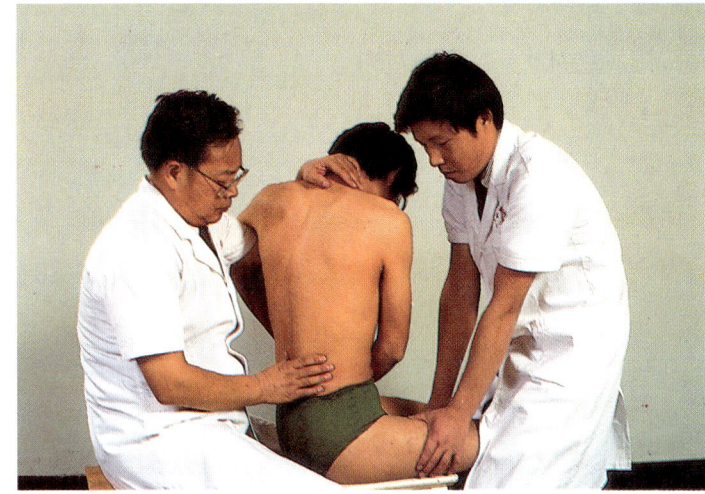

Bild 2-112

Ist der Rücken soweit gedrückt, wie sich das problemlos machen läßt, stößt und preßt der Arzt den lumbalen Wirbel mit dem rechten Daumen, dabei ist meist ein Klick-Geräusch zu vernehmen. (Bild 2-113)

s) Treten

Zur Behandlung von Rückenproblemen kann der Arzt sich auf den Patienten stellen und so das eigene Gewicht einsetzen. Diese Behandlung, die bei Rücken- und Beinschmerzen eingesetzt wird, darf nur bei kräftigen Patienten angewandt werden. Der Arzt kann das Druckgewicht kontrollieren, indem er sich auf zwei parallelen Holmen abstützt. Um Verletzungen vorzubeugen, muß er unbedingt genau auf dem richtigen Punkt stehen. Bei alten oder schwachen Patienten sowie Patienten, die unter Erkrankungen des Herzens und der Lunge bzw. an Osteopathie leiden, sollte die Behandlung nicht durchgeführt werden.

Position: Der Patient liegt auf dem Bauch. Unter dem Kinn ist ein Kissen plaziert. Sich auf den Holmen abstützend steht der Arzt auf dem Patienten.

In der Abbildung steht er auf dem Gesäß des Patienten. (Bild 2-114)

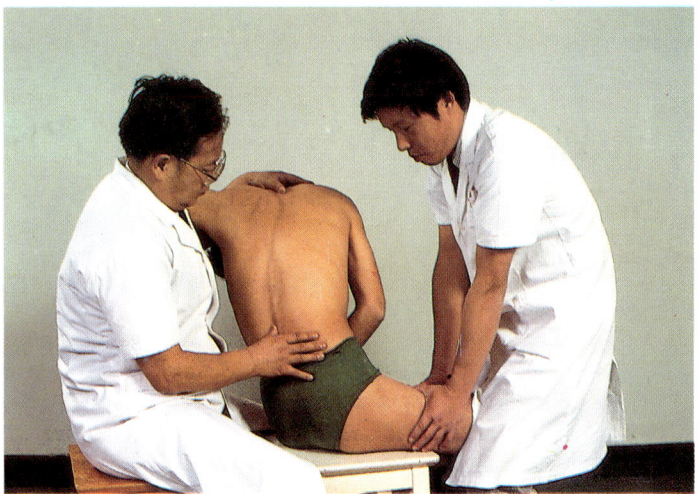

Bild 2-113

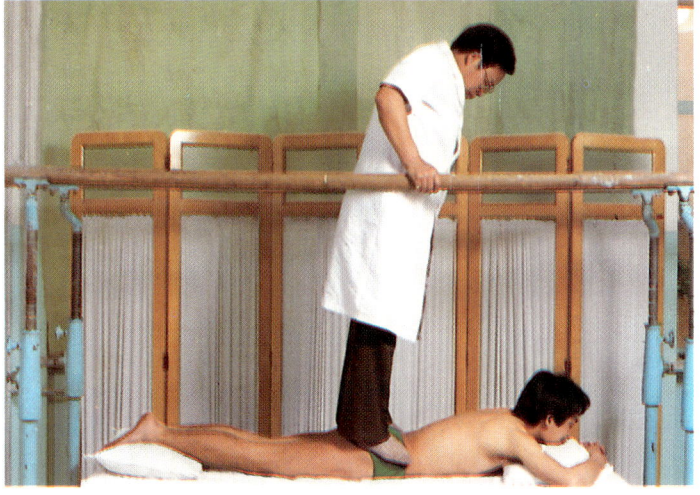

Bild 2-114

Ein Fuß bleibt auf dem Gesäß, der andere stößt entlang der sakral-spinalen Muskulatur vom unteren zum oberen Ende. (Bild 2-115)

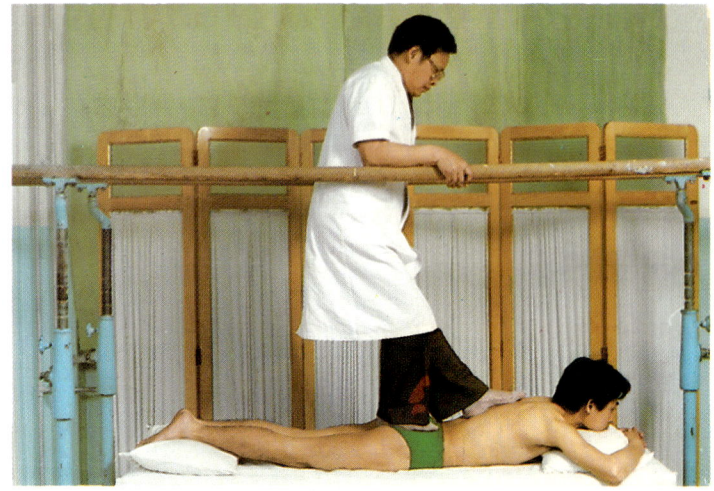

Bild 2-115

Verbreiten und Stoßen im lumbo-sakralen Bereich. (Bild 2-116)

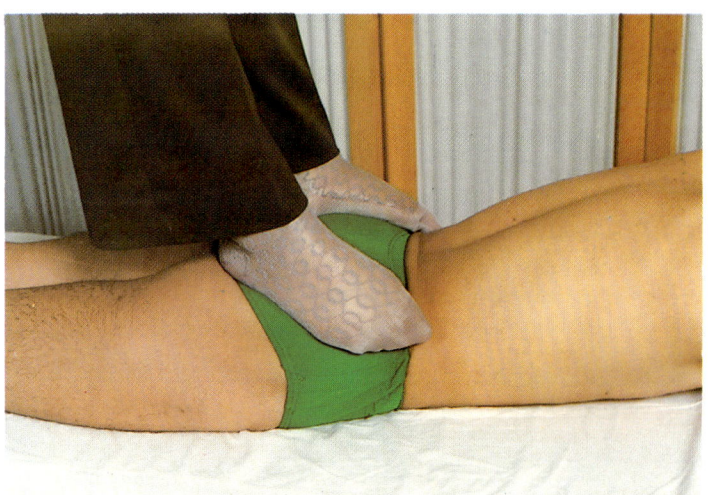

Bild 2-116

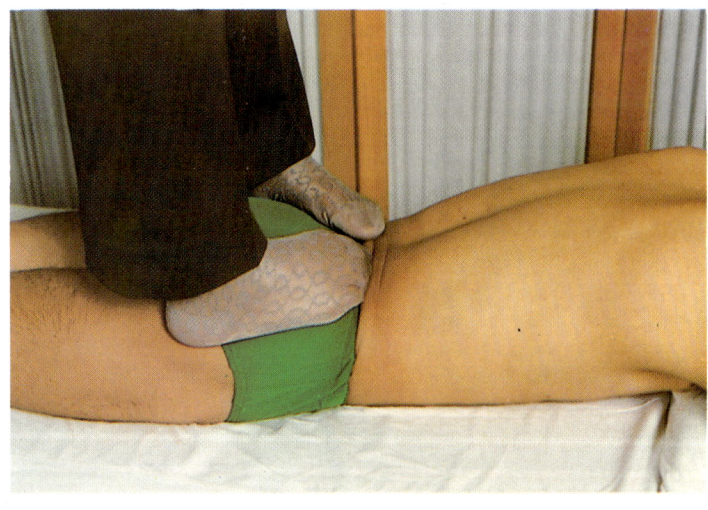

Zusammenpressen auf dem Rücken des Patienten. (Bild 2-117)

Bild 2-117

Der Patient liegt auf der Seite.
Der Arzt hat einen Fuß auf dem
Gesäß des Patienten, der andere
bewegt sich seitlich entlang des
Beins des Patienten. (Bild 2-118)

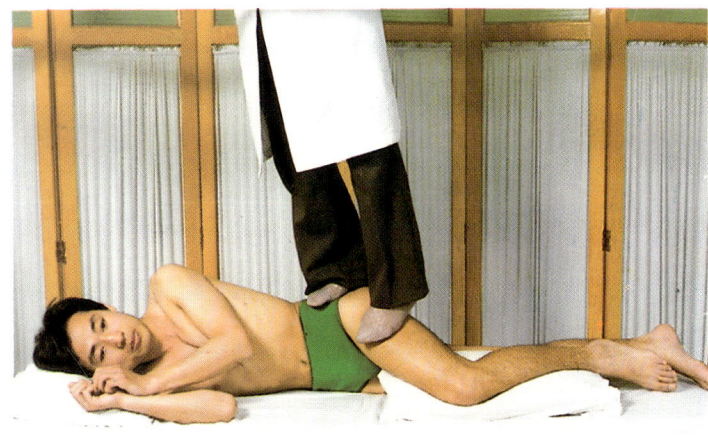

Bild 2-118

Der Arzt steht auf dem Bett. Mit
der Zehspitze oder der Ferse preßt
er den Huantiao-Punkt. (Bild
2-119)

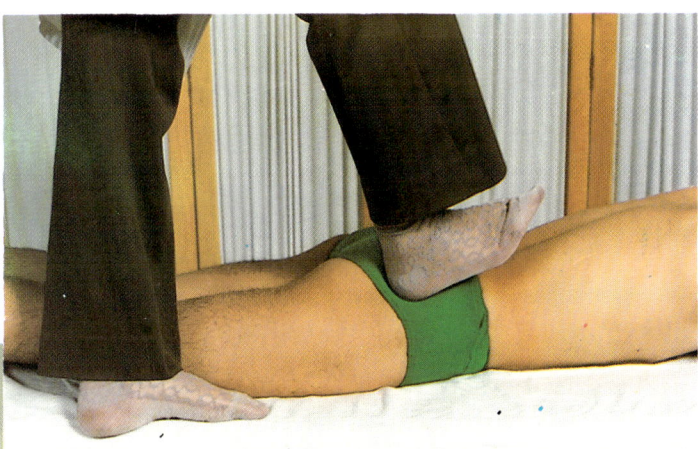

Bild 2-119

t) Behandlung der oberen thorakalen Wirbel

Diese Behandlung wird in vier Techniken unterteilt
und besteht u.a. aus Stoßen, Heben, Pressen, Tragen
und Werfen. Die Bewegungen werden zur Behandlung
von Fehlstellung der apophysealen Gelenke der thorakalen Wirbel und spinaler Entzündung der thorakalen
Wirbel eingesetzt sowie bei Verletzungen der supraspi-
nalen Bänder. Die Behandlung ist sehr wirksam für die
Adjustierung der Subluxation der apophysealen Gelenke
der thorakalen Wirbel sowie für die Reduzierung von
Entzündungen. Die Bewegungen sollten harmonisch ausgeführt und die Kraftanwendung sollte im rechten Maß
eingesetzt werden. Keine übermäßige Kraftanwendung!

Behandlung I

Position: Der Patient sitzt. Der Arzt steht mit leicht
durchgedrückten Knien hinter ihm.

Der Arzt führt die Arme unter den Achselhöhlen des
Patienten durch und verschränkt die Hände auf dem
Nacken des Patienten. (Bild 2-120)

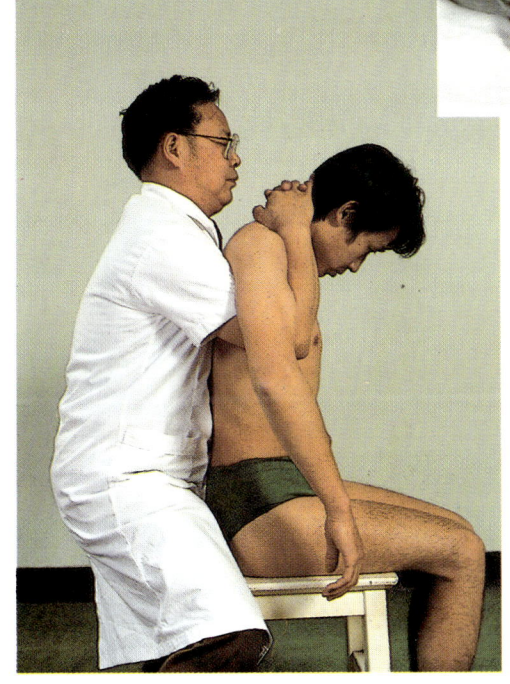

Bild 2-120

Der Arzt zieht und hebt die Schultern des Patienten, um dessen Brust herauszudrücken. Dann zieht er die Schultern des Patienten rückwärts, bis im Rücken ein Klickgeräusch zu vernehmen ist. (Bild 2-121)

Behandlung II

Position: Sitzend. Der Arzt steht hinter dem Patienten, sein Knie drückt gegen den betroffenen Wirbelsäulenbereich, derweil er den Patienten bei den Schultern gepackt hält.

Während der Arzt die Schultern des Patienten fest nach hinten zieht, stößt und preßt er den betroffenen Bereich mit dem Knie. (Bild 2-122)

Behandlung III

Position: Sitzend. Der Rumpf des Patienten ist nach hinten gestreckt. Der Arzt steht hinter dem Patienten. Mit einer Hand hält er die Schulter des Patienten, mit der Handwurzel der anderen preßt er den betroffenen Bereich.

Während der Arzt den Patienten nach hinten zieht, stößt und preßt er den betroffenen Bereich abrupt mit der Handwurzel. (Bild 2-123)

Behandlung IV

Position: Der Patient liegt auf dem Bauch. Der Arzt steht neben dem Bett.

Der Arzt legt seine Hände kreuzweise hintereinander, wobei die Handwurzeln auf dem betroffenen Bereich ruhen und dann kräftig nach unten drücken. (Bild 2-124)

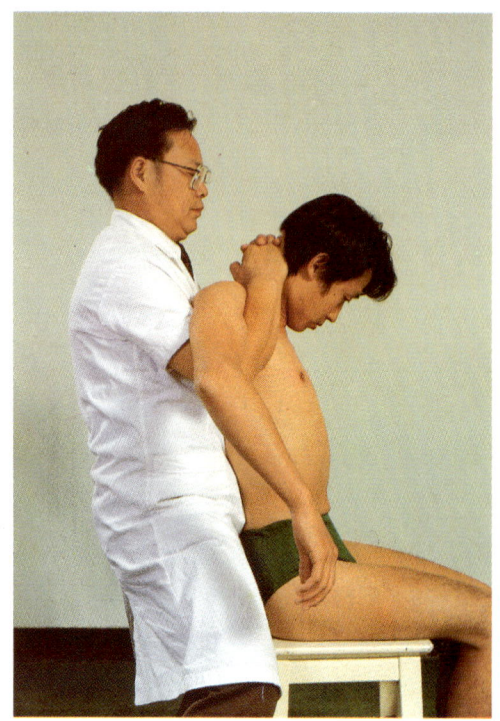

Bild 2-121

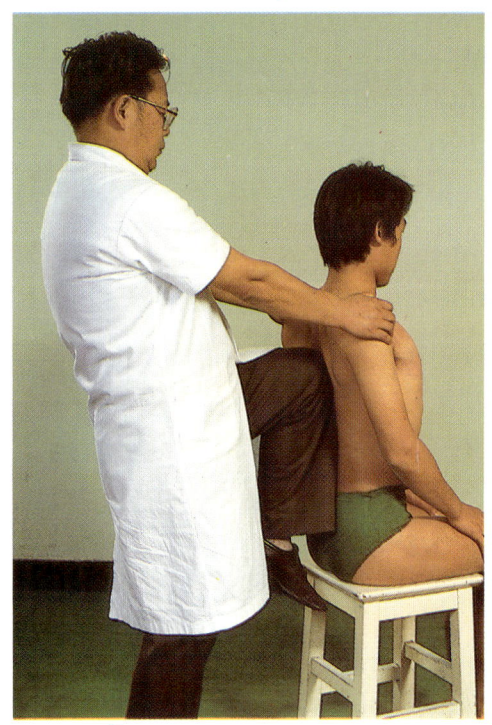

Bild 2-122

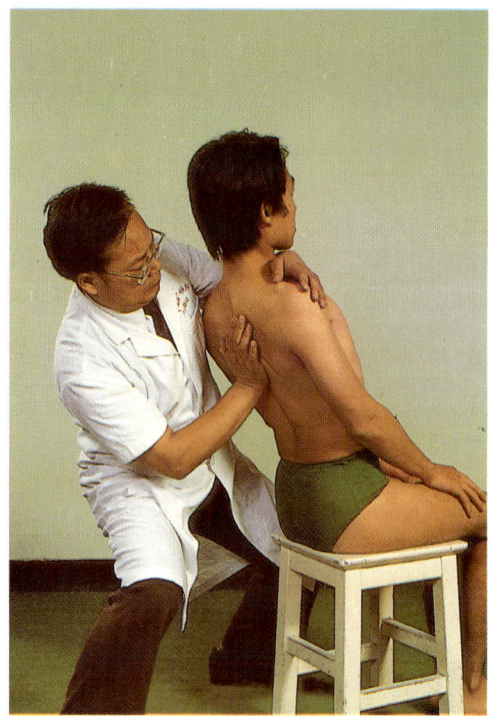

Bild 2-123

Anhang

a) Behandlung bei Fehlstellung des Schambeins

Das Problem einer Fehllagerung des Schambeins tritt häufig im Endstadium der Schwangerschaft und bei der Niederkunft auf. Einigen Fällen liegt ein Trauma zugrunde. Die Patientinnen verspüren häufig Schmerzen an der Schambeinfuge, Einschränkung bei der Hüftgelenk-Abduktion, Schwierigkeiten beim Anheben der Beine sowie Schwäche in den Beinen. Im Röntgenbild zeigt sich eine merkliche Verbreiterung der Schambeinfuge. In Fällen mit einer längeren Krankheitsgeschichte kann sich eine verkomplizierende Knorpelentzündung einstellen.

Massagebehandlung, die Zwikken und Drücken einsetzt, kann das Auseinanderklaffen der Schambeinfuge heilen und zwar gleich, ob sie jüngeren oder älteren Datums ist. Sie reduziert ferner die Entzündung. Den Leib einer Schwangeren darf der Arzt nicht pressen. Die Aktion muß sanft und genau ausgeführt werden.

Position: Die Patientin sitzt auf dem Bett. Ihr Oberkörper ist leicht gestreckt. Ihre rechte Hand liegt auf dem Schambein. Assistent A steht hinter der Patientin, die er bei den Schultern packt und zur Verhinderung von Hyperextension etwas nach hinten hält. Assistent B steht vor der Patientin und packt ihre Fußgelenke. Der Arzt sitzt auf der linken Seite der Patientin. Seine rechte Hüfte steht in festem Kontakt mit der linken Hüfte der Patientin. Mit der rechten Hand umgreift er die andere Hüfte der Patientin. Mit der linken Hand hält er das linke Handgelenk der Patientin. (Bild 2-125)

Assistent B fordert die Patientin zur Hüftgelenk-Abduktion auf, sowie dazu Beine und Hüftbereich anzuwinkeln. Die Ferse der Patientin wird so nah wie möglich an die Hüfte gezogen. (Bild 2-126)

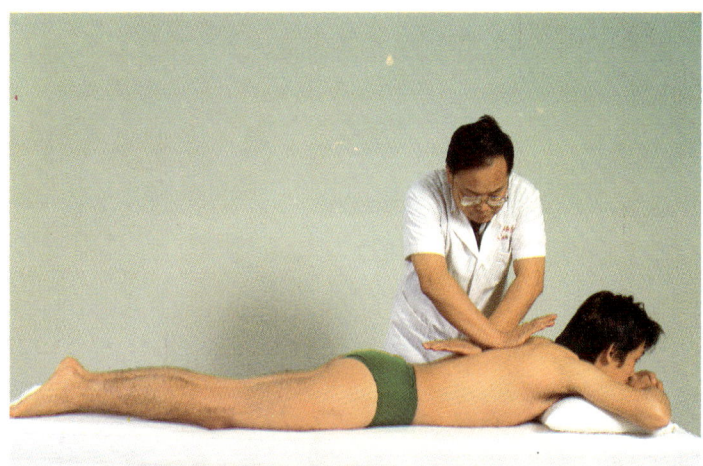

Bild 2-124

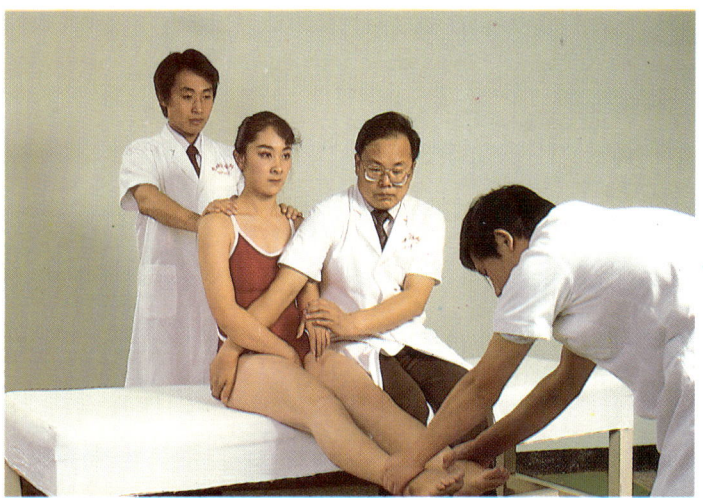

Bild 2-125

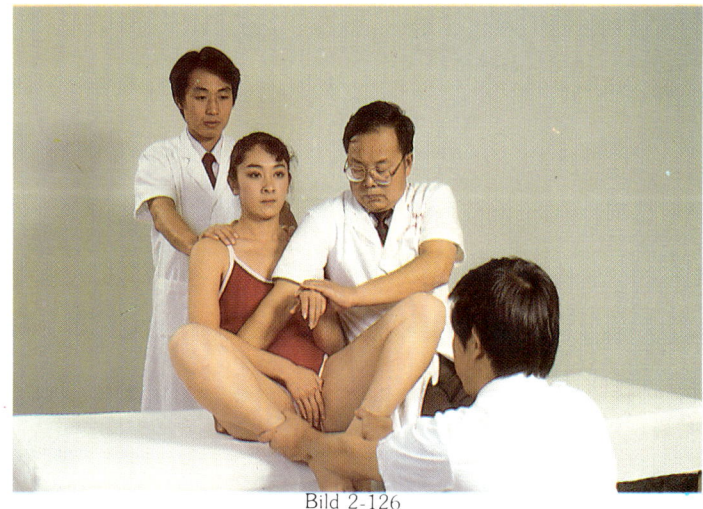

Bild 2-126

Der Arzt und seine Assistenten handeln gleichzeitig: Der Arzt hält mit der rechten Hand das Becken der Patientin ganz fest, mit der anderen klopft er den Rücken der auf dem Schambein liegenden Hand der Patientin. Assistent B zieht die Beine der Patientin nach unten und gerade. Assistent A schiebt die Schulter der Patientin nach vorn. (Bild 2-127) Diese Bewegung kann 2-3 Mal wiederholt werden.

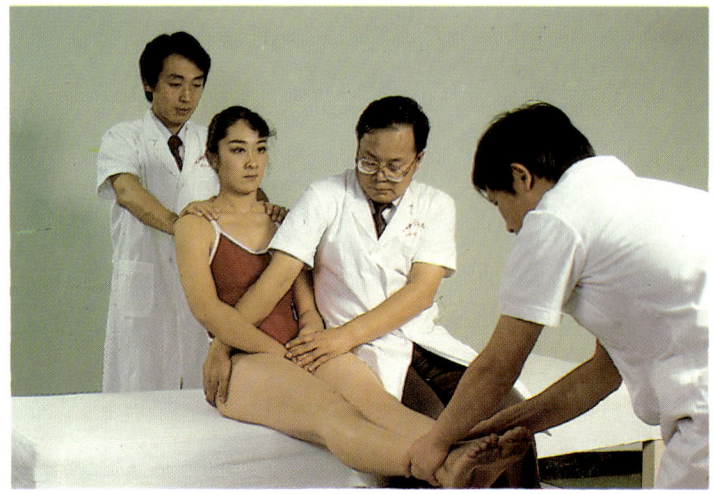

Bild 2-127

b) Behandlung von Traumen im sakrokokzygealen Bereich

Die Behandlung ist wirksam bei Traumen im sakrokokzygealen Bereich mit Schwierigkeiten beim Sitzen, Hinlegen und Gehen sowie bei Frakturen des Steißbeins.

Position: Der Patient liegt auf dem Bauch. Unter dem Becken befindet sich ein Kissen. Der Arzt steht neben dem Bett.

Der Arzt knetet mit beiden Daumen den sakrokokzygealen Bereich innerhalb der Toleranzgrenze des Patienten. (Bild 2-128)

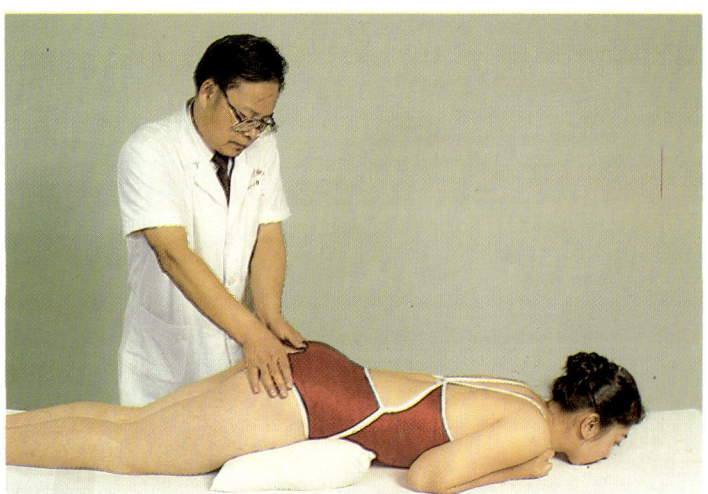

Bild 2-128

Der Assistent hält den Patienten unter Zug bei den Fußgelenken. Der Arzt hebt die Beine des Patienten mit einer Hand an und schaukelt die Beine einige Male, derweil die Handwurzel der anderen Hand auf dem sakrokokzygealen Bereich des Patienten liegt. (Bild 2-129)

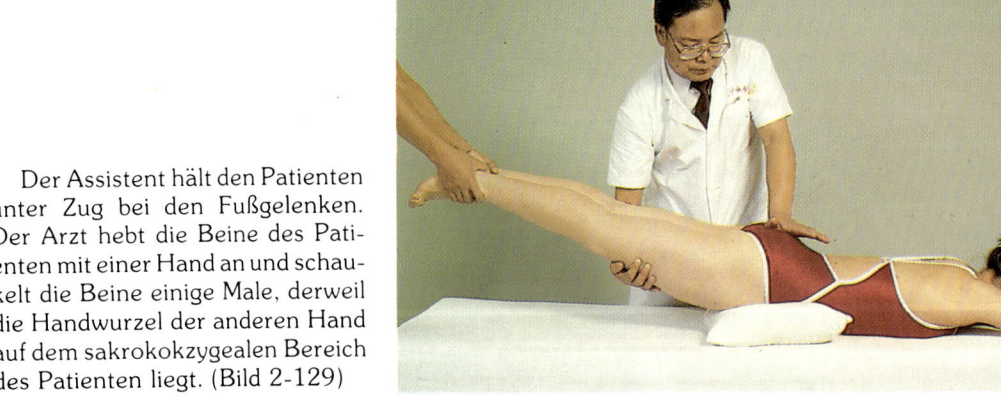

Bild 2-129

Strecken der unteren Gliedmaßen. Der Assistent zieht an den
Unterschenkeln des Patienten: gerade ausgestreckt. Gleichzeitig
knetet und preßt der Arzt mit der
Handwurzel den sakrokokzygealen
Bereich. Diese Aktion kann 2-3
Mal wiederholt werden. (Bild
2-130)

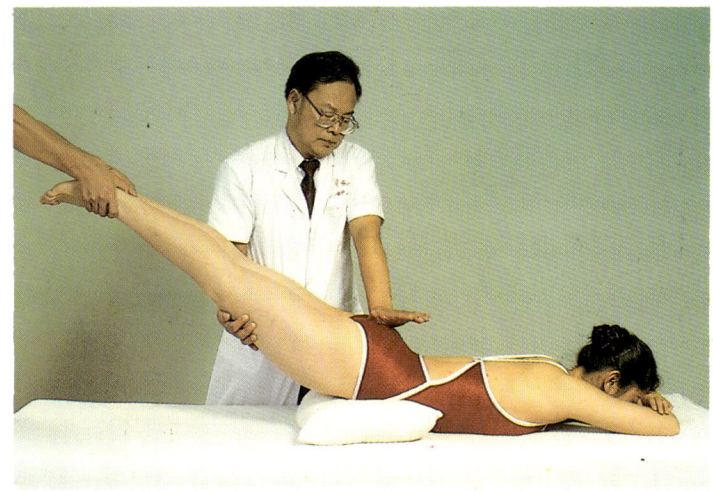

Bild 2-130

Der Patient liegt auf dem Rükken. Der Assistent hält die Fußgelenke des Patienten umfaßt. Der
Arzt steht neben dem Bett. Mit der
einen Hand preßt er das Knie des
Patienten, mit der anderen den
sakrokokzygealen Bereich. Die
Hände üben Druck in entgegengesetzter Richtung aus. Der Arzt
wendet große Kraft an. (Bild 2-131)

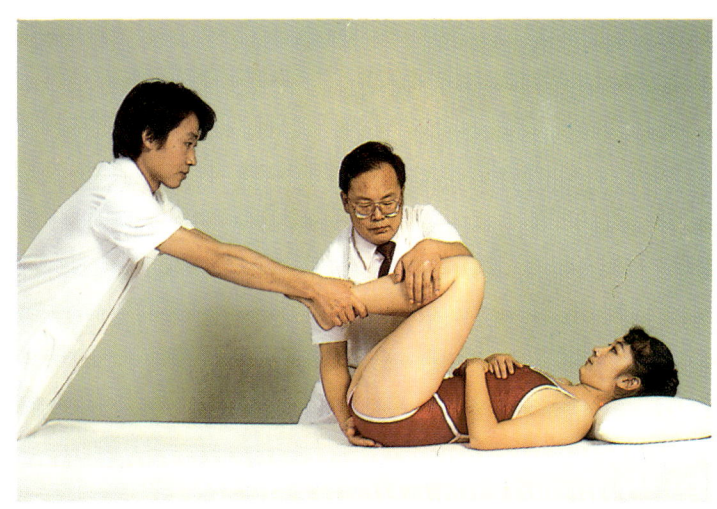

Bild 2-131

Der Assistent zieht die Unterschenkel kräftig gerade. Dabei wird
das Gesäß, das auf der Hand des
Arztes ruht, etwas angehoben.
Der sakrokokzygeale Bereich wird
leicht gestoßen. Damit endet die
Behandlung. (Bild 2-132)

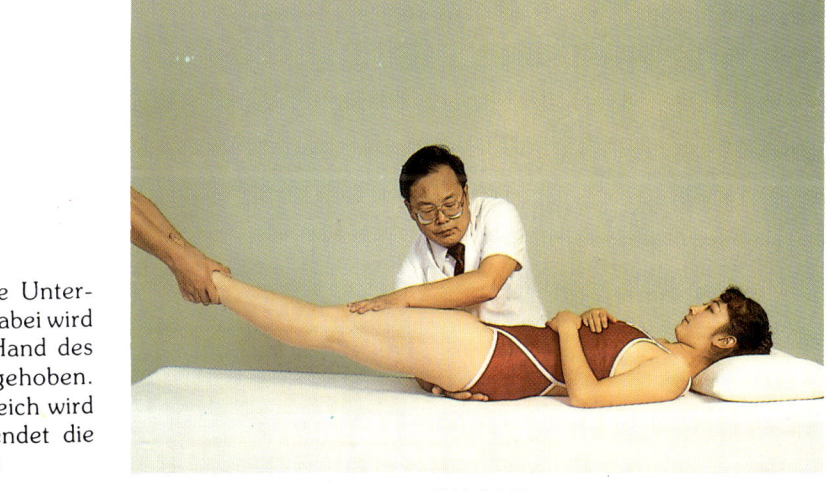

Bild 2-132

5. Schulterbereich

Der Schulterbereich setzt sich aus folgenden Gelenken und gelenkartigen Verbindungen zusammen: Schlüsselbein, Oberarmkopf, Brustbein und Schulterblatt. Im Vergleich zu anderen Körperteilen hat der Schulterbereich den weitesten Bewegungsradius und ist deshalb für Verletzungen sehr anfällig. Verletzungen, die auf Überdehnung und intraartikulären Fehllagerungen beruhen, sind recht häufig. Auch aseptische Entzündungen der periartikulären Weichteile, hervorgerufen durch in- oder externe Faktoren, treten auf. Die therapeutische Massage (TM) im Schulterbereich kann in zwei Gruppen unterteilt werden: allgemeine und lokal angewandte Methoden. Erstere werden hauptsächlich zur Schmerzlinderung eingesetzt, letztere, um intraartikuläre Fehlstellungen zu beheben sowie den normalen Bewegungsspielraum wiederherzustellen.

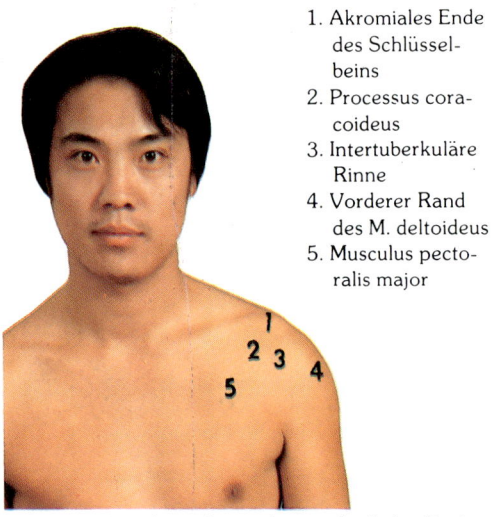

1. Akromiales Ende des Schlüsselbeins
2. Processus coracoideus
3. Intertuberkuläre Rinne
4. Vorderer Rand des M. deltoideus
5. Musculus pectoralis major

Bild 2-133: Häufig auftretende empfindliche Punkte im Schulterbereich

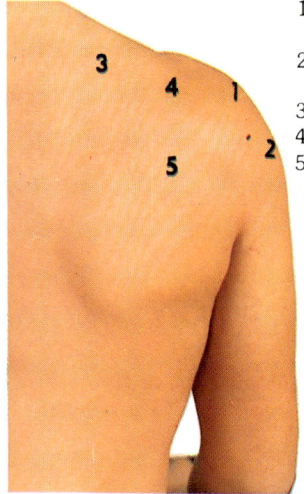

1. Subakromialer Bereich
2. Hinterer Rand des M. deltoideus
3. M. trapezius
4. M. supraspinatus
5. M. infraspinatus

Bild 2-134: Häufig auftretende empfindliche Punkte im Schulterbereich

(1) Die allgemeinen Methoden

(Bild 2-135 bis 2-142)

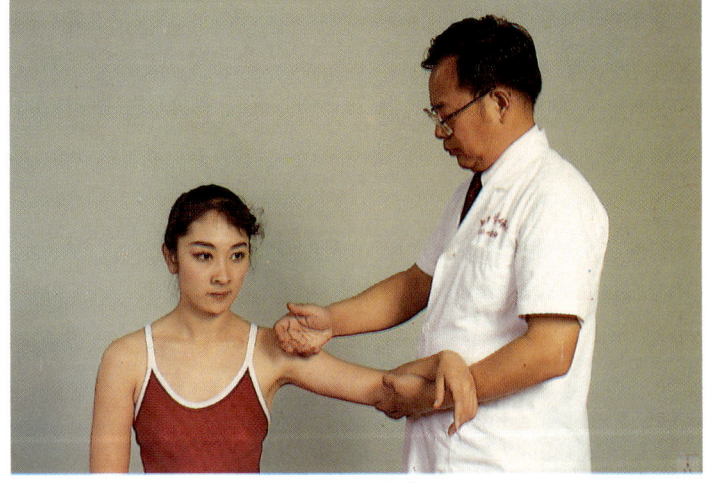

Bild 2-135: Rollen

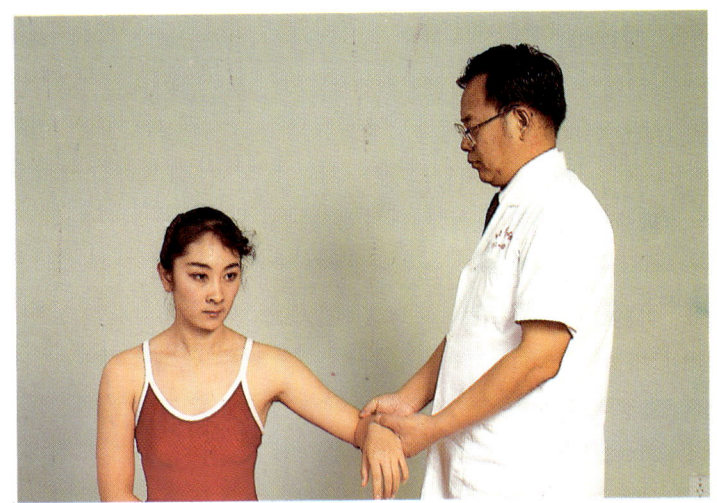

Bild 2-136: Beugen des Ellbogens und Schütteln der Schulter

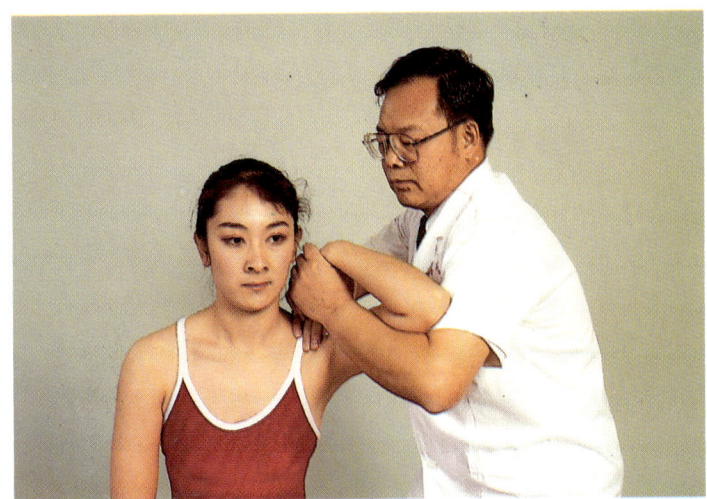

Bild 2-137: Beugen des Ellbogens und Schütteln der Schulter

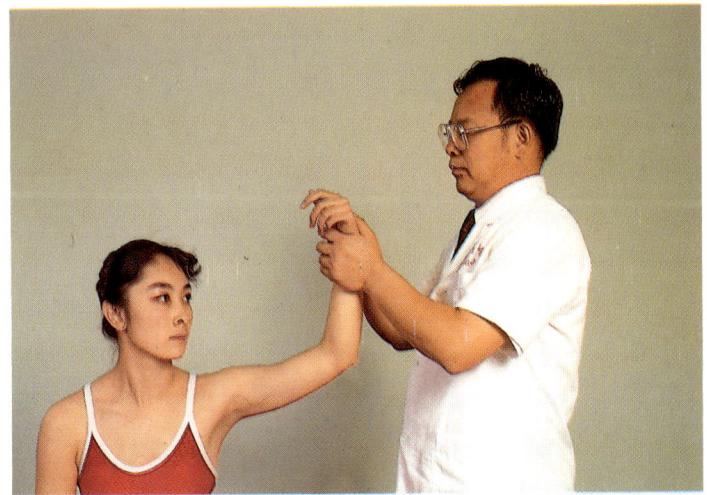

Bild 2-138: Heben und Ziehen der Schulter

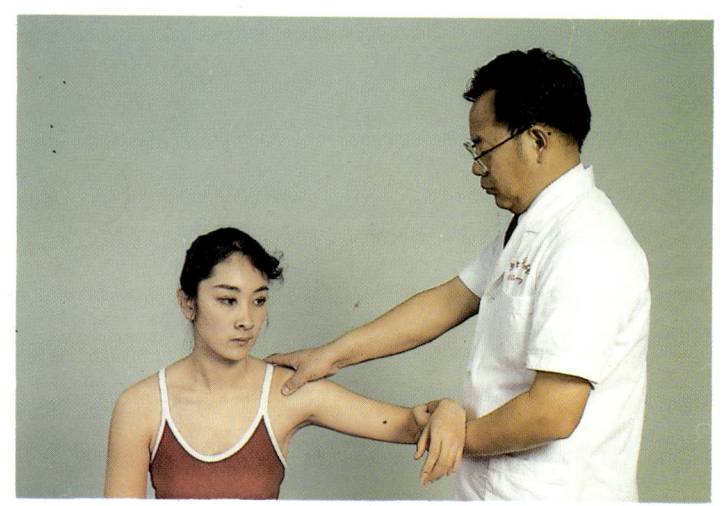

Bild 2-139: Kneten

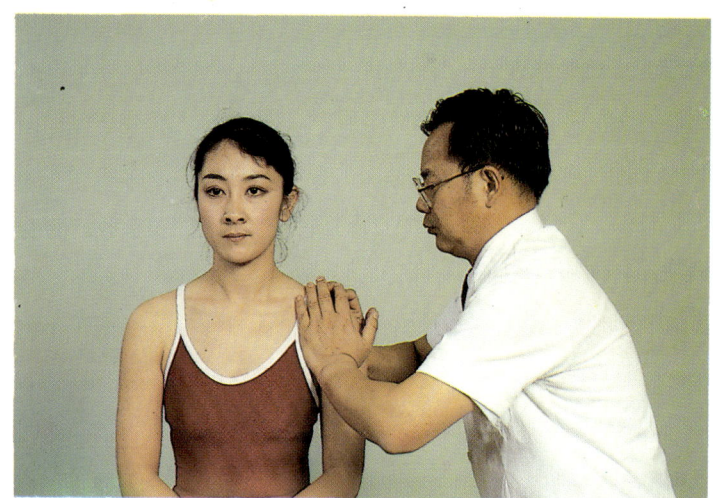

Bild 2-140: Zwicken

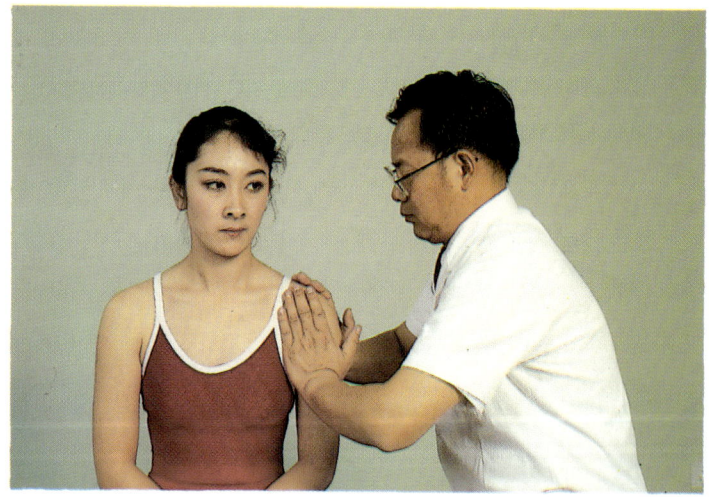

Bild 2-141: Auf- und abwärtiges Glätten

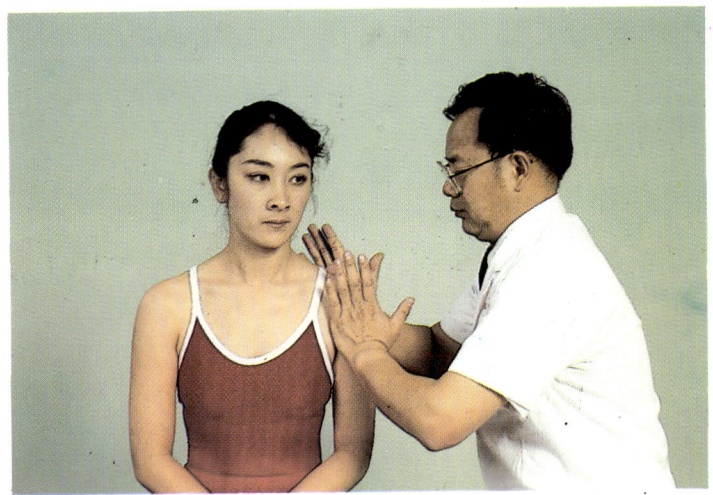

Bild 2-142: Verteilen

(2) Die lokal ange-
wandten Methoden

a) Der vordere Schulterteil

Lokal angewandte Methoden,
zu denen unter anderem Schütteln, Ziehen, Kneten, Pressen und
Schaukeln gehören, werden vor allem zur Behandlung von Verletzungen der Weichteile des vorderen Schulterbereichs eingesetzt.

Position: Der Patient sitzt. Der
Arzt steht auf der betroffenen Seite
des Patienten.

Mit einer Hand am Handgelenk
des Patienten, läßt der Arzt den
Arm ziehend mehrmals kreisen
und knetet mit dem Mittelfinger
den betroffenen Bereich. (Bild
2-143)

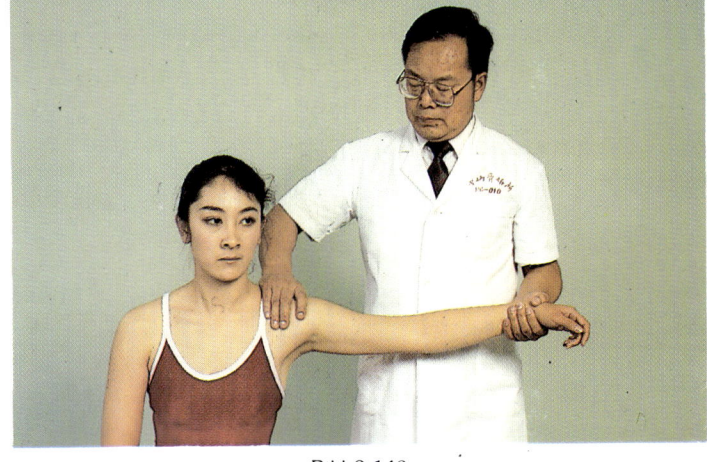

Bild 2-143

Der Arzt hebt und zieht die
Schulter des Patienten. Dabei hat
er eine Hand unter der Achselhöhle des Patienten, derweil die andere
das Handgelenk nach unten zieht.
(Bild 2-144)

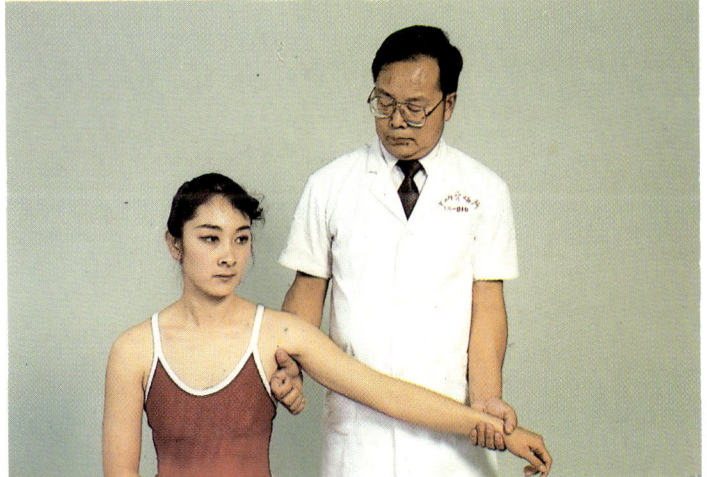

Bild 2-144

Der Arzt beugt den Ellbogen des Patienten. Dabei hebt er die Hand des Patienten auf die Höhe der rechten Achselhöhle, derweil er die verletzte Schulter mit dem Daumen der freien Hand preßt. (Bild 2-145)

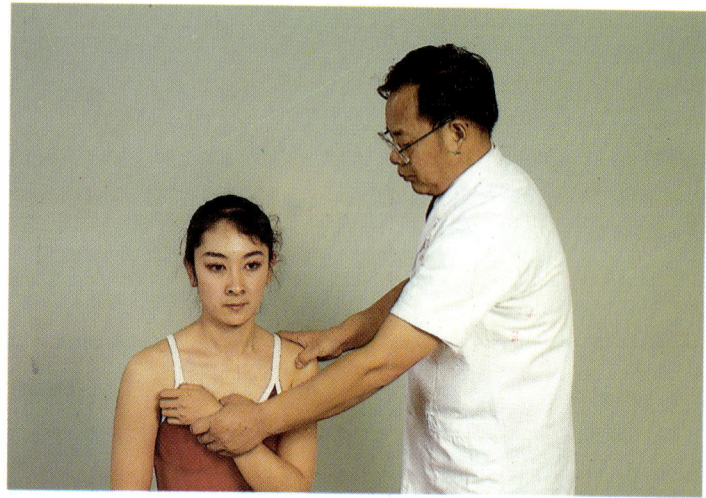

Bild 2-145

Der Unterarm des Patienten wird horizontal angehoben. Der Arm wird dann mehrmals nach rechts und links geschüttelt. (Bild 2-146)

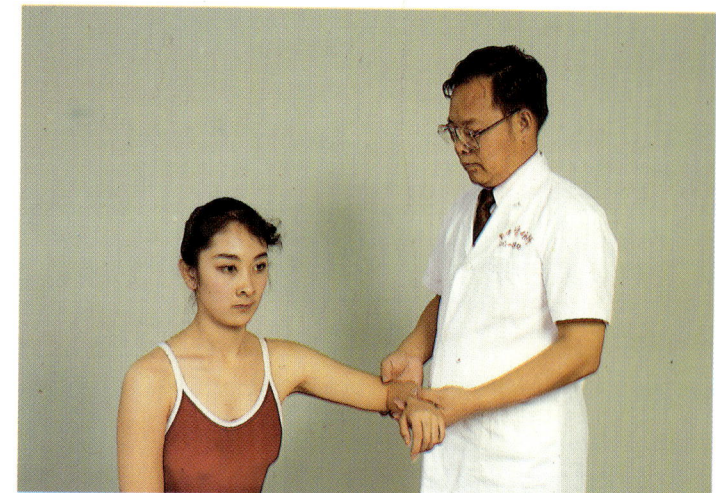

Bild 2-146

Den Arm hinlegen und den Oberarm nach hinten strecken. Der Arzt preßt den betroffenen Bereich mit dem Daumen. (Bild 2-147)

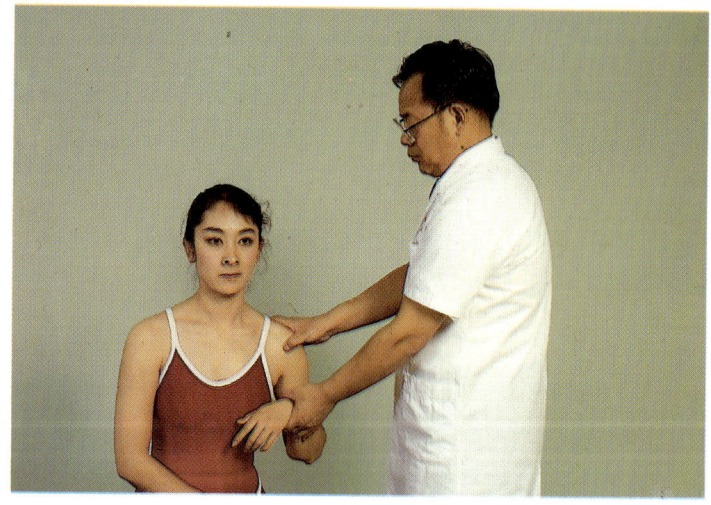

Bild 2-147

Der Arm des Patienten wird schräg nach oben gezogen, derweil der betroffene Bereich geknetet wird. (Bild 2-148)

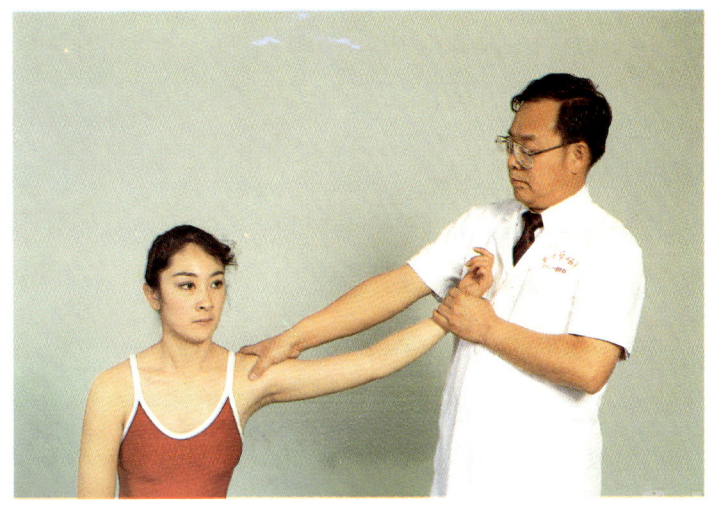

Bild 2-148

Der Arzt beugt den Ellbogen des Patienten soweit, daß seine Hand den Nacken umfängt. Dann knetet der Arzt den betroffenen Bereich mit dem Mittelfinger. (Bild 2-149)

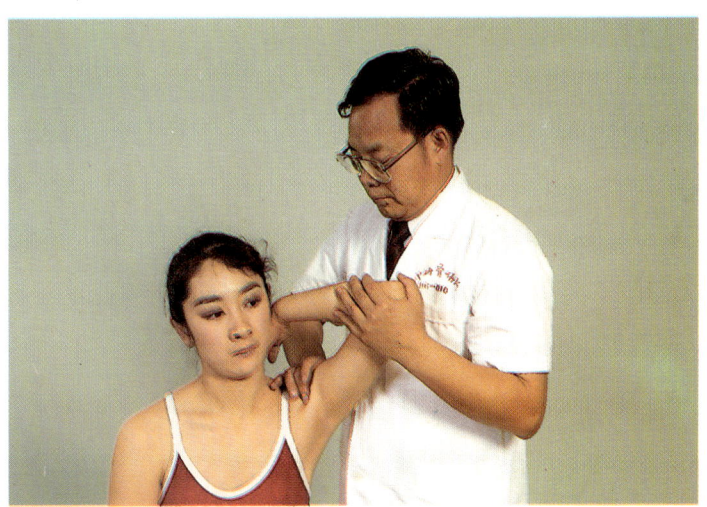

Bild 2-149

b) Die Schulterspitze

Diese Behandlung besteht aus Ziehen, Pressen und Kneten und ist vor allem angezeigt bei Verletzungen im oberen Schulterbereich, darunter Verletzungen des M. deltoideus und des M. supraspinatus, bei subakromialer Schleimbeutelentzündung, bei Verletzungen der Bänder zwischen Schulterblatt und Schlüsselbein sowie des Processus coracoideus und des Armbeins usw. Im Grunde genommen ist die Behandlung ganz ähnlich wie bei der vorderen Schulterpartie.

Position: Der Patient sitzt. Der Arzt steht auf der Seite des betroffenen Bereichs und hält das Handgelenk des Patienten in der einen Hand, während er mit der anderen die Schulter greift.

Der Arzt zieht den Arm an die Seite des Patienten und läßt ihn mehrmals kreisen. (Bild 2-150)

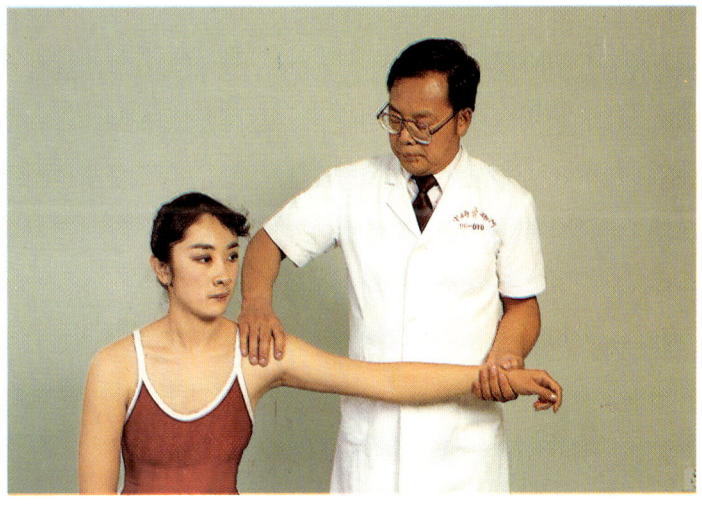

Bild 2-150

Der Arzt preßt den betroffenen Bereich mit der Handwurzel. (Bild 2-151)

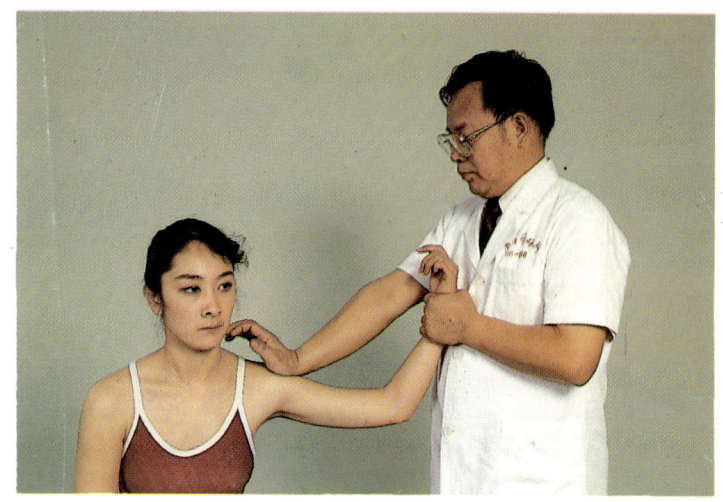

Bild 2-151

Der Arzt beugt den Ellbogen, hebt den Arm des Patienten hoch und knetet den betroffenen Bereich mit dem Daumen. (Bild 2-152)

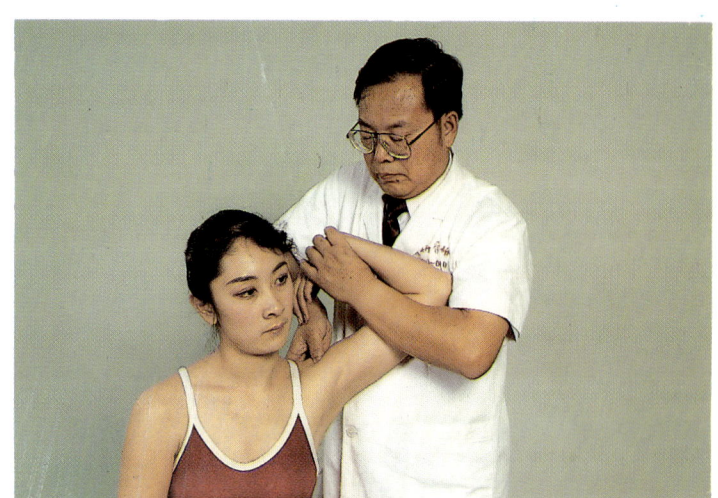

Bild 2-152

Der Arzt zieht den Arm des Patienten gerade und knetet den betroffenen Bereich mit dem Daumen. (Bild 2-153)

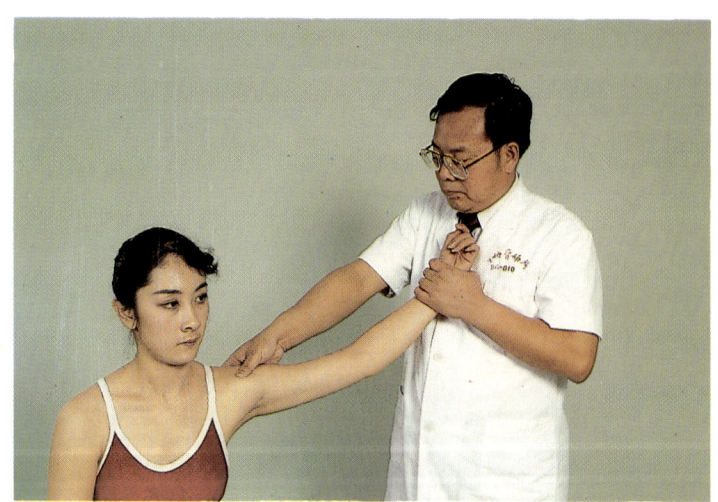

Bild 2-153

c) Die hintere Schulterpartie

Diese Behandlung besteht aus Ziehen, Kneten und Pressen und wird hauptsächlich bei Verletzungen im hinteren Schulterbereich eingesetzt, wie Sehnenentzündung des M. triceps, Verletzungen der hinteren Partie des M. deltoideus usw. Die Behandlung gleicht im wesentlichen der der vorderen Schulterpartie.

Position: Der Patient sitzt. Der Arzt hält das Handgelenk des Patienten und greift die Schulter mit dem Daumen, mit welchem er den betroffenen Bereich preßt.

Indem der Arzt den Arm gerade zur Seite zieht, knetet er den betroffenen Bereich. (Bild 2-154)

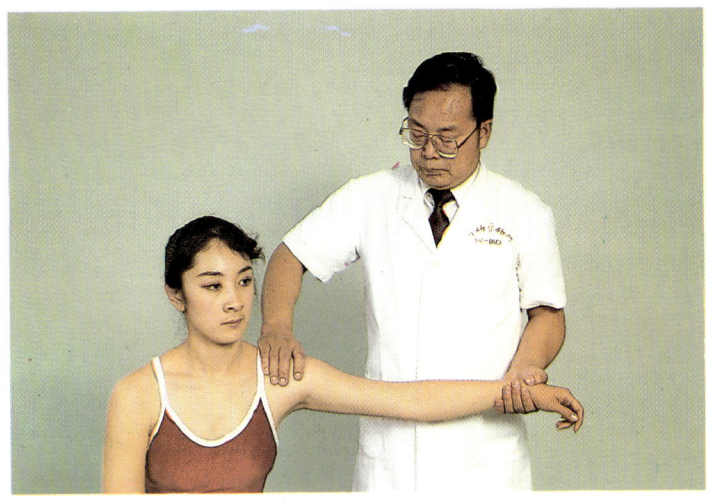

Bild 2-154

Der Patient winkelt den Arm an, hebt die Schulter und legt die Hand auf den unteren Teil des Hinterkopfes. Der Arzt preßt den betroffenen Bereich mit dem Daumen, derweil er mit der anderen Hand den Ellbogen des Patienten nach hinten zieht. (Bild 2-155)

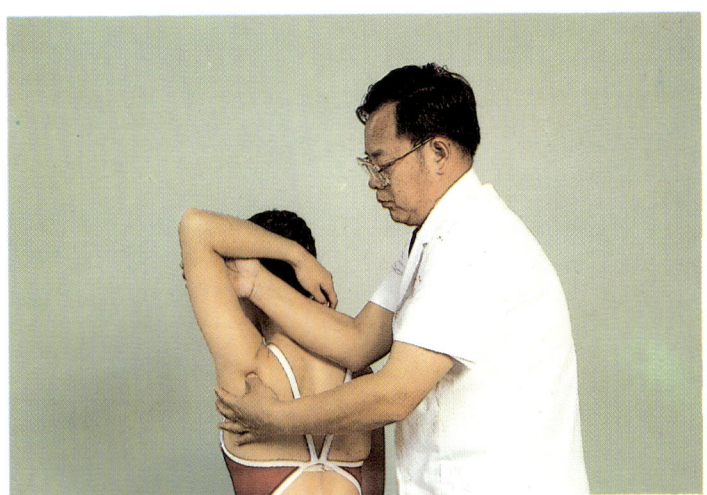

Bild 2-155

Der Arm des Patienten wird schräg nach oben gezogen, derweil knetet der Arzt den betroffenen Bereich mit dem Daumen. (Bild 2-156)

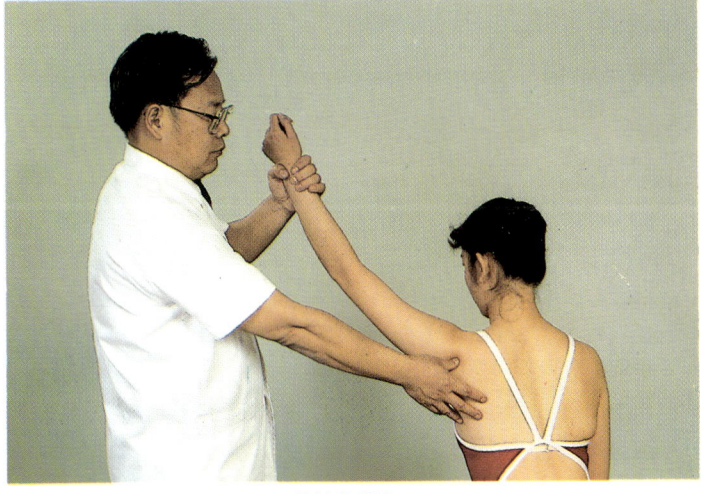

Bild 2-156

69

d) Der Schulterblattbereich

Diese Techniken, die aus ziehender, pressender und trennender Massage bestehen, werden vor allem bei Verletzung der Weichteile im Schulterblatt- und oberen Rükkenbereich angewandt. Sie entspannen die Muskulatur und bauen Schmerzen ab.

Position: Der Patient sitzt, derweil der Arzt auf der Seite des betroffenen Bereichs steht.

Der Arm des Patienten wird gerade zur Seite gezogen. Die Schulter wird mehrmals im Kreis bewegt. (Bild 2-157)

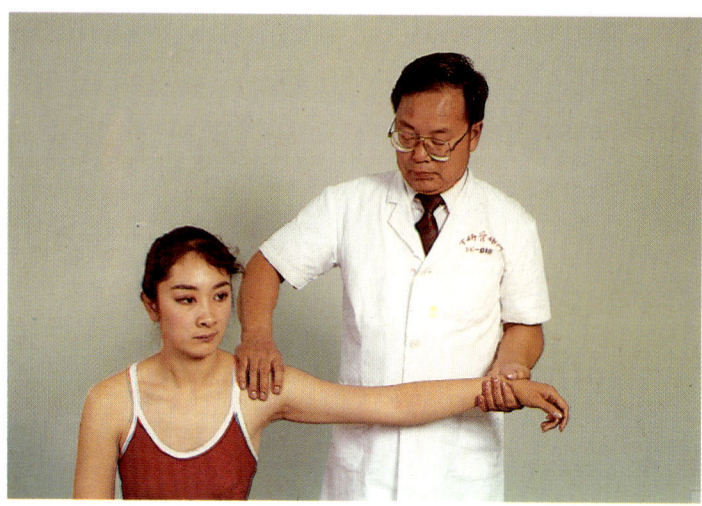

Bild 2-157

Der Arzt preßt das Knie in die Achsel des Patienten, um beim Ziehen und Heben größere Kraft auszuüben. Der Arm des Patienten wird nach und nach angehoben. (Bild 2-158)

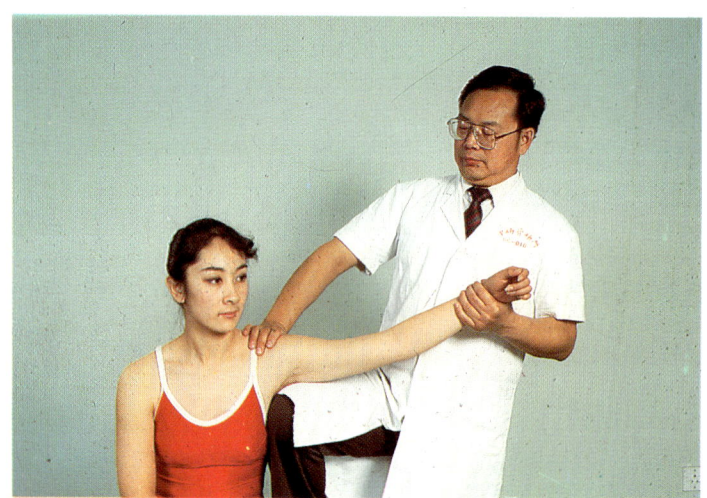

Bild 2-158

In Fortsetzung der vorigen Bewegung wird der Unterarm des Patienten vor den Brustkorb gelegt. Die Hand wird auf Höhe der gesunden Schulter angehoben. (Bild 2-159)

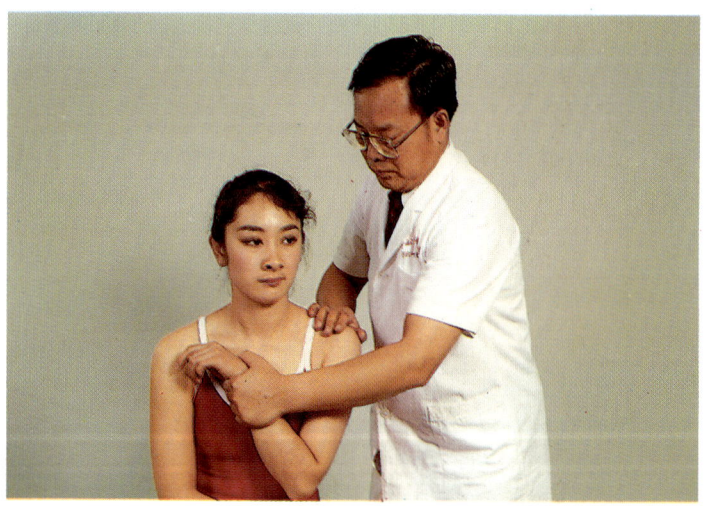

Bild 2-159

70

Als Fortsetzung beider vorausgegangenen Bewegungen wird der Arm des Patienten nach hinten gepreßt. Der Arzt übt mit der Handkante Druck auf den Rand des Schulterblatts aus. (Bild 2-160)

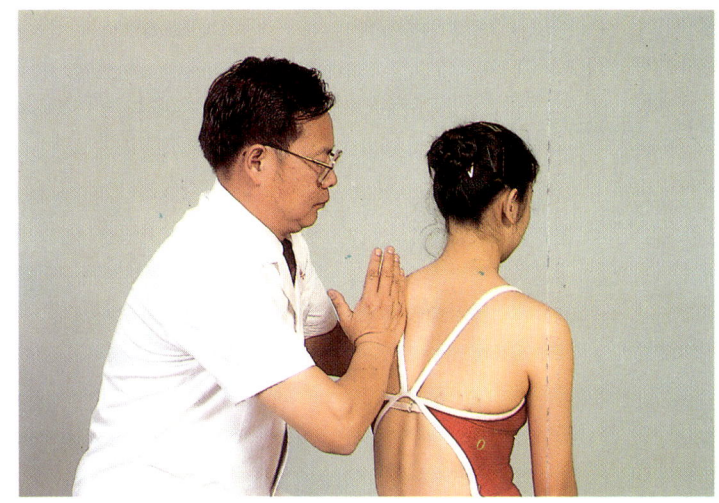

Bild 2-160

Der Arm des Patienten wird gerade nach oben gezogen. Der Arzt massiert die Schulter mit dem Handbereich zwischen Daumen und Zeigefinger. (Bild 2-161)

Der angewinkelte Arm des Patienten wird hinter dessen Kopf plaziert. Mit der Handwurzel massiert der Arzt den Rand des Schulterblatts. (Bild 2-162)

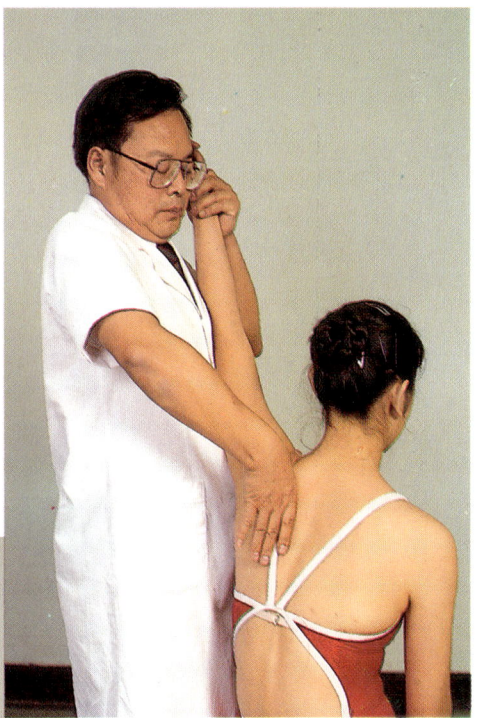

Bild 2-161

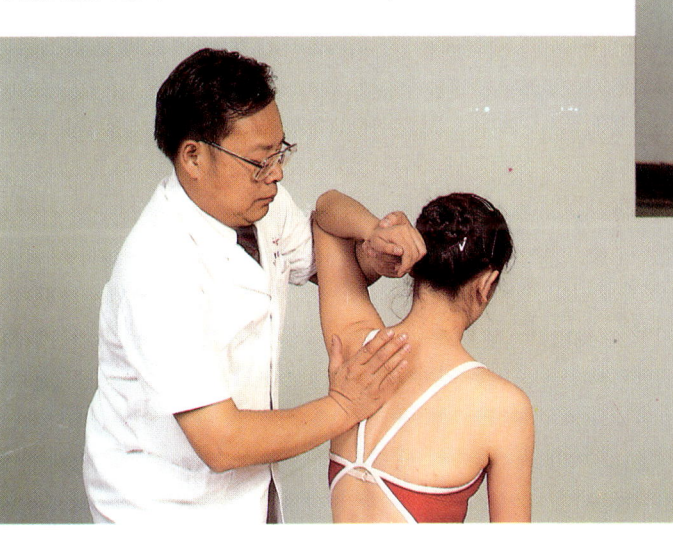

Bild 2-162

e) Therapie bei Periarthritis der Schulter

Diese Serie von Methoden ist bestimmt zur Behandlung von Adhäsionen und Entzündungen und zur Wiederherstellung der Funktionsfähigkeit der Gelenke. Die Bewegungen werden nacheinander durchgeführt innerhalb der Toleranzgrenze des Patienten.

Position: Der Patient sitzt. Der Arzt steht auf der Seite des betroffenen Bereichs.

Der Arzt steht seitlich hinter dem Patienten. Er hält dessen Schulter und Handgelenk. Dabei beschreibt er eine schaukelnde Bewegung. (Bild 2-163)

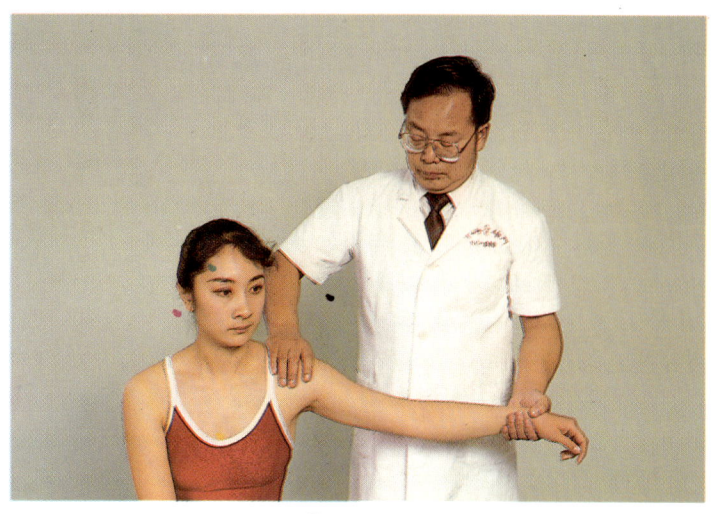

Bild 2-163

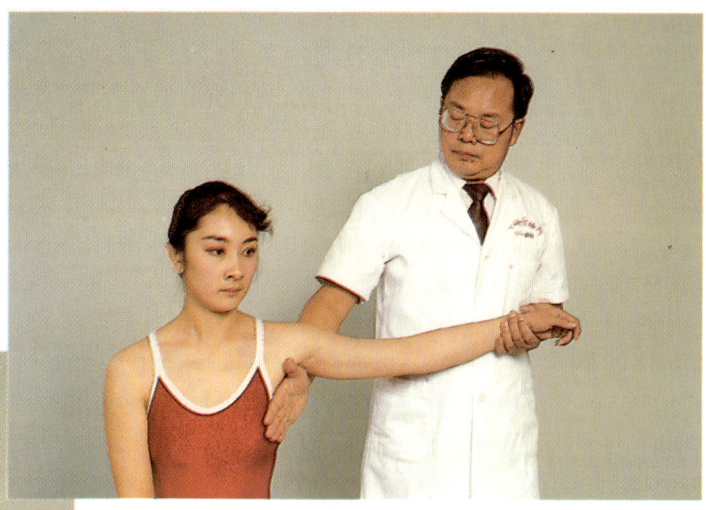

Bild 2-164

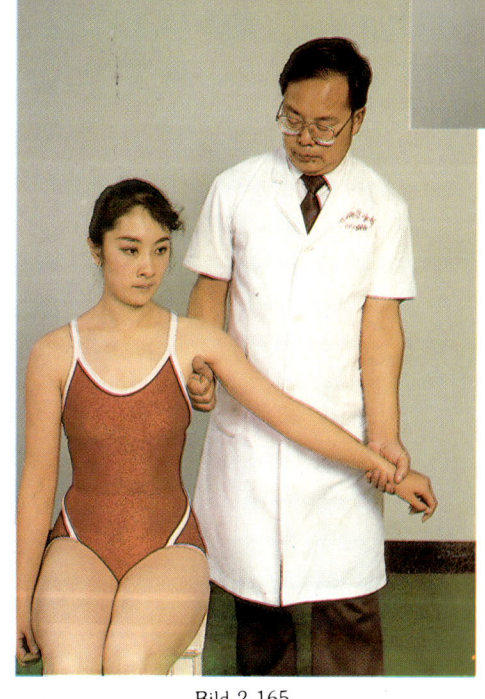

Bild 2-165

In Fortsetzung der vorigen Bewegung verlagert der Arzt die Hand an die Achselhöhle des Patienten, um das Ziehen zu steigern. (Bild 2-164)

Der Arm des Patienten wird gesenkt und gezogen. (Bild 2-165)

Der Arm des Patienten wird in eine Lage gezogen, bei der die Hand die gegenüberliegende Schulter erreicht. Der Arzt knetet die betroffene Schulter. (Bild 2-166)

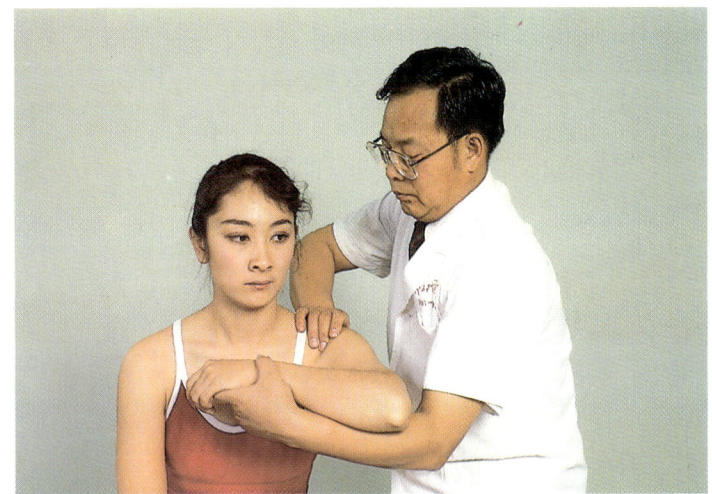

Bild 2-166

In Fortsetzung der vorigen Bewegung wird der betroffene Arm hochgehoben. Die Hand des Patienten greift soweit wie möglich an das gegenüberliegende Ohr. (Bild 2-167)

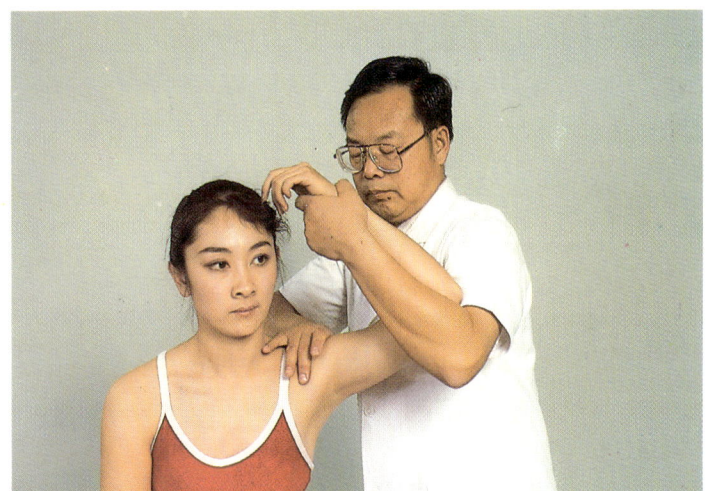

Bild 2-167

Die Hand des Patienten wird an den Hinterkopf gelegt. Die Bewegung ahmt den Vorgang des Haarekämmens nach. (Bild 2-168)

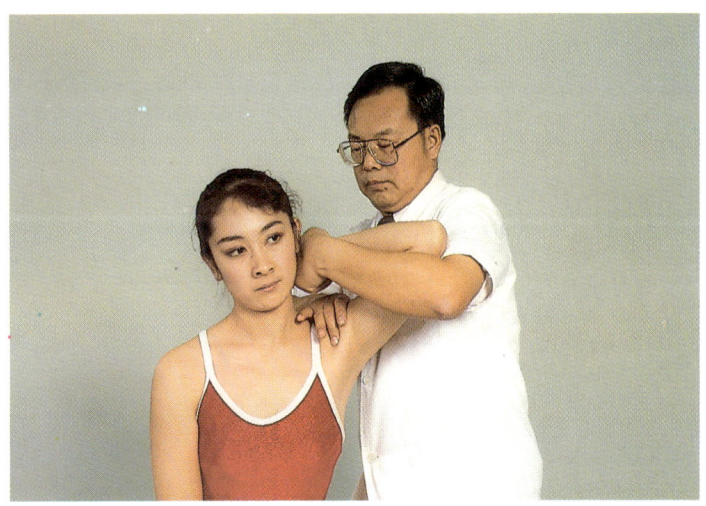

Bild 2-168

Der Arm des Patienten wird gestreckt. Mit dem Daumen massiert
der Arzt den betroffenen Bereich.
(Bild 2-169)

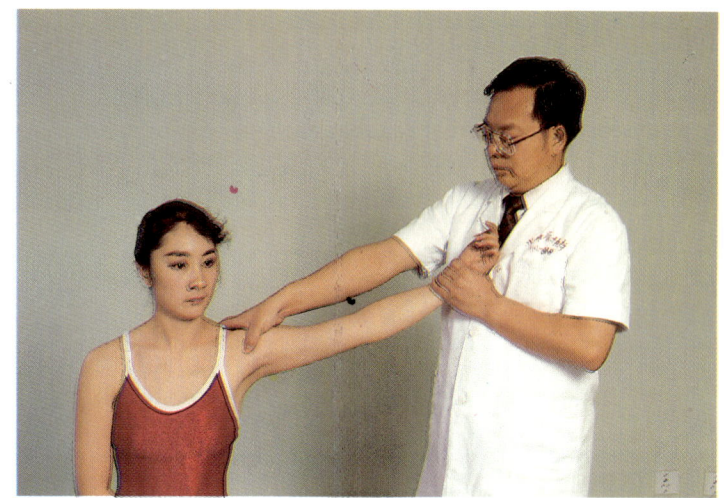

Bild 2-169

Der Arzt steht seitlich vor dem
Patienten. Mit der einen Hand hält
er die Schulter des Patienten, mit
der anderen dessen Handgelenk.
Mit der unteren Hand stößt der
Arzt den Arm des Patienten mehr-
mals nach oben, soweit es geht.
(Bild 2-170)

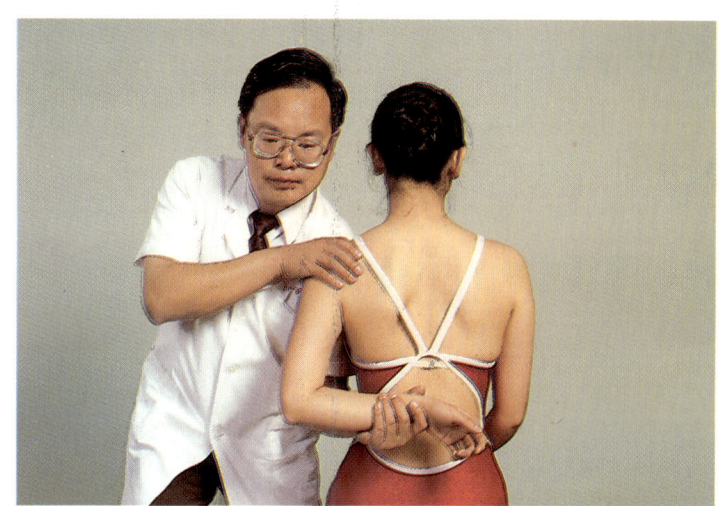

Bild 2-170

Der Assistent hält die Hand des
Patienten und behält den Arm horizontal unter Zug. Der Arzt glättet
und trennt mit einander zugekehr-
ten Handflächen die Muskeln auf
dem vorderen und hinteren Bereich des Oberarms des Patienten.
(Bild 2-171)

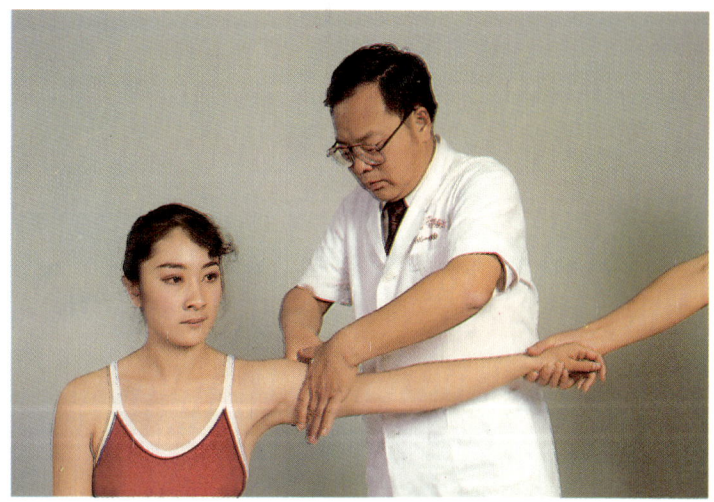

Bild 2-171

Dieselbe Bewegung wird auf dem oberen und unteren Bereich des Oberarms des Patienten durchgeführt. (Bild 2-172)

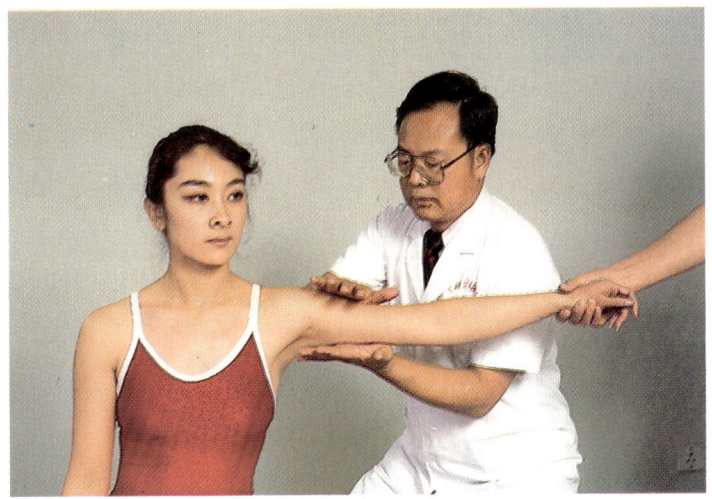

Bild 2-172

Der Arzt steht diagonal vor der betroffenen Seite. Mit der einen Hand hält er die Schulter des Patienten, mit der anderen hält er die vier Finger des betroffenen Arms. Er beugt den Ellbogen des Patienten und hebt dessen Schulter. (Bild 2-173)

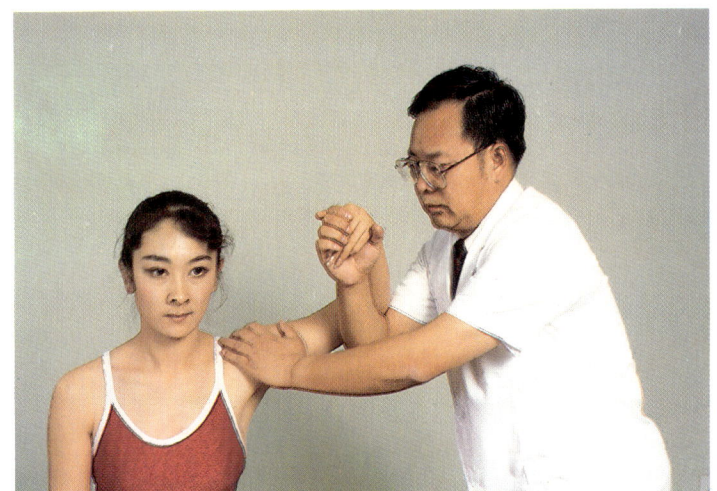

Bild 2-173

Der betroffene Arm wird dann kräftig schräg nach unten gezogen. (Bild 2-174)

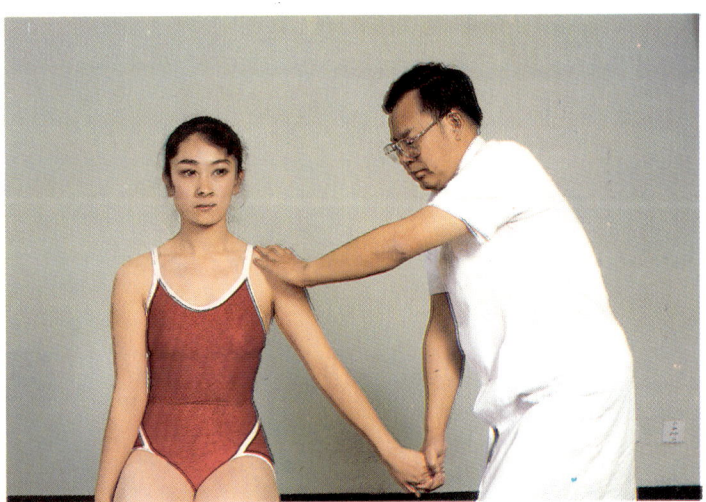

Bild 2-174

Der Arzt steht auf der betroffenen Seite und hält das Handgelenk
des Patienten mit beiden Händen.
Er zieht und schüttelt den Arm.
(Bild 2-175)

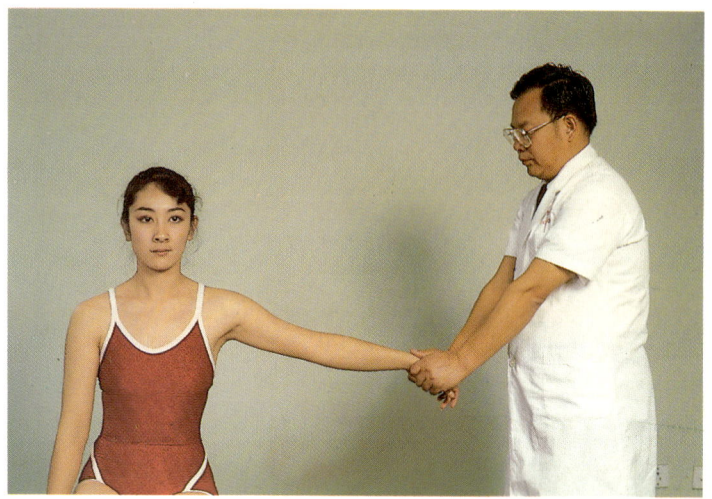

Bild 2-175

Der Arzt hält das Handgelenk
auf der betroffenen Seite des Patienten. Mit der anderen Hand macht
er die Methode des auf- und abwär-
tigen Glättens auf dem Arm des
Patienten durch. (Bild 2-176)

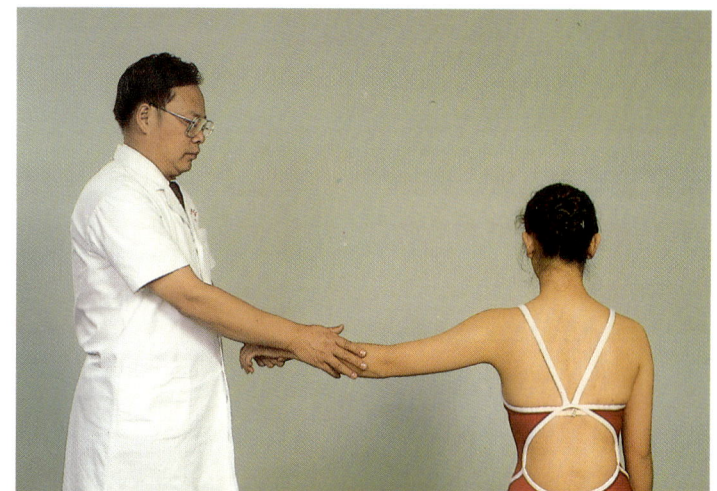

Bild 2-176

In Fortsetzung der vorigen Bewegung verwendet der Arzt die
Methode des Zusammendrückens
auf dem Arm, um danach die Muskeln auszubreiten, wodurch deren
Entspannung gefördert wird. (Bild
2-177)

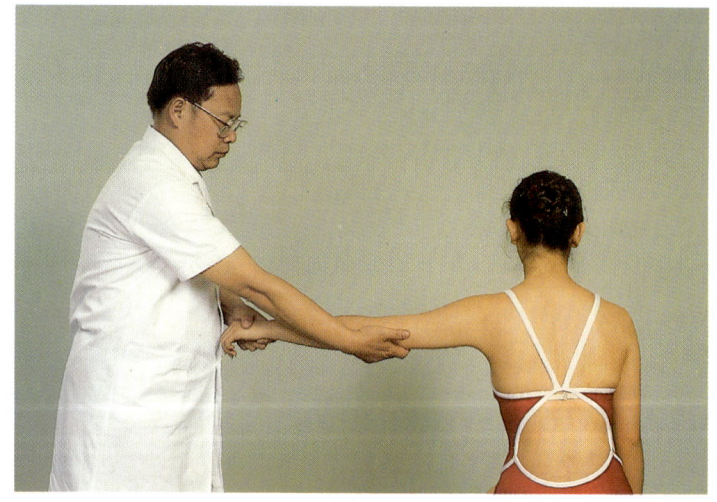

Bild 2-177

f) Therapie bei Subluxation der Bizepssehne

Plötzliches Strecken des Schultergelenks kann Subluxation der Bizepssehne verursachen. Die Folgen sind Schulterschmerzen und die Unfähigkeit, den Arm zu heben. Die Therapie setzt sich aus Ziehen und Kreisen zusammen sowie aus Bewegungen, die die Sehne zurück in die ursprüngliche Lage versetzen sollen.

Position: Der Patient sitzt aufrecht. Der Arzt steht mit leicht gebeugten Knien.

Der betroffene Arm wird auf etwa 30 Grad vom Körper weggezogen. Die Handfläche ist nach vorne gerichtet. Der Arm ist unter Zug, derweil der Arzt mit dem Daumen die Bizepssehne stößt. (Bild 2-178)

Unter Zug wird der Unterarm des Patienten um 30 Grad nach vorn innen geschoben. Der Arzt stößt die Bizepssehne mit dem Daumen. Die Sehne müßte dann in die intertuberkuläre Rinne zurückschlüpfen. (Bild 2-179)

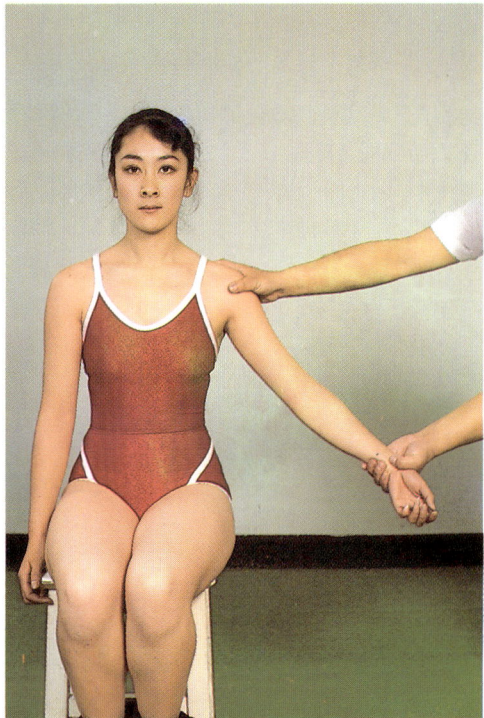 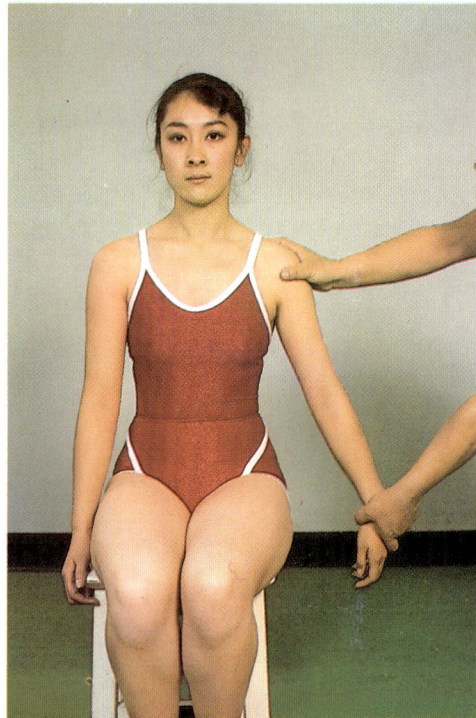

Bild 2-178   Bild 2-179

6. Ellbogenbereich

Die häufigsten Krankheitsbilder im Ellbogenbereich sind mediale und laterale Epikondylitis und Überdehnung. Die Therapie muß mit geringer Kraftanwendung durchgeführt werden, um eine Myositis ossificans zu vermeiden. Von starker Kraftanwendung sollte bei der Behandlung abgesehen werden, vor allem bei akuten und schweren Fällen und bei Kindern. Bei Gelenksteifheit wird dem Patienten angeraten, aktive Übungen durchzuführen.

a) Massieren des seitlichen Ellbogens

Diese Methode besteht aus Kneten, Schütteln und Pressen des Ellbogens. Sie wird hauptsächlich zur Behandlung lateraler Epikondylitis und Verletzungen des radialen Streckmuskels angewandt.

Position: Der Patient sitzt. Der Assistent steht auf der betroffenen Seite und hält das distale Ende des Oberarms mit beiden Händen. Der Arzt steht vor dem Patieten. Mit der einen Hand hält er dessen Handgelenk, während die andere den Ellbogen stützt, derweil der Daumen den betroffenen Bereich preßt.

Arzt und Assistent ziehen in entgegengesetzte Richtung. Der Ellbogen wird mehrmals geschüttelt. Dabei wird der Unterarm so ausgerichtet, daß die Handfläche des Patienten nach innen weist. Der Arzt knetet den betroffenen Bereich mit dem Daumen. (Bild 2-180)

Dieselben Griffe werden bei voll gebeugtem Ellbogen durchgeführt. (Bild 2-181)

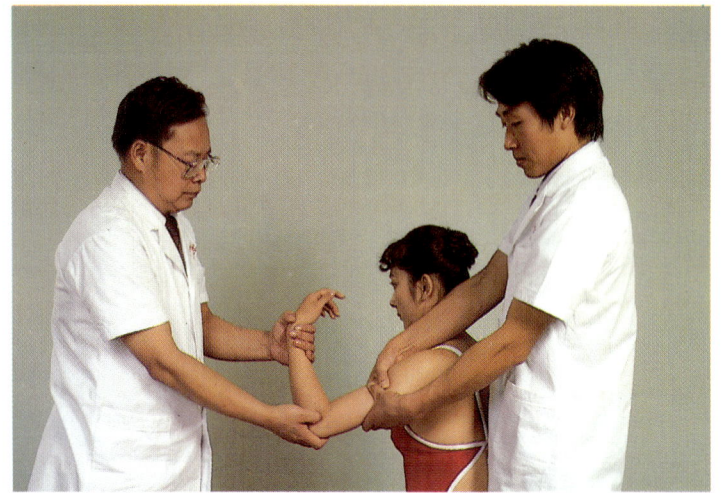

Bild 2-180

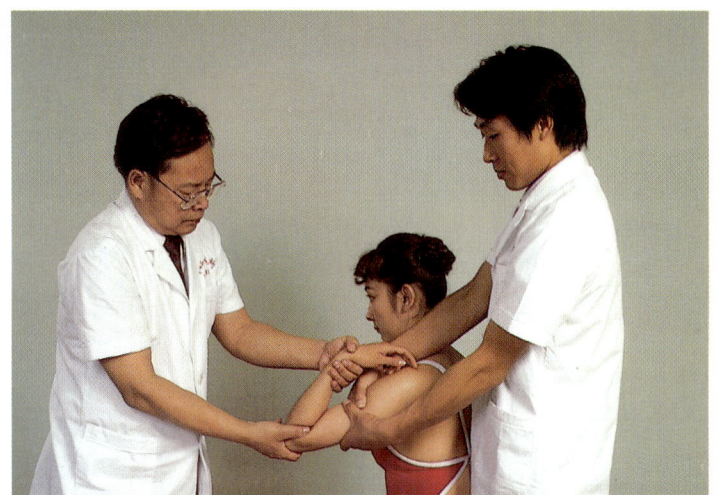

Bild 2-181

Das Ellbogengelenk wird gestreckt. Der betroffene Bereich wird mit dem Daumen gepreßt. (Bild 2-182)

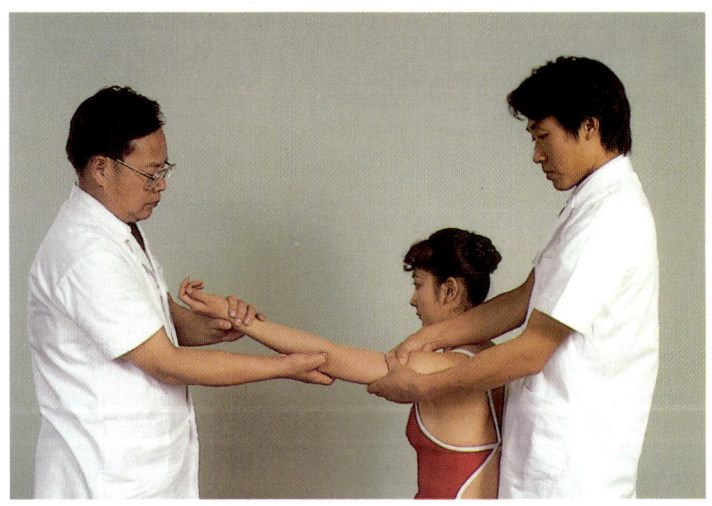

Bild 2-182

Der Unterarm wird geschaukelt und wieder gestreckt, derweil der Arzt den betroffenen Bereich mit dem Daumen drückt. (Bild 2-183)

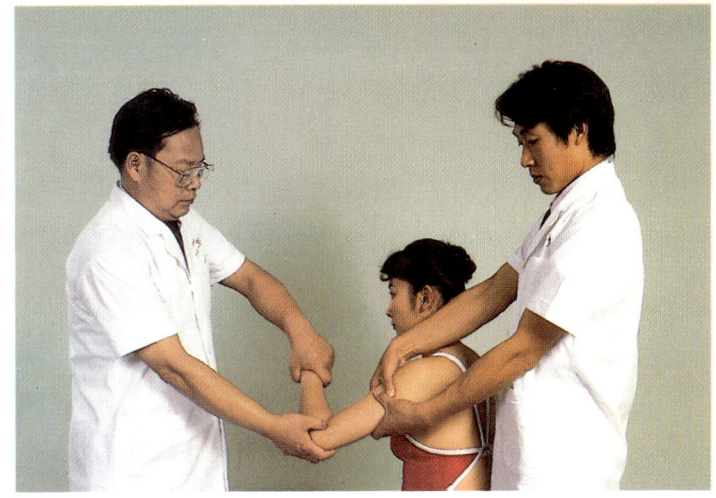

Bild 2-183

Schließlich wird der Patient aufgefordert, den Ellbogen zu entspannen. Der Arzt reibt den betroffenen Bereich leicht mit dem Daumen. (Bild 2-184)

b) Massieren des medialen Ellbogenbereichs

Diese Methode wird zur Behandlung der medialen Epikondylitis und von Verletzungen der ulnaren Flexoren angewandt.

Position: Der Patient sitzt. Der Assistent steht auf der betroffenen Seite und hält mit beiden Händen das distale Ende des Oberarms. Der Arzt steht vor dem Patienten. Mit der einen Hand hält er das Handgelenk des Patienten, mit dem Mittelfinger der anderen preßt er den betroffenen Bereich.

Der Arzt und der Assistent ziehen in entgegengesetzte Richtung an dem gebeugten Ellbogen. Dabei wird der Unterarm mehrmals nach hinten geschaukelt. Die Handfläche weist nach innen. Der Arzt massiert den betroffenen Bereich mit dem Mittelfinger. (Bild 2-185)

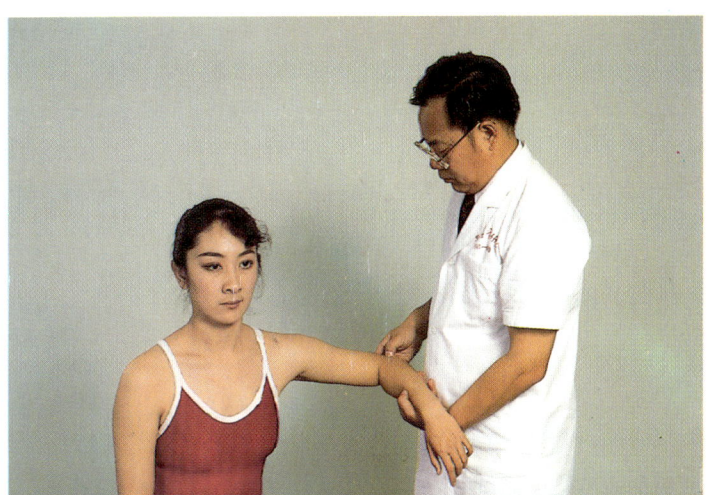

Bild 2-184

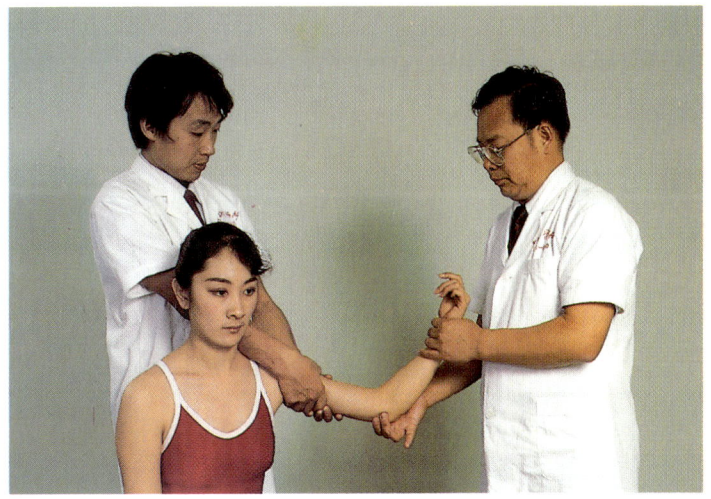

Bild 2-185

Zuerst wird der Ellbogen gestreckt und dann wieder gebeugt.
Der Arzt preßt den Ellbogen gleichzeitig mit Daumen und Mittelfinger.
(Bild 2-186)

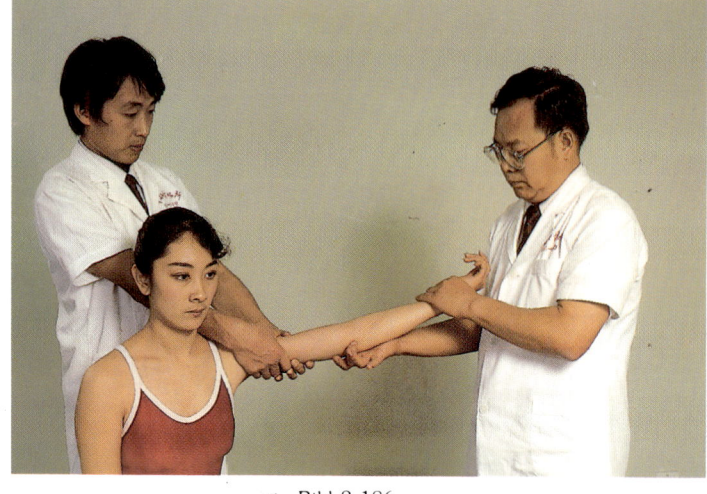

Bild 2-186

Der Assistent hält und stützt den
betroffenen Arm. Die einander
gegenüberliegenden Handflächen
des Arztes massieren die Muskulatur in gegenläufige Richtung, um
die Sehnen zu entspannen. (Bild
2-187)

c) Ellbogenzug bei Kindern

Diese Serie von Bewegungen
wird angewandt zur Behandlung
von Ellbogenüberdehnung (Subluxation des Radiuskopfes), verursacht durch plötzliche Hyperextension. Überbeanspruchung des
Ringbands und des Radiuskopfes
innerhalb der Gelenkkapsel ver-
schiebt das Band zwischen Radiuskopf und Caput humeri. Dreh- und
Beugebewegungen des Ellbogens
sind eingeschränkt. Er kann nicht
gehoben werden. Wird diese Methode präzise ausgeführt, ist das
Ergebnis überaus bemerkenswert.

Position: Das Kind sitzt. Der
Arzt sitzt auf der verletzten Seite.
Eine Hand stützt den Ellbogen des
Kindes und der Daumen liegt vor
dem Radiuskopf. Die andere Hand
hält den Zeige- und Mittelfinger.

Der Arm des Kindes steht unter
Zug. Die Handfläche wird nach unten gedreht. Die Hand des Arztes,
die den Ellbogen stützt, spürt im
Ellbogen des Kindes eine gleitende
Bewegung, die von einem Klick-
Geräusch begleitet wird. Dies ist
ein Anzeichen, daß die Dislokation
aufgehoben ist. (Bild 2-188)

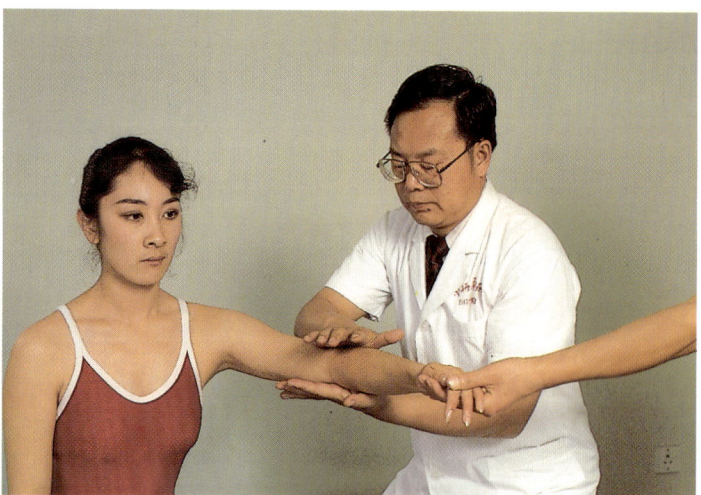

Bild 2-187

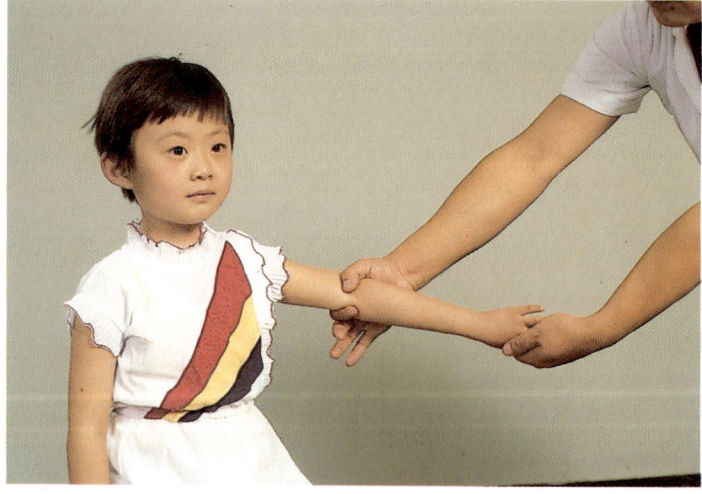

Bild 2-188

Sollte die Reduktion scheitern,
greift der Arzt mit der unteren
Hand, mit der er die Finger des
Kindes gehalten hat, das Handgelenk und dreht es unter Zug nach
oben. (Bild 2-189)

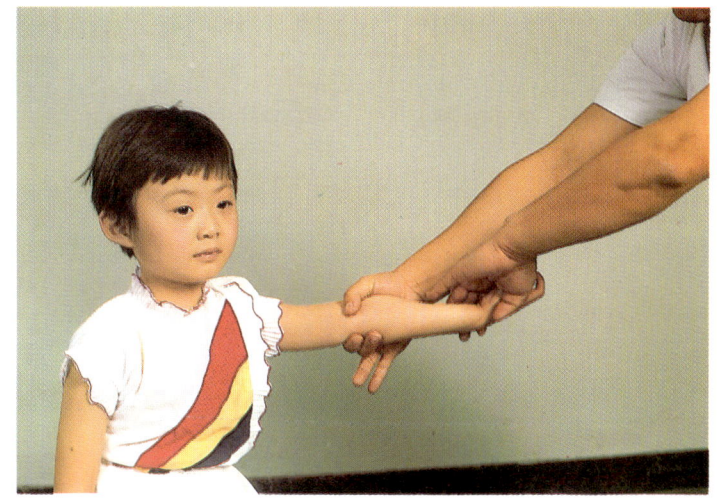

Bild 2-189

Der Ellbogen ist gebeugt. Der
Arzt preßt mit dem Daumen den
äußeren Radiuskopf. (Bild 2-190)

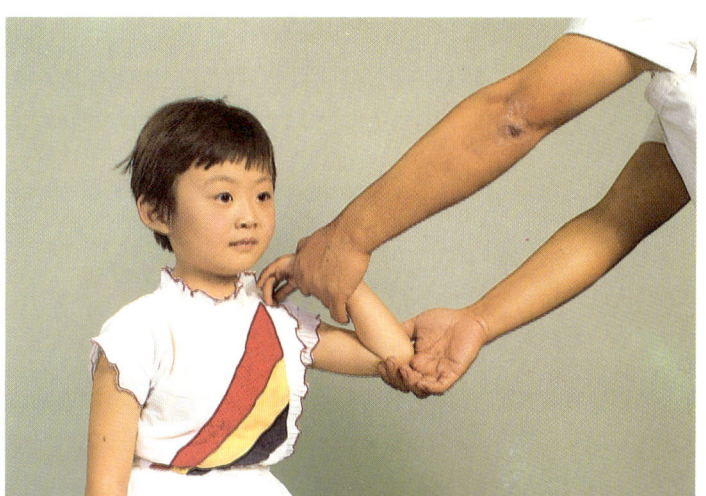

Bild 2-190

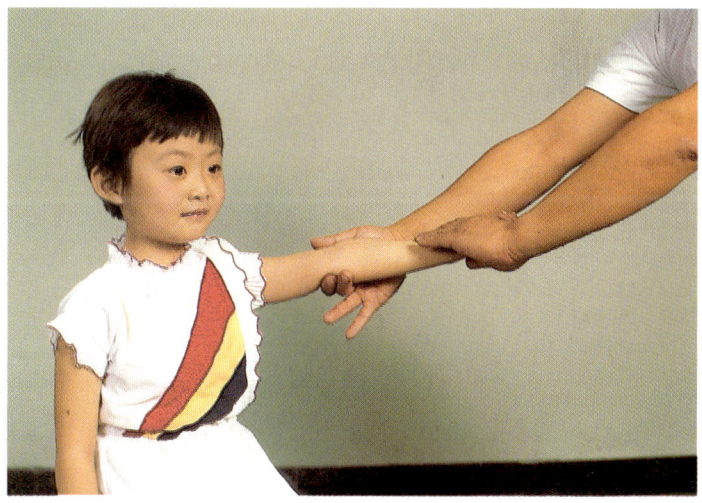

Zum Abschluß der Behandlung
bewegt der Arzt den gestreckten
Ellbogen — die Handfläche des
Kindes wird nach hinten gedreht
— mehrmals vor und zurück, um
die Sehnen zu entspannen. (Bild
2-191)

Bild 2-191

7. Handgelenkbereich

Das Handgelenk weist eine komplizierte Struktur und großen Bewegungsradius auf. Die Gelenke, Sehnen und Bänder sind für Verletzungen anfällig, die sich oft über lange Zeit hinziehen und dem Patienten Behinderungen und Benachteiligungen verursachen.

Die nachfolgend beschriebenen Behandlungen sind wirksam bei verschiedenen Verletzungsarten im Handgelenkbereich.

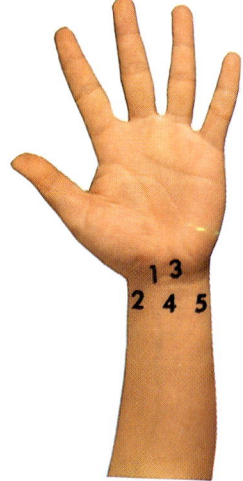

1. Sehnenscheide des langen Daumenbeugers
2. Radialer Handwurzelbeuger
3. Horizontales Band des Handwurzels
4. Speichenbeuger
5. Ulnarer Handwurzelbeuger

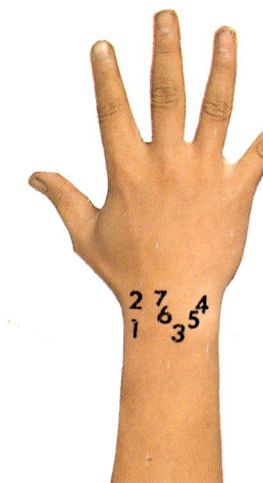

1. Stylion
2. Radialer Handwurzelstrecker
3. Distales ulnar-radiales Gelenk
4. Ulnarer Handwurzelstrecker
5. Trianguläre Cartilago
6. Musculus extensor digitorum communis
7. Karpo-metakarpaler Gelenkbereich

Bild 2-192: Häufig auftretende empfindliche Punkte im Handgelenkbereich

Bild 2-193: Häufig auftretende empfindliche Punkte im Handgelenkbereich

a) Massieren der ulnaren Seite des Handgelenks

Bei dieser Methode werden Ziehen, Kneten, Stoßen, Pressen, Richten und Glätten eingesetzt. Sie wird auf der ulnaren Seite des Handgelenks eingesetzt zur Behandlung von Verletzungen des ulnaren, kollateralen Bands sowie bei Sehnenentzündungen des ulnaren Handgelenkstreckmuskels und der ulnaren Sehnenscheidenentzündungen.

Position: Der Patient sitzt. Die ulnare Seite des Handgelenks weist aufwärts. Der Arzt steht auf der betroffenen Seite.

Der Arzt hält das Handgelenk des Patienten fest in beiden Händen und beginnt unter Zug eine mehrmalige Drehbewegung, derweil er den betroffenen Bereich mit dem Daumen knetet. (Bild 2-194)

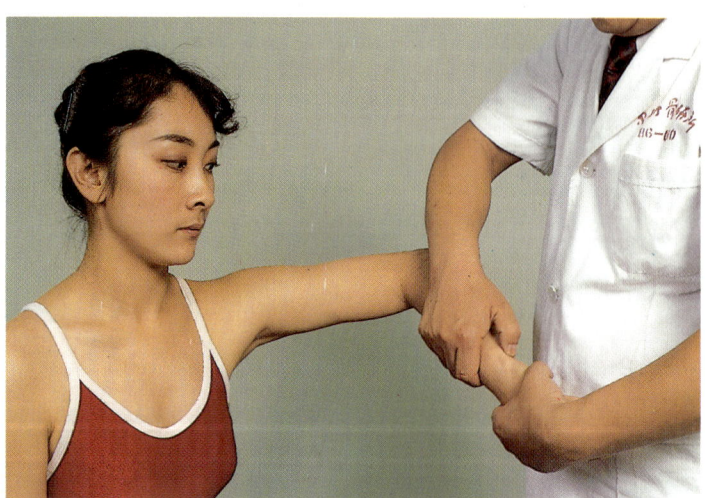

Bild 2-194

Der betroffene Arm wird hochgehoben, die Handfläche des Patienten weist nach vorne. (Bild 2-195)
Die Hand des Arztes, mit der er das Handgelenk des Patienten hält, beschreibt eine richtende Abwärtsbewegung. Dabei preßt der Daumen den betroffenen Bereich. (Bild 2-196)

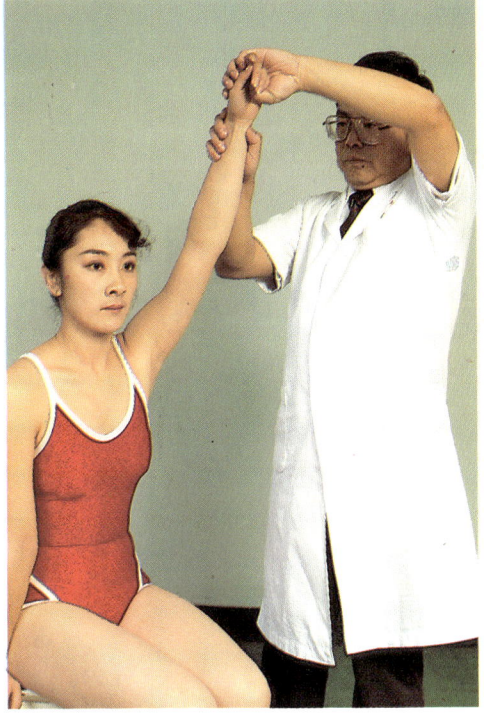

Bild 2-195

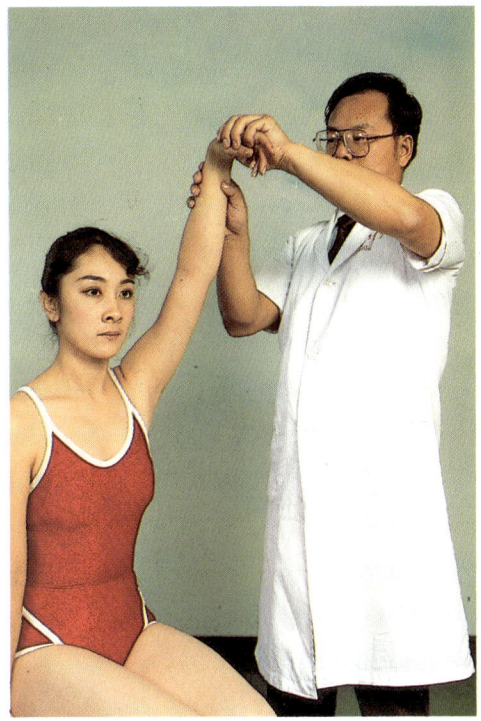

Bild 2-196

b) Massieren der radialen Seite des Handgelenks

Diese Behandlung besteht aus Ziehen und Schütteln, Stoßen und Pressen. Sie wird eingesetzt bei Weichteilverletzungen auf der radialen Seite des Handgelenks, z.B. Verletzungen des radialen, kollateralen Bands, Sehnenentzündungen der radialen Extensoren und Flexoren etc.

Position: Der Patient sitzt. Die Handfläche weist nach unten. Der Arzt steht auf der betroffenen Seite. Mit der einen Hand hält er den oberen Teil des Handgelenks, mit der anderen ergreift er den Daumen und den ersten Metakarpus des Patienten.

Der Arzt zieht den Handgelenkbereich straff. Dann dreht er das Handgelenk mehrmals, derweil er den betroffenen Bereich mit dem Daumen massiert. (Bild 2-197)

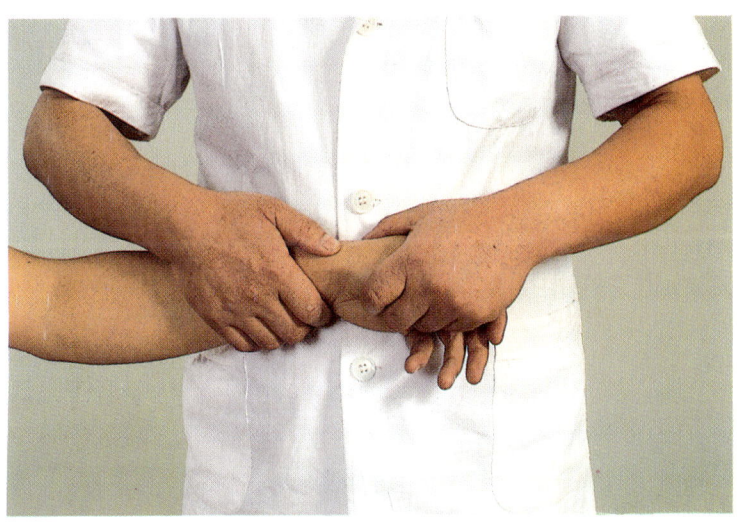

Bild 2-197

Mehrmaliges Beugen des Handgelenks unter Zug. (Bild 2-198)

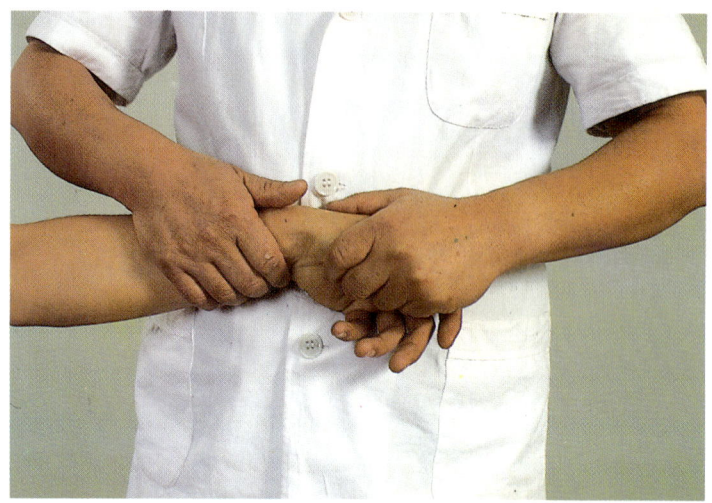

Bild 2-198

Rückwärtige Dehnung des Handgelenks unter Zug. (Bild 2-199)

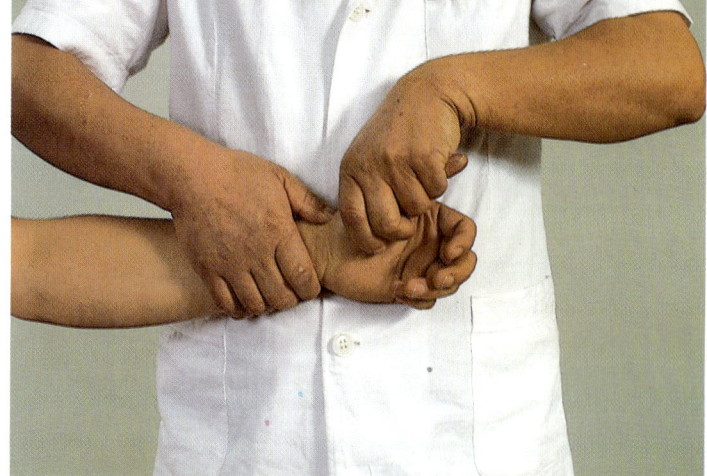

Bild 2-199

c) Massieren des Handgelenkrückens

Es gibt zwei Hauptbehandlungsserien, die zur Behandlung von Weichteilverletzungen des Handgelenkrückens eingesetzt werden, z.B. Sehnenentzündung des Extensor communis, Sehnenscheidenentzündung, Ganglion etc.

Behandlung I

Position: Der Patient sitzt. Das betroffene Handgelenk ist gestreckt, die Handfläche nach unten gerichtet. Der Arzt steht seitlich des Patienten. Mit der einen Hand hält er das Handgelenk des Patienten, mit der anderen ergreift er dessen vier Finger.

Das Handgelenk des Patienten steht unter Zug und wird mehrmals geschüttelt. Gleichzeitig knetet der Arzt mit dem Daumen den betroffenen Bereich. (Bild 2-200)

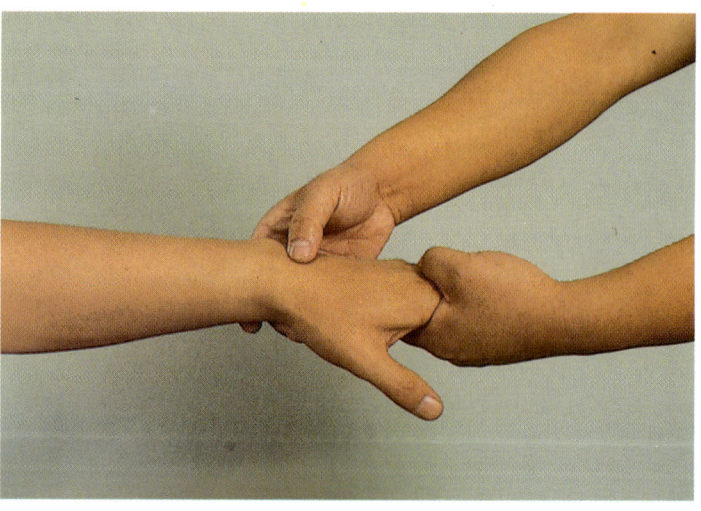

Bild 2-200

Beugen des Handgelenks unter Zug. (Bild 2-201)

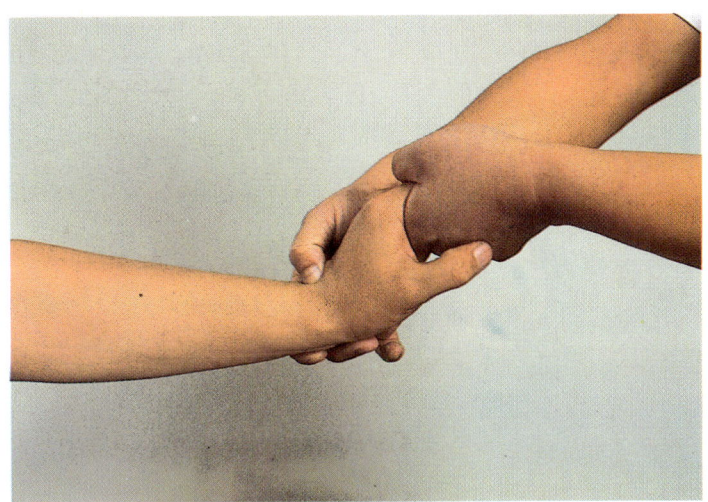

Bild 2-201

Darauf wird das Handgelenk schnell nach hinten gezogen. Der Arzt preßt den betroffenen Bereich mit dem Daumen. Das Handgelenk kann mehrmals vor und zurück bewegt werden. (Bild 2-202)

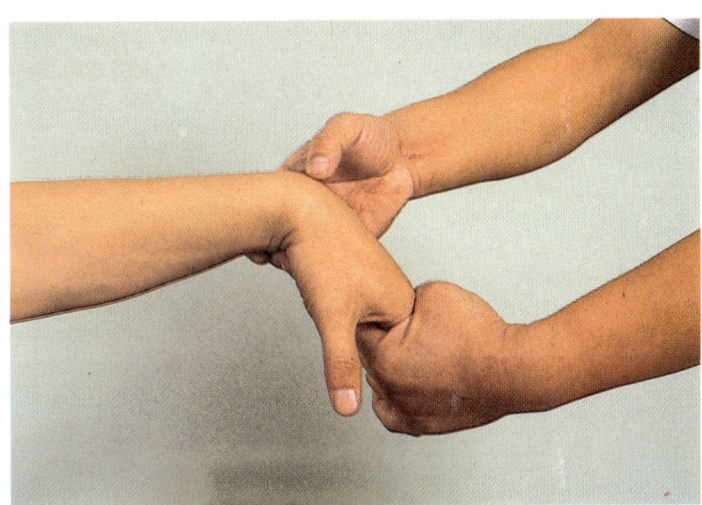

Bild 2-202

Behandlung II

Position: Der Patient sitzt. Das betroffene Handgelenk ist gestreckt. Zwischen den Fingern ist ein Abstand. Der Arzt steht vor dem Patienten.

Das Handgelenk des Patienten wird unter Zug mehrmals vor- und zurückbewegt. Der Arzt massiert mit dem Mittelfinger den betroffenen Bereich. (Bild 2-203)

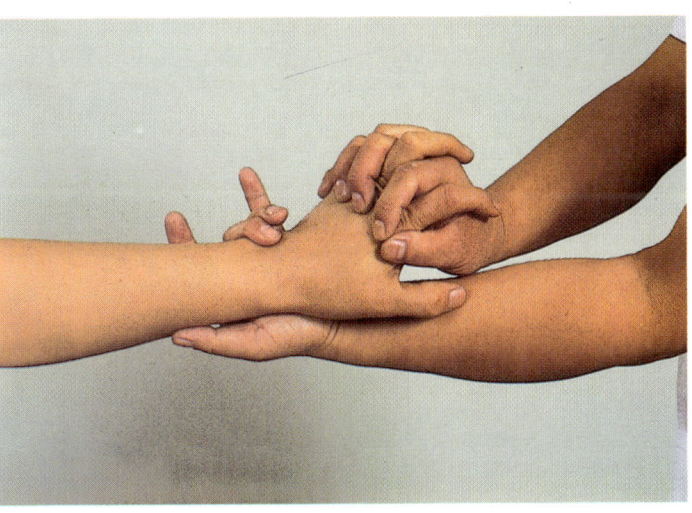

Bild 2-203

Palmare Beugung des Handgelenks unter Zug. (Bild 2-204)

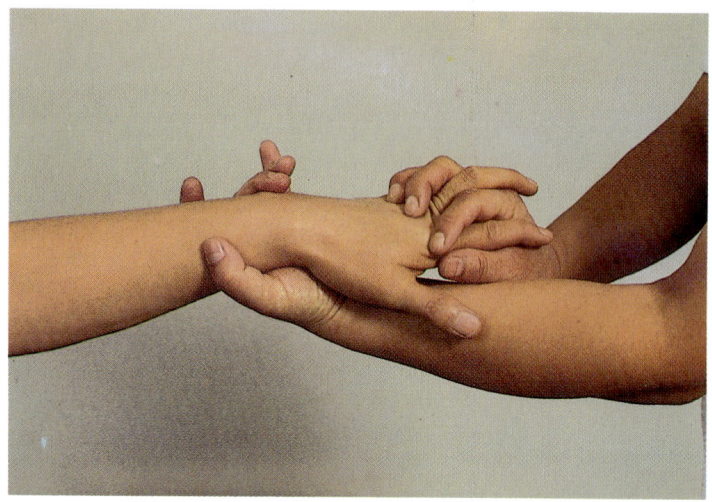

Bild 2-204

Das Handgelenk wird schnell
nach hinten gedehnt, derweil der
Arzt den betroffenen Bereich mit
dem Mittelfinger preßt. Dies kann
mehrmals wiederholt werden. (Bild
2-205)

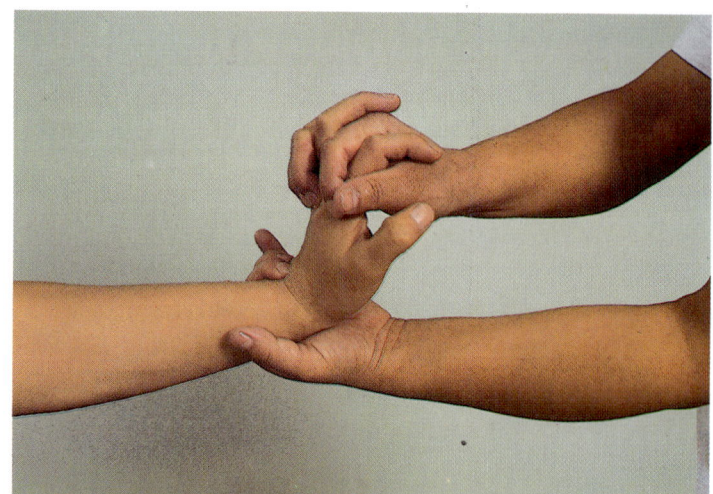

Bild 2-205

d) Massieren der palmaren Seite des Handgelenks

Diese Behandlung wird zur Behandlung von Weichteilverletzungen der palmaren Seite des Handgelenks eingesetzt.

Position: Der Patient sitzt. Der
Arzt steht vor ihm, hält mit der
einen Hand das Handgelenk, wobei
der Daumen den verletzten Bereich drückt, und mit der anderen
die Handfläche des Patienten.

Der Patient wird aufgefordert,
kräftig gegen die Brust des Arztes
zu stoßen. (Bild 2-206)

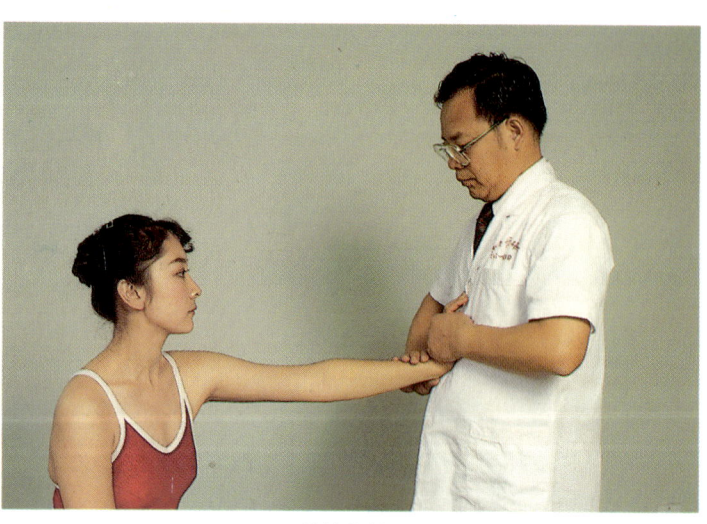

Bild 2-206

Darauf hebt der Arzt die betroffenen Gliedmaßen schnell hoch und zieht am Handgelenk. (Bild 2-207)

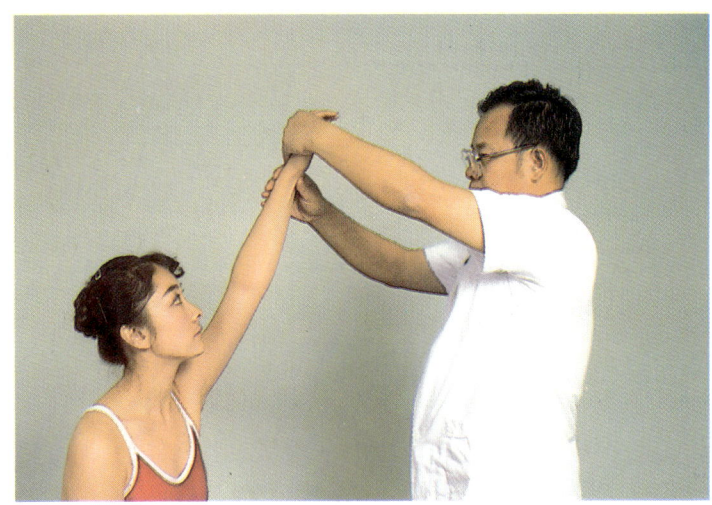

Bild 2-207

Der Arzt macht mit der Hand, die das Handgelenk des Patienten hält, eine richtende Abwärtsbewegung. (Bild 2-208)

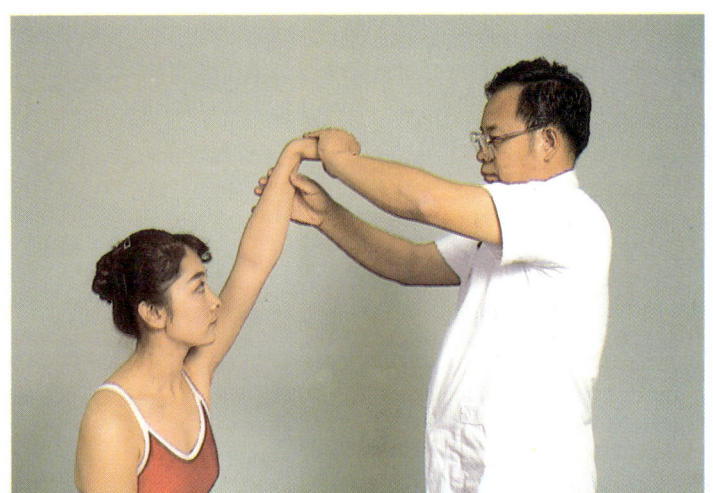

Bild 2-208

e) Massieren des ersten karpo-metakarpalen Bereichs

Diese Methode umfaßt Ziehen und Schütteln, Kneten und Pressen. Sie wird zur Behandlung von Kontusion und Bänderverletzungen in diesem Bereich eingesetzt.

Position: Der Patient sitzt. Das betroffene Handgelenk ist gestreckt, die Handfläche weist nach oben. Der Arzt steht vor dem Patienten. Mit der einen Hand hält er dessen Handgelenk, dabei preßt sein Mittelfinger den betroffenen Bereich. Die andere hält den Daumen sowie den ersten Metakarpalknochen an der betroffenen Hand.

Der Arzt zieht das erste Metakarpalgelenk mit beiden Händen. Mit dem Mittelfinger massiert er den betroffenen Bereich. (Bild 2-209)

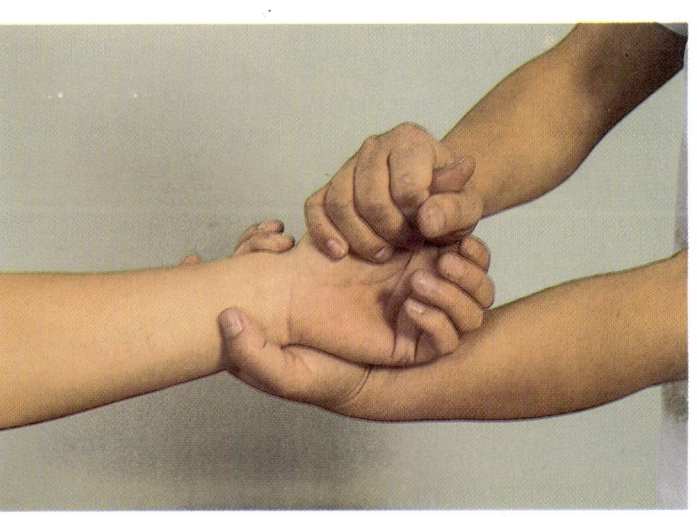

Bild 2-209

Rückwärtiges Dehnen des Metakarpalgelenks. (Bild 2-210)

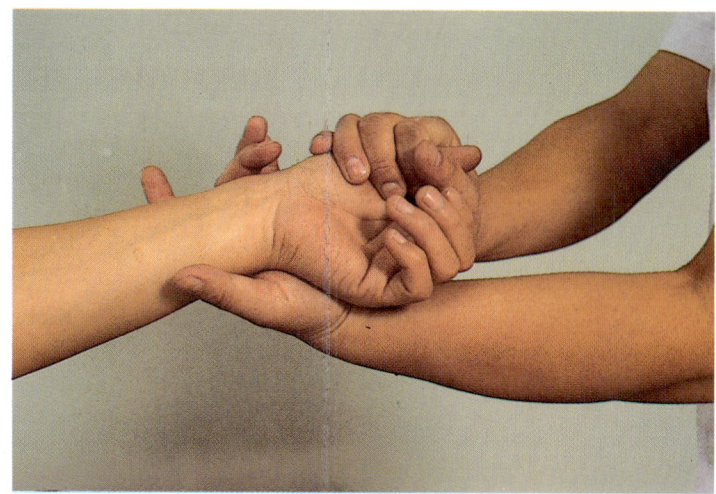

Bild 2-210

Erneute palmare Beugung, bei der gleichzeitig der betroffene Bereich mit dem Mittelfinger gepreßt wird. (Bild 2-211)

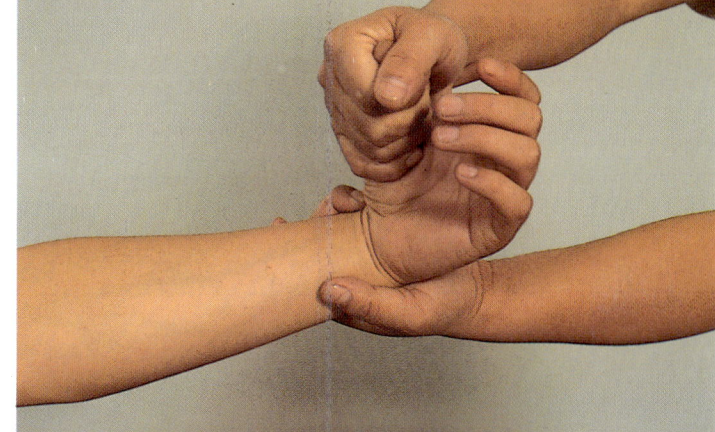

f) Massieren des fünften karpo-metakarpalen Bereichs

Für diesen Bereich gibt es zwei Behandlungsserien, die Ziehen und Schütteln, Kneten und Pressen umfassen und vor allem bei Weichteilverletzungen angewandt werden.

Behandlung I

Position: Der Patient sitzt. Das betroffene Handgelenk ist gestreckt, die Handfläche weist nach unten. Der Arzt steht vor dem Patienten, hält mit der einen Hand dessen Handgelenk, dabei preßt sein Mittelfinger den betroffenen Bereich, und mit der anderen die Finger des Patienten.

Der Arzt zieht und schüttelt das fünfte Metakarpalgelenk, derweil er den betroffenen Bereich mit dem Mittelfinger massiert. (Bild 2-212)

Bild 2-211

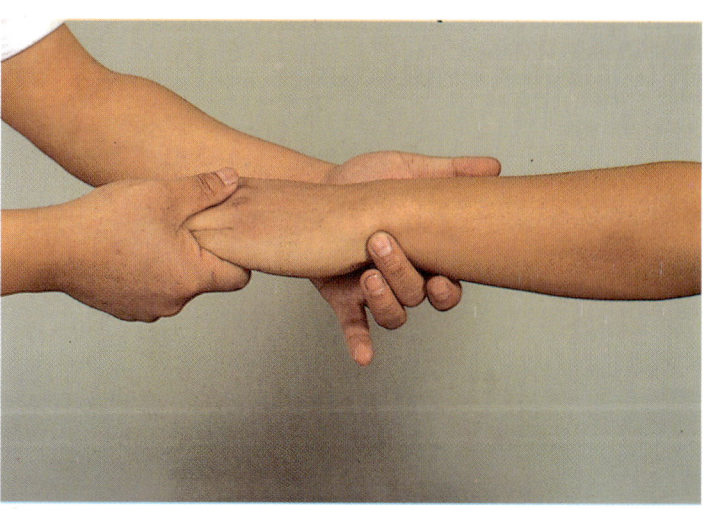

Bild 2-212

88

Radiales Drehen des Handgelenks unter Zug. (Bild 2-213)

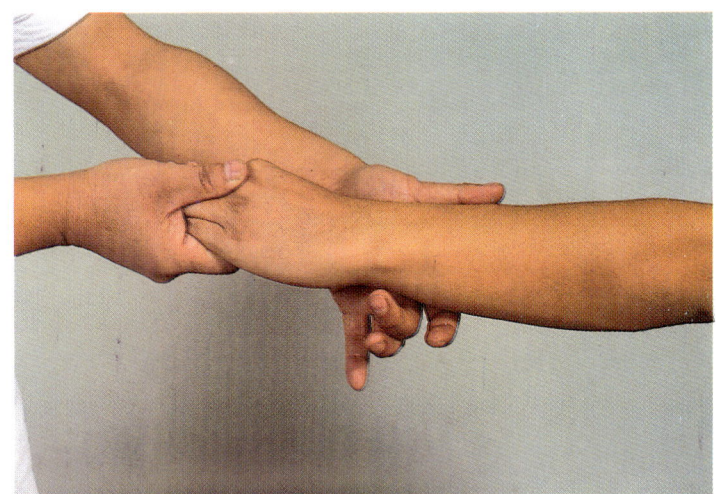

Bild 2-213

Der betroffene Bereich wird mit
dem Mittelfinger gepreßt, derweil
das Handgelenk schnell auf die
ulnare Seite gedreht wird. (Bild
2-214)

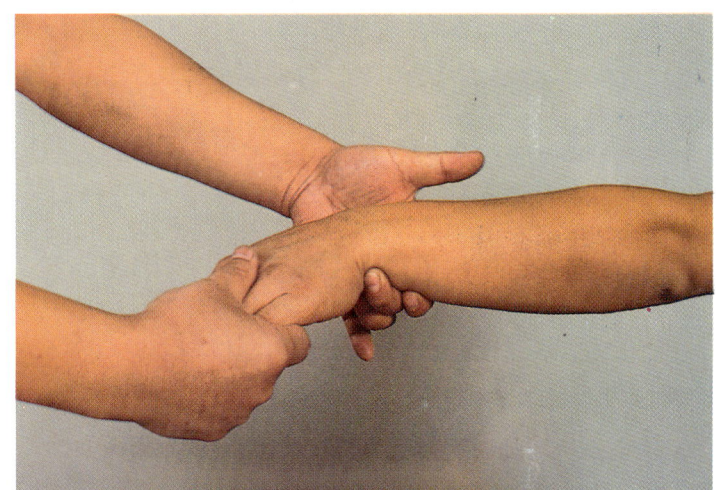

Bild 2-214

Behandlung II

Position: Der Patient sitzt. Das
betroffene Handgelenk ist gestreckt, die Handfläche weist nach
oben.

Der Arzt zieht die Hand und
schüttelt sie mehrmals, derweil er
mit dem Mittelfinger den betroffenen Bereich knetet. (Bild 2-215)

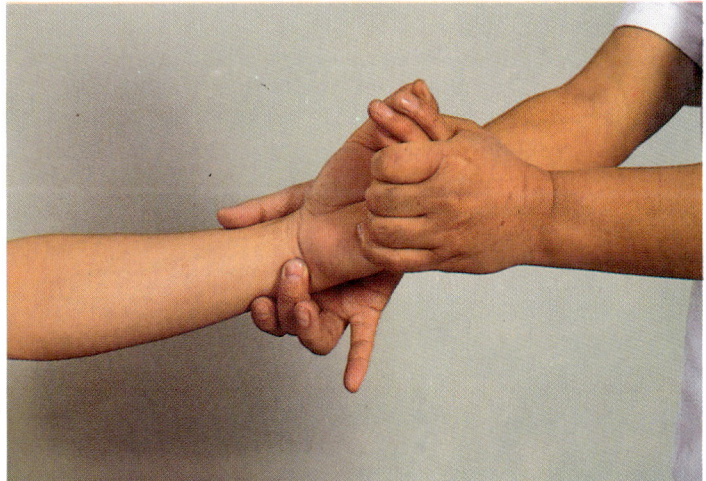

Bild 2-215

Das Handgelenk des Patienten wird zurückgezogen. Die radiale Seite ist dabei leicht gedreht. (Bild 2-216)

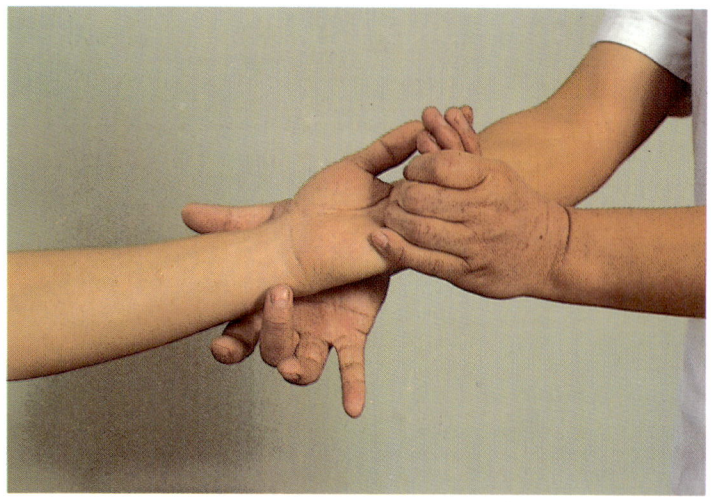

Bild 2-216

Wieder wird die Handfläche mit ulnarer Abweichung gebeugt. Derweil preßt der Mittelfinger des Arztes den betroffenen Bereich. (Bild 2-217)

g) Massieren des distalen ulnar-radialen Gelenkbereichs

Diese zwei Serien von Methoden bestehen aus Ziehen und Schütteln, Zwicken und Pressen usw. Sie werden hauptsächlich zur Behandlung von Verletzungen des distalen ulnar-radialen Gelenks eingesetzt. Sie sind wirksam bei Schwellungen und zur Adjustierung geringerer Fehllagerungen. Bei frischen Verletzungen sollten kräftige Bewegungen vermieden werden.

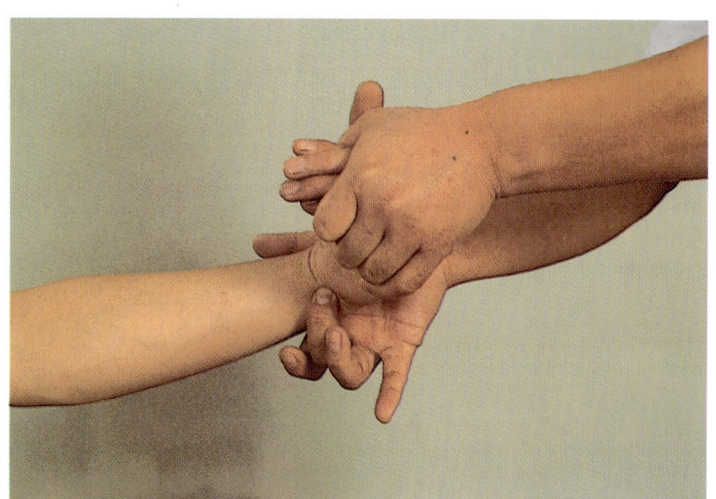

Bild 2-217

Behandlung I

Position: Der Patient sitzt. Das betroffene Handgelenk ist gestreckt, die Handfläche wiest nach unten. Der Arzt steht vor dem Patienten.

Arzt und Assistent ziehen den Unterarm. Das Handgelenk wird mehrmals in eine kreisende Bewegung versetzt. (Bild 2-218)

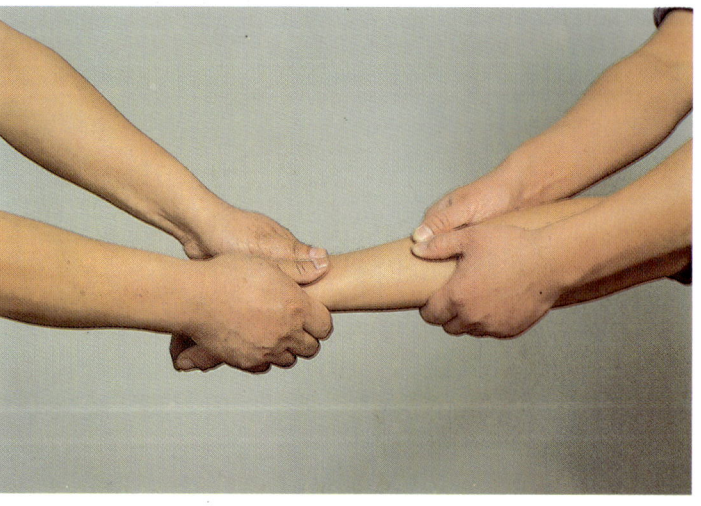

Bild 2-218

Das Handgelenk wird gebeugt.
(Bild 2-219)

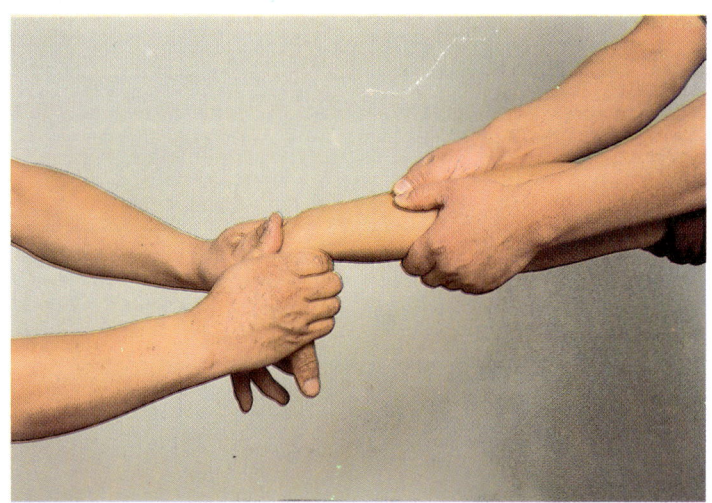

Bild 2-219

Wieder wird das Handgelenk
vom Arzt und dem Assistenten zu-
rückgepreßt, die mit beiden
Händen zur Mitte hin zwicken. Der
Daumen wird eingesetzt, um den
betroffenen Bereich nach unten zu
pressen. (Bild 2-220)

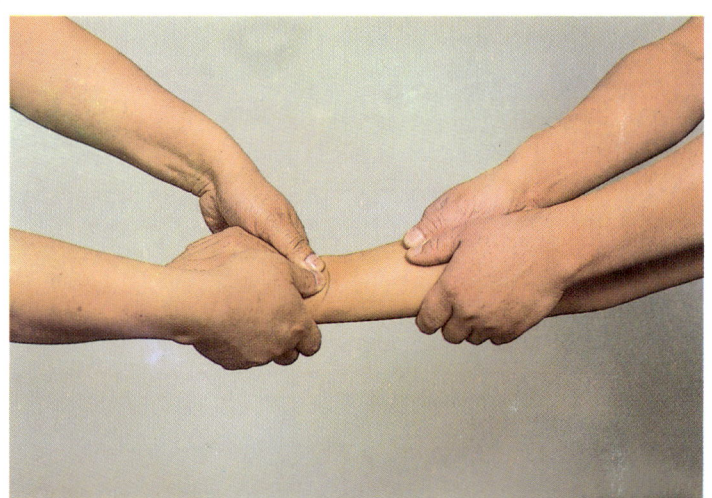

Bild 2-220

Behandlung II

Position: Der Patient sitzt. Das
betroffene Handgelenk ist gestreckt, die Handfläche weist nach
unten. Der Arzt steht auf der betroffenen Seite und hält mit den
Händen das Handgelenk, dabei
pressen die Daumen die distalen
Enden des Radius und der Ulna.

Der Arzt dehnt das Handgelenk
des Patienten nach vorne. Zur Korrektur von Fehllage im Handrük-
ken bewegt er das Handgelenk auf
und ab. (Bild 2-221)

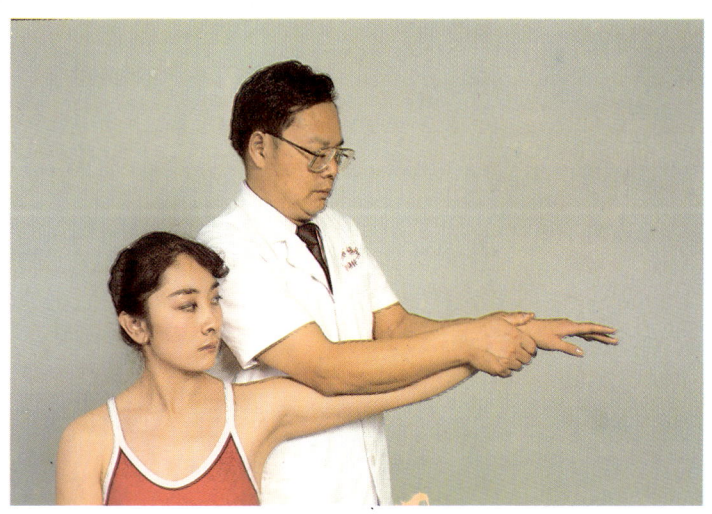

Bild 2-221

91

Während der Arzt sich seitlich vor den Patienten stellt, hält er dessen Handgelenk und preßt den Ellbogen des Patienten in die Beugung. (Bild 2-222)

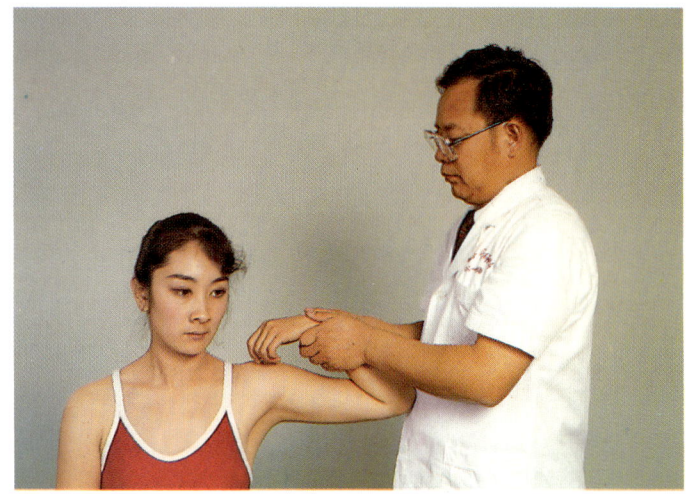

Bild 2-222

Der betroffene Arm ist gerade hochgestreckt. Das Handgelenk wird nach hinten gebeugt. Der Arzt benutzt beide Hände, die distalen Enden des Radius und der Ulna zu zwicken. Beide Daumen pressen den betroffenen Bereich. (Bild 2-223)

h) Massieren der Innenseite des Handgelenks

Diese Methode umfaßt Ziehen, Schütteln und Zwicken. Sie wird hauptsächlich zur Behandlung von Weichteilverletzungen und Mikro-Dislokationen in den karpalen Gelenken angewandt. Heftige Bewegungen sollten während der Behandlung unterbleiben.

Position: Der Patient sitzt. Das betroffene Handgelenk ist gestreckt. Die Handfläche weist nach unten. Der Assistent steht auf der Seite des betroffenen Handgelenks und hält mit beiden Händen das distale Ende des Oberarms des Patienten. Der Arzt steht vor dem Patienten.

Arzt und Assistent ziehen das Handgelenk und lassen es mehrmals eine kreisende Bewegung beschreiben. (Bild 2-224)

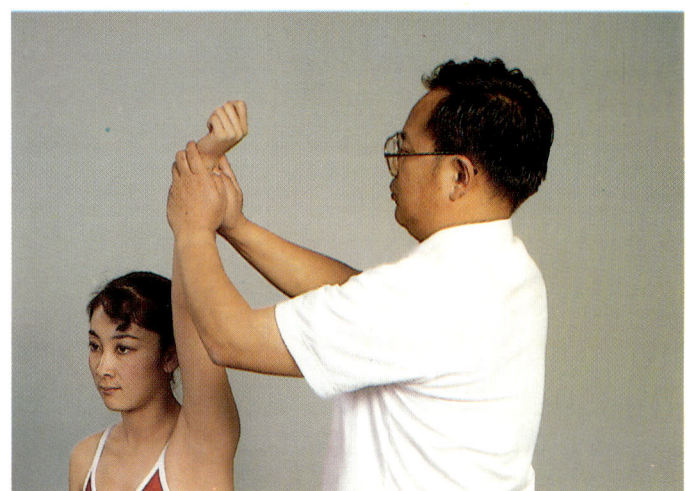

Bild 2-223

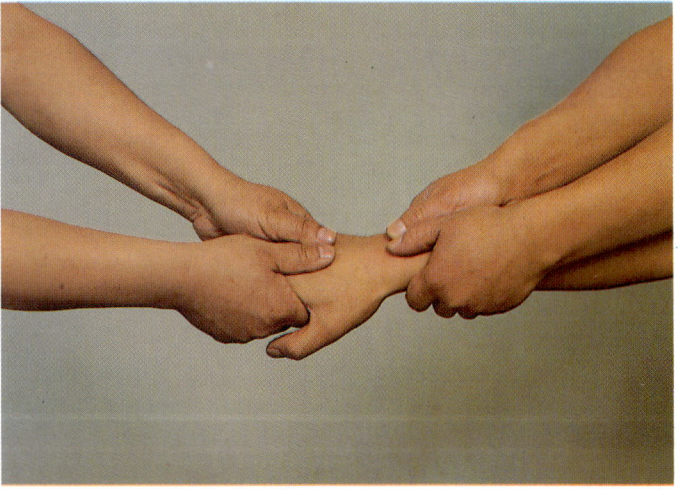

Bild 2-224

Beugen des Handgelenks auf die Handfläche zu. (Bild 2-225)

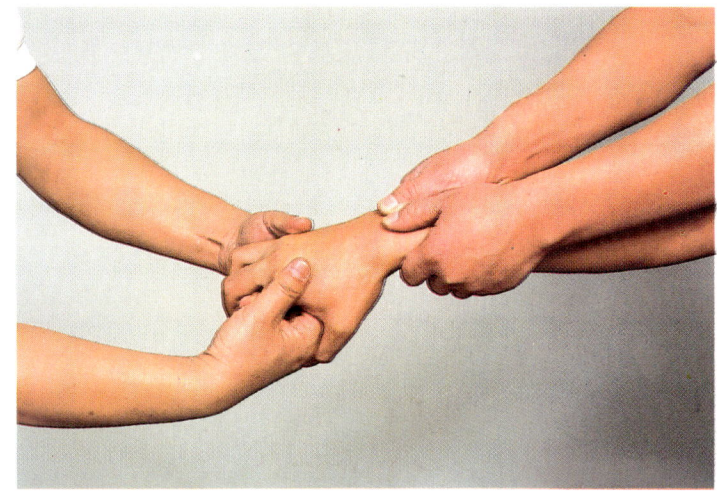

Bild 2-225

Rückwärtiges Dehnen des Handgelenks, derweil beide Daumen die Mitte zwicken und pressen. (Bild 2-226)

i) Massieren des ersten metakarpo-phalangealen Bereichs

Diese Methode besteht aus Ziehen und Schütteln, Kneten und Pressen. Sie wird hauptsächlich zur Behandlung von Kontusion des ersten metakarpo-phalangealen Gelenks und Sehnenscheidenentzündung des Daumen-Flexors eingesetzt. Sie kann auch bei den anderen metakarpo-phalangealen Gelenken angewandt werden. Die Behandlung sollte akkurat und mit nur milder Kraftanwendung durchgeführt werden.

Position: Der Patient wird in aufrechter Sitzhaltung behandelt. Die betroffene Hand ist ausgestreckt. Der Arzt steht vor dem Patienten.

Der Arzt zieht den Daumen des Patienten langsam hoch und schüttelt ihn mehrmals. Mit dem Daumen seiner anderen Hand massiert der Arzt den betroffenen Bereich. (Bild 2-227)

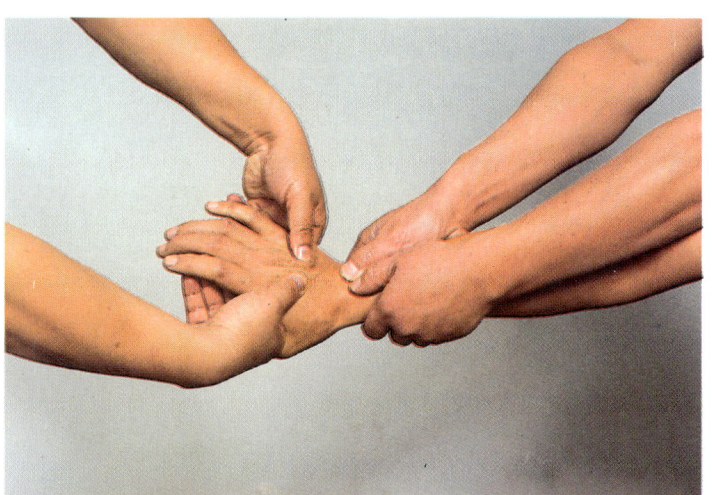

Bild 2-226

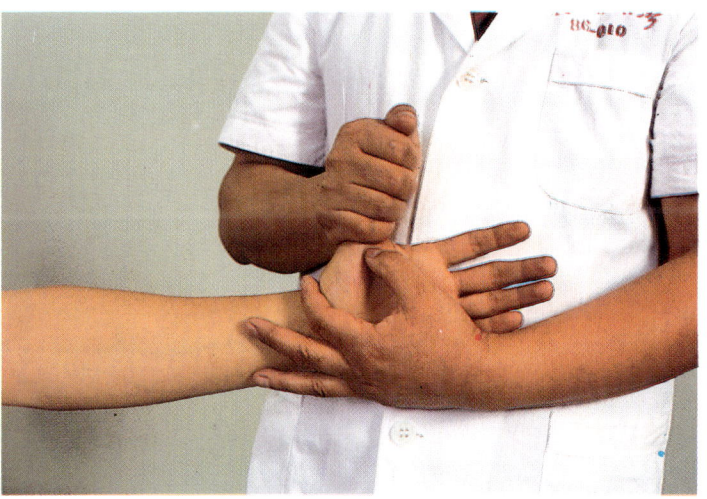

Bild 2-227

Der Arzt preßt den Daumen des Patienen mit der Handfläche nach unten. Mit dem Daumen der anderen Hand preßt er den betroffenen Bereich. (Bild 2-228)

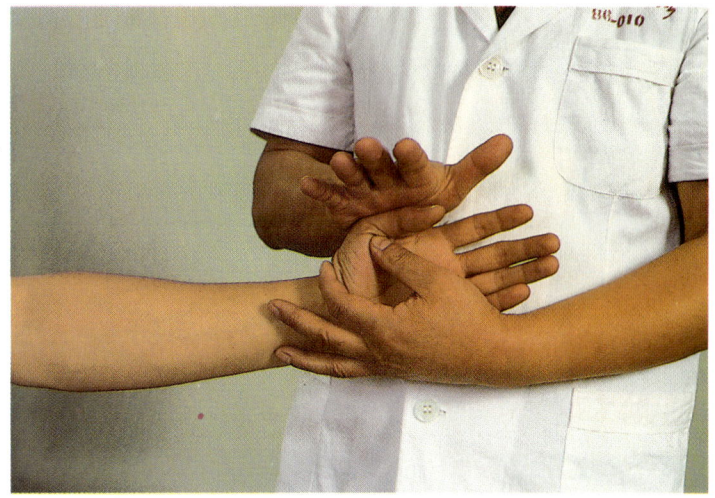

Bild 2-228

j) Massieren der interphalangealen Gelenke

Diese Methode wird zur Behandlung von Abrißverletzungen an den interphalangealen Gelenken sowie von Verletzungen der Muskelsehnen und der kollateralen Bänder angewandt.

Position: Der Patient sitzt. Das verletzte Handgelenk ist gestreckt. Die Handfläche weist nach unten. Der Arzt steht vor dem Patient, hält mit der einen Hand das distale Fingerende und mit der anderen den betroffenen Bereich.

Das interphalangeale Gelenk wird unter Zug geschüttelt. Mit Daumen und Zeigefinger knetet der Arzt die dorsale und palmare Oberfläche des Fingers des Patienten. (Bild 2-229)

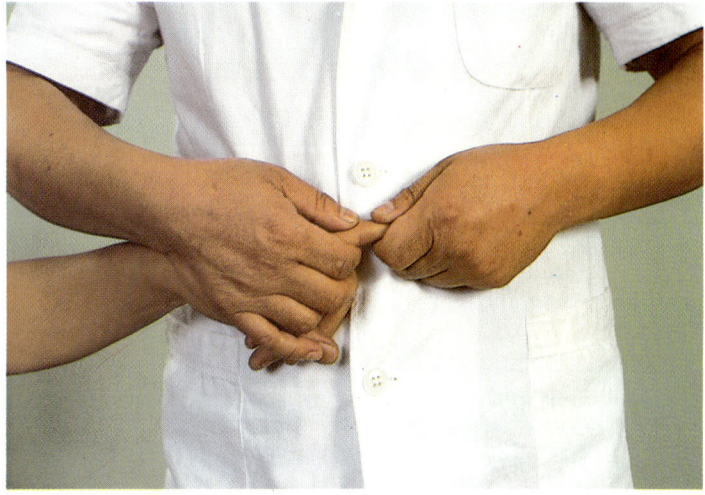

Bild 2-229

In Wiederholung derselben Bewegungen wie vorher werden die mediale und laterale Seite des interphalangealen Gelenks unter Zug gerieben. (Bild 2-230)

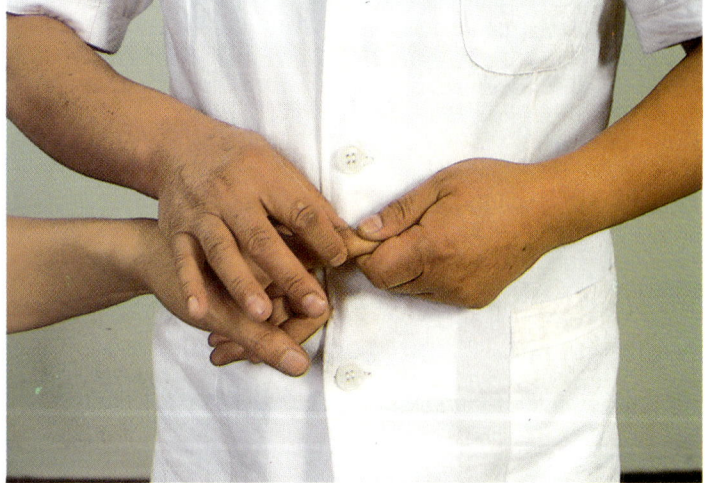

Bild 2-230

94

Das interphalangeale Gelenk ist gebeugt, derweil der betroffene Bereich gepreßt wird. (Bild 2-231)

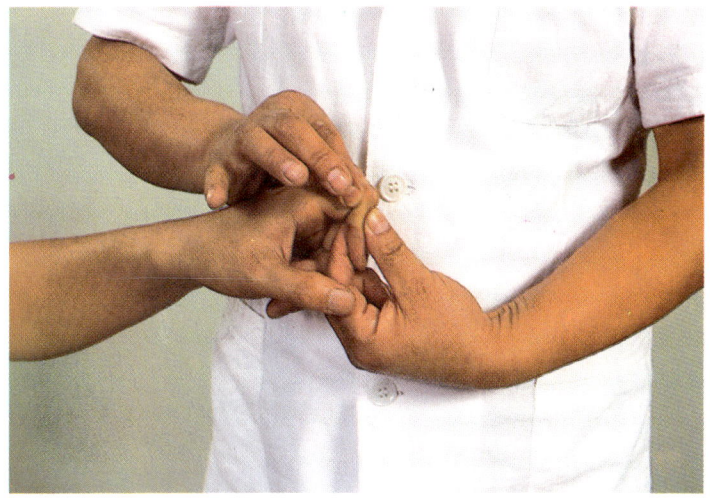

Bild 2-231

k) Behandlung bei radialer Tendovaginitis

Die radiale Tendovaginitis wird gewöhnlich durch eine plötzliche Beugung oder Dehnung des Handgelenks hervorgerufen, aber auch durch exzessive Anstrengung. Die glättenden Bewegungen der Behandlung entspannen die Sehnen, verbessern die Blutzirkulation und fördern die Gewebeheilung. Vor allem bei frischen Verletzungen sollte die Kraftanwendung nicht zu stark sein.

Position: Der Patient sitzt. Das verletzte Handgelenk ist gestreckt. Der Arzt hält mit der einen Hand den Daumen des Patienten, derweil er mit dem Daumen der anderen Hand den verletzten Bereich preßt.

Mit der Hand, die den Daumen des Patienten hält, zieht der Arzt den Arm des Patienten straff und setzt den Daumen seiner anderen Hand ein, um die betroffene Armpartie zu reiben. (Bild 2-232)

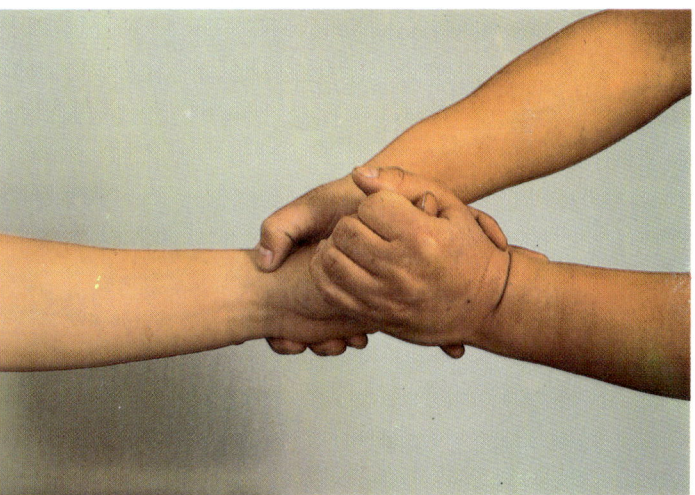

Bild 2-232

Der Daumen des Arztes führt vom distalen zum proximalen Ende des Unterarms eine graduelle Bewegung des Richtens durch. Dies kann mehrmals wiederholt werden. (Bild 2-233)

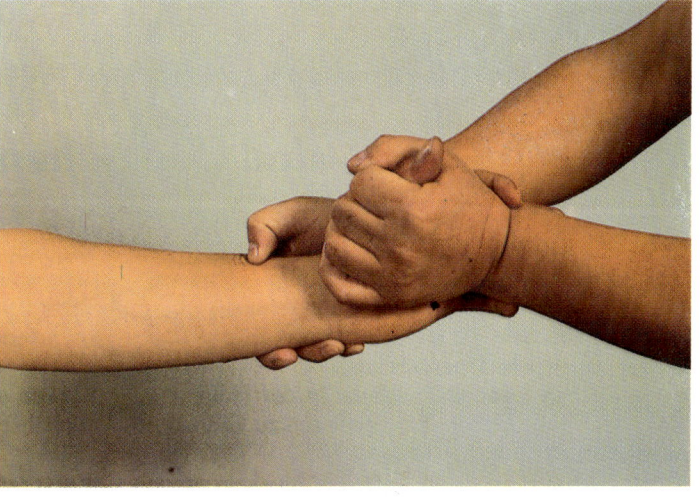

Bild 2-233

l) Behandlung bei radialer Styloiditis

Diese Behandlung umfaßt Stoßen, Pressen und Glätten. Sie sollte nicht über einen zu langen Zeitraum eingesetzt werden, da anderenfalls Hautverletzungen auftreten.

Position: Der Patient sitzt. Der verletzte Arm ist ausgestreckt, die radiale Seite nach oben. Der Arzt steht vor dem Patienten.

Der Arzt setzt die Daumen beider Hände ein, um den betroffenen Bereich in entgegengesetzte Richtungen zu stoßen und zu pressen. (Bild 2-234)

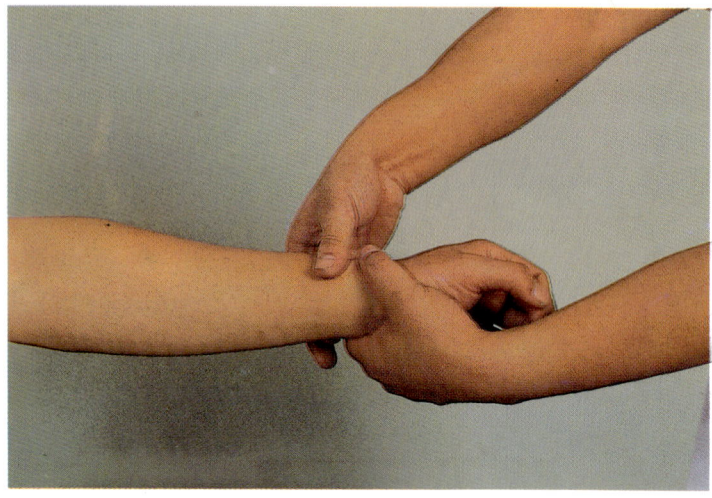

Bild 2-234

Das Handgelenk des Patienten wird in Richtung der Ulna gebeugt, derweil benutzt der Arzt den Daumen seiner anderen Hand, um in die proximale Richtung zu stoßen. (Bild 2-235)

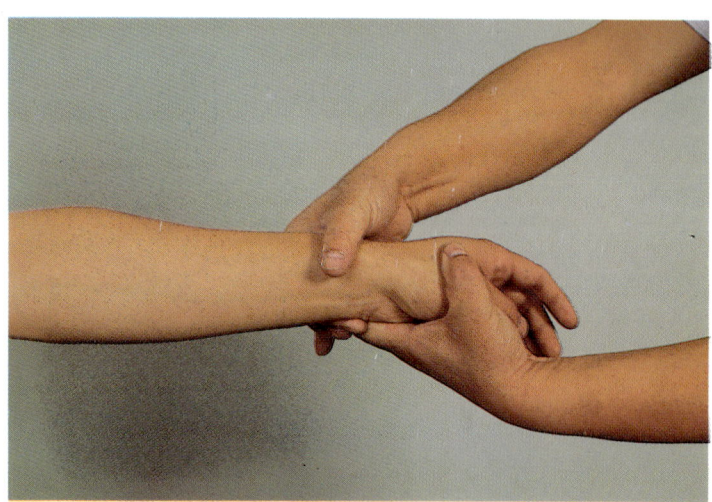

Bild 2-235

8. Hüft- und Oberschenkelbereich

Als das größte und am tiefsten eingebettete Gelenk ist die Hüfte stabil, stark und mobil. Eine erfolgreiche Behandlung gibt ihr volle Tragfähigkeit und Bewegungsfreiheit zurück.

Hüftverletzungen sind recht häufig, vor allem Quetschungen der Weichteile im Umfeld der Hüfte, Verstauchungen und reaktive Entzündungen. Es muß darauf hingewiesen werden, daß Erkrankungen im Rückenbereich oft zu Symptomen in der Hüfte führen, entweder in Form von Schmerz oder als kompensatorische Überdehnung.

Umgekehrt können Probleme in der Hüfte sich in Rücken oder Oberschenkel niederschlagen. Um also die richtige Behandlung einleiten zu können, muß zunächst der genaue Ort des Problems bestimmt werden.

Die Hüfte ist von vielen starken Muskeln umgeben. Entsprechend stärker muß die Kraftanwendung bei der Behandlung ausfallen. Extreme Kraftanwendung sollte jedoch vermieden werden. Die grundsätzlichen Behandlungsmethoden für die Hüfte sollten auch Störungen im Oberschenkel einbeziehen.

(1) Die allgemeinen Methoden (Bild 2-236 bis 2-245)

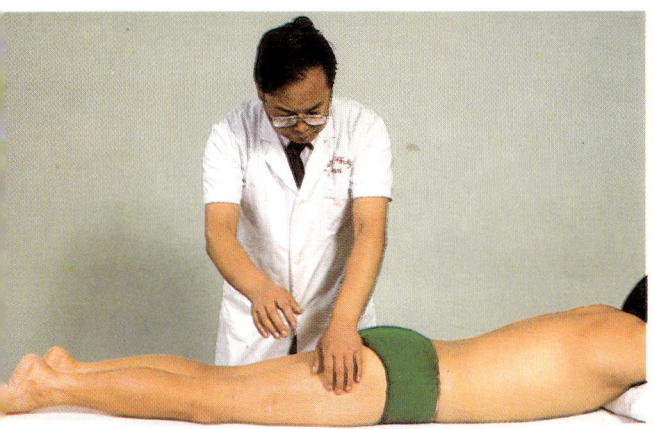

Bild 2-236: Klopfen im Oberschenkelbereich

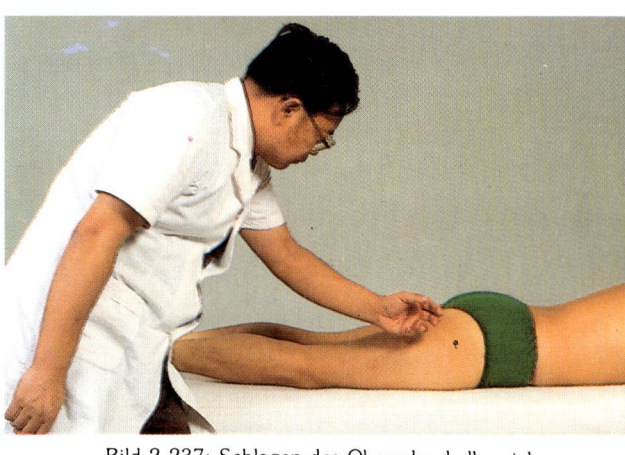

Bild 2-237: Schlagen des Oberschenkelbereichs mit dem Handrücken

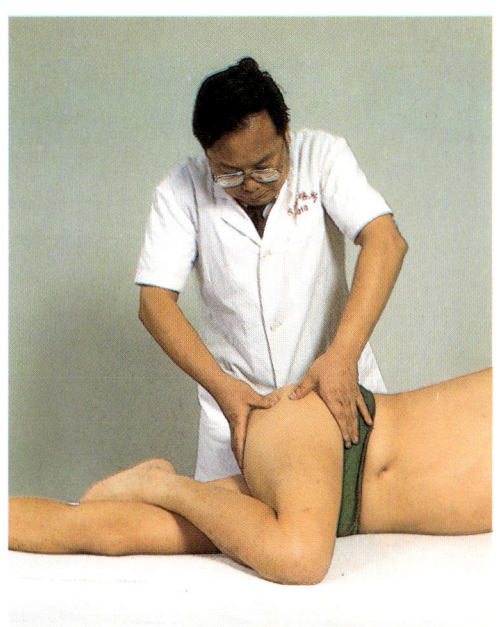

Bild 2-238: Kneten des Oberschenkelbereichs

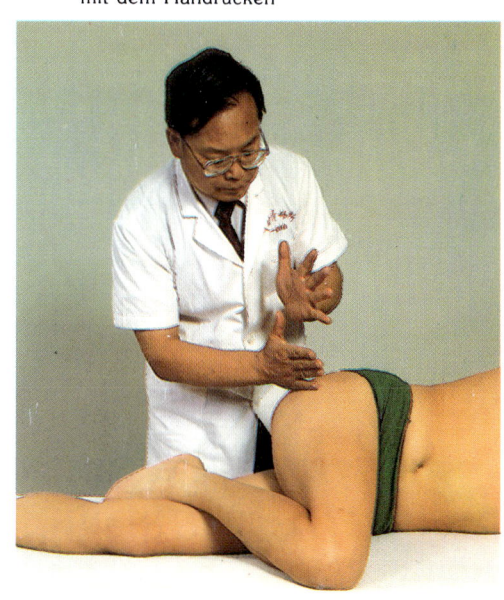

Bild 2-239: Trommeln im Oberschenkelbereich mit gespreizten Händen

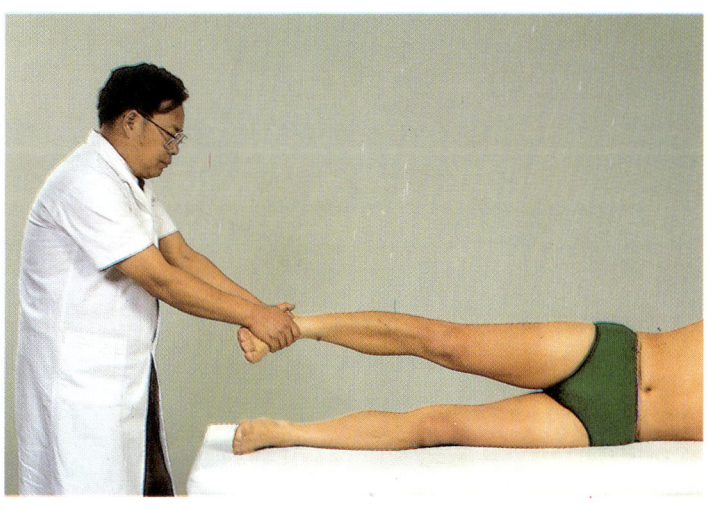

Bild 2-240: Schütteltherapie im Oberschenkelbereich

97

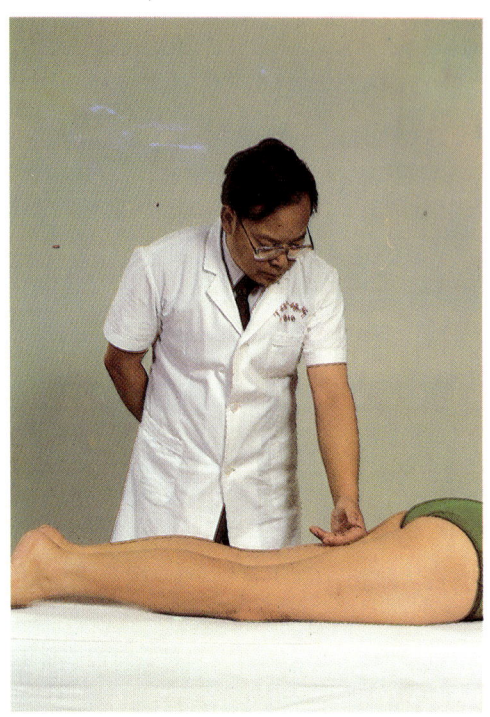

Bild 2-241: Mit dem Handrücken über den Oberschenkelbereich rollen

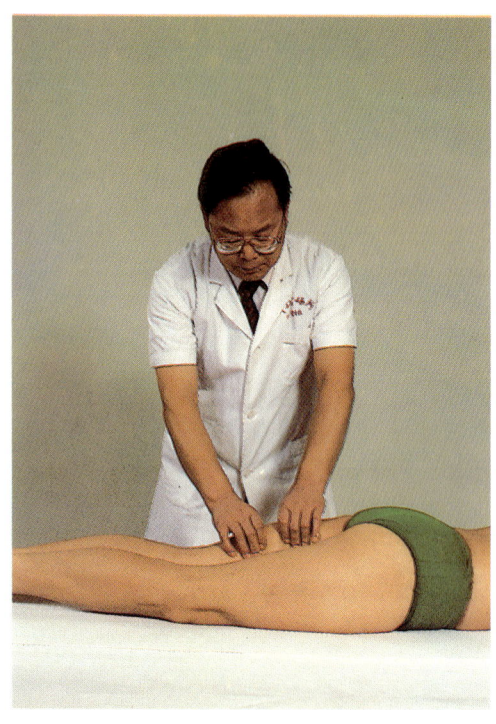

Bild 2-242: Greifen des Oberschenkelbereichs

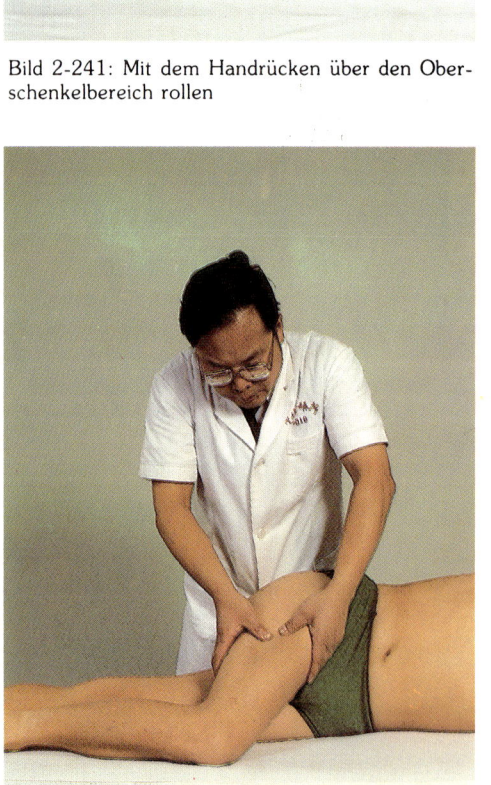

Bild 2-243: Zupfen und Schieben des Oberschenkelbereichs

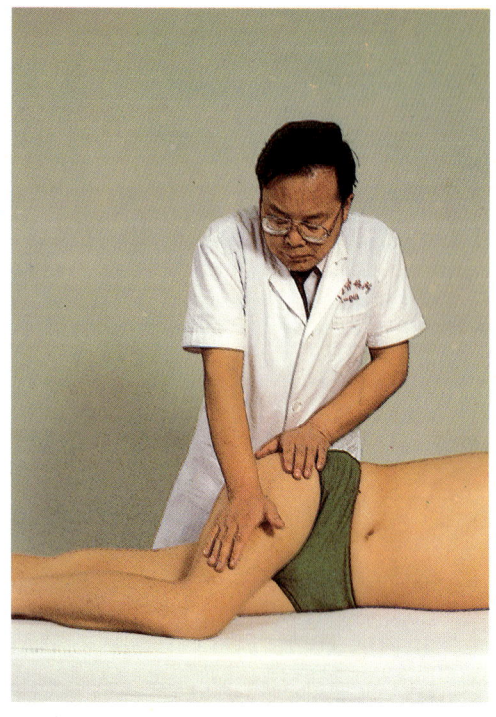

Bild 2-244: Auf- und abwärtiges Glätten im Oberschenkelbereich

(2) Die lokal ange-
wandten Methoden

a) Die vordere Hüfte

Die Behandlung in diesem Bereich besteht aus Ziehen, Schütteln, Pressen, Stoßen usw. Sie wird bei Verletzungen der Weichteile im vorderen Hüftbereich angewandt. Sie ist vor allem wirksam bei Verletzungen des Musculus sartorius und des Musculus quadriceps femoris. Zusammen mit schnappenden und knetenden Bewegungen ist die Behandlung auch nützlich bei Bursitis des Musculus iliopsoas und bei Verletzungen am Ende des Oberschenkelflexors. Die angewandten Techniken fördern die Blutzirkulation, glätten die Sehnen und bauen Schmerz und Krämpfe ab. Die gesamte Behandlungsfolge sollte zusammenhängend durchgeführt werden. Dabei wird vom Knie zum Oberschenkelhals vorgestoßen.

Position: Der Patient liegt auf dem Rücken. Der Arzt steht auf der verletzten Seite. Mit der einen Hand hält er die Hüfte, mit der anderen greift er das Fußgelenk.

Er zieht das Fußgelenk des Patienten nach unten und bewegt das Bein mehrmals von innen nach außen. Die Bewegung sollte in erster Linie auf den Oberschenkel wirken. (Bild 2-246)

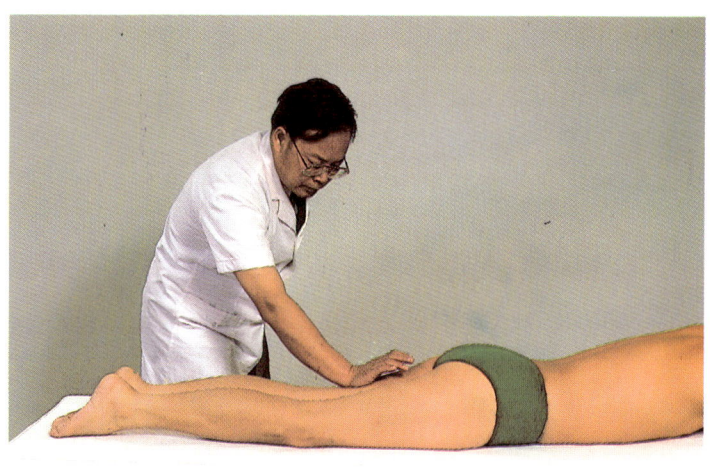

Bild 2-245: Verteilen des Oberschenkelbereichs

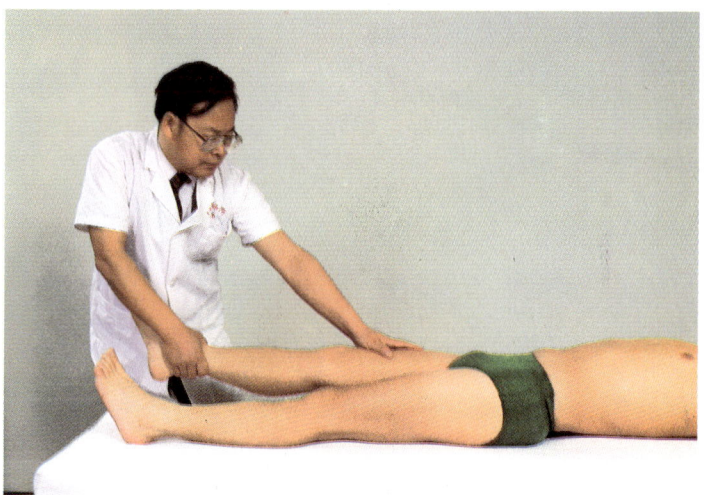

Bild 2-246

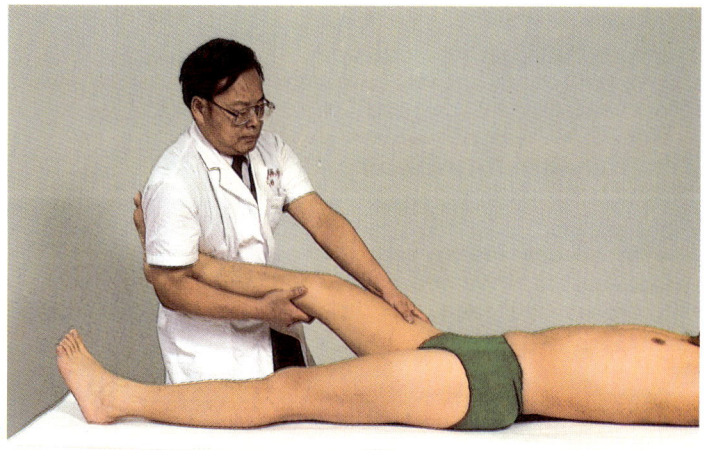

Der Arzt stützt den poplitealen Bereich mit der Hand. Dabei hält er das Fußgelenk in der Achselhöhle. Dann zieht der Arzt kräftig nach hinten. (Bild 2-247)

Bild 2-247

99

Der Arzt beugt Knie und Hüfte des Patienten soweit wie möglich, gleichzeitig preßt er sie nach unten. (Bild 2-248)

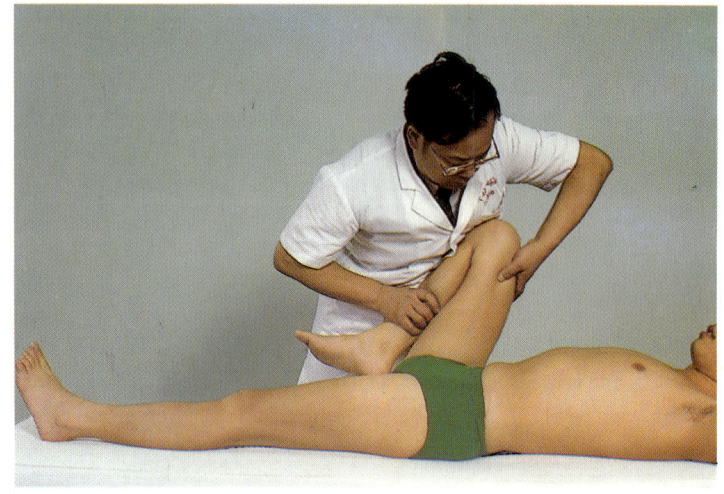

Bild 2-248

Derweil das betroffene Bein gerade gezogen wird, stößt der Arzt vom vorderen Hüftbereich in die Nähe der Leiste vor. (Bild 2-249)

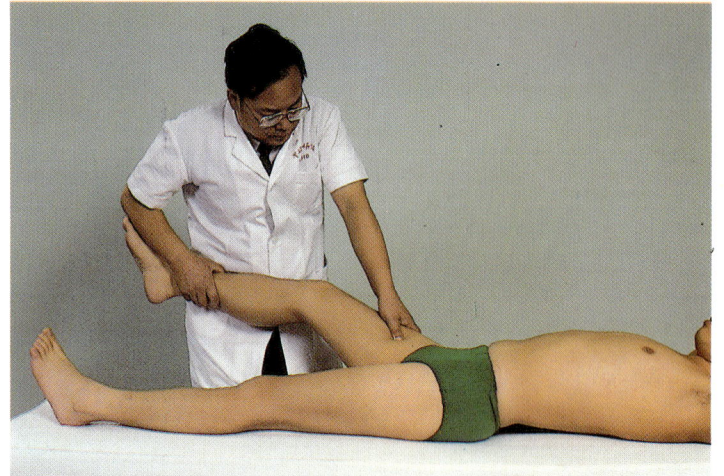

Bild 2-249

b) Die hintere Hüfte

Diese Behandlung umfaßt Ziehen, Klopfen und Pressen. Sie ist angezeigt bei Verletzungen des hinteren Hüftgewebes und bei Entzündungen der Faszie des Musculus glutaeus sowie in Verbindung mit Kneten und Zwicken bei Bursitis des Tuber ischiadicum und Verletzung am Ende des Oberschenkelextensors.

Die Behandlung baut Krampf und Adhäsion ab und sollte akkurat und zusammenhängend ausgeführt werden.

Position: Der Patient sitzt. Der Assistent steht hinter ihm und hält ihn bei den Schultern. Der Arzt hockt vor dem Patienten. Er faßt hüftnah am verletzten Schenkel und das Fußgelenk.

Unter Zug läßt er das betroffene Bein mehrmals kreisen. (Bild 2-250)

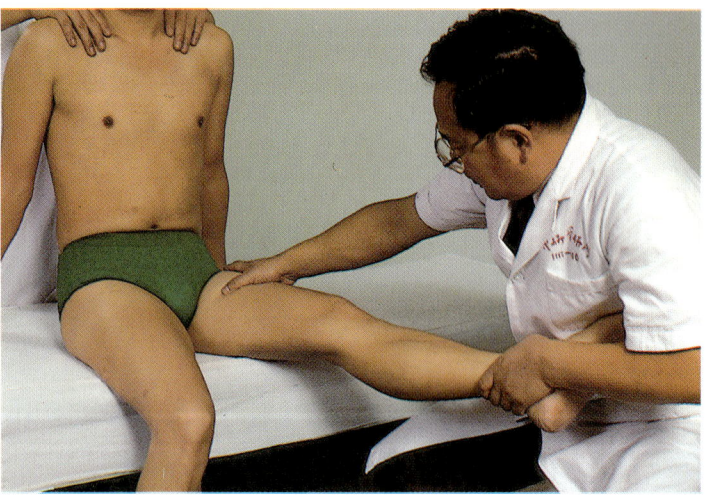

Bild 2-250

Der Arzt hält das Fußgelenk des Patienten in der Achselhöhle. Er zieht das Bein vor und leicht zur Seite. (Bild 2-251)

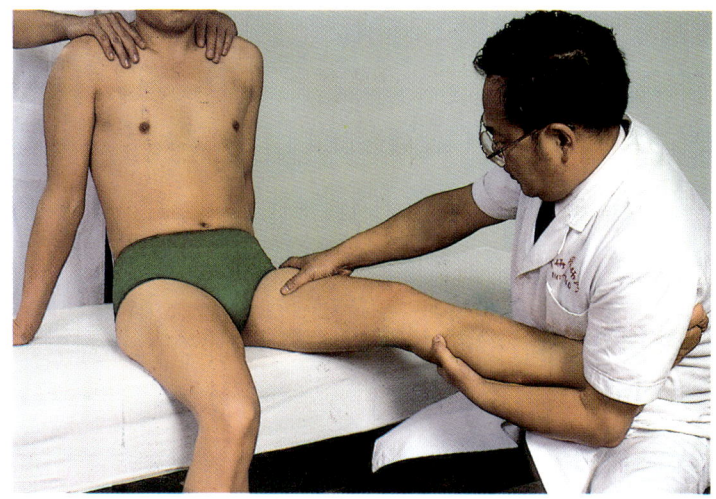

Bild 2-251

Der Arzt beugt Knie und Hüfte des Patienten soweit wie möglich, so daß das Knie sich der Brust nähert und die Ferse dem Gesäß. Der Assistent stößt zur Beugung des lumbalen Bereichs die Schultern des Patienten nach vorne. (Bild 2-252)

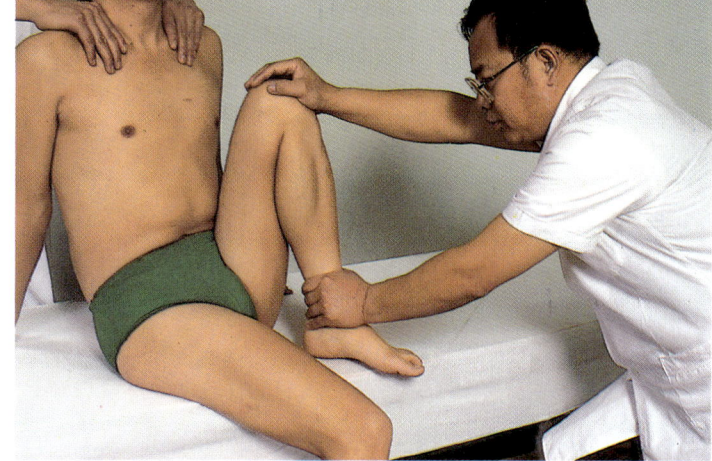

Bild 2-252

c) Die Seite

Diese Behandlung besteht aus Ziehen, Pressen, Schaukeln, Beugen von Knie und Hüfte, Abduktion und Supination. Sie ist angezeigt bei Verletzungen der Faszie des Musculus glutaeus, des M. tensor fasciae latae und des M. tractus iliotibialis sowie bei kompensatorischer Verkürzung nach Beinverletzungen. Die Behandlung baut Muskelkrämpfe und Schmerzen ab und muß akkurat ausgeführt werden.

Position: Der Patient liegt auf dem Rücken. Hüfte und Knie sind gebeugt. Der Arzt steht auf der verletzten Seite. Mit der einen Hand hält er das Fußgelenk des Patienten, mit der anderen dessen Knie. Das Hüftgelenk wird mehrmals nach außen gedreht. (Bild 2-253)

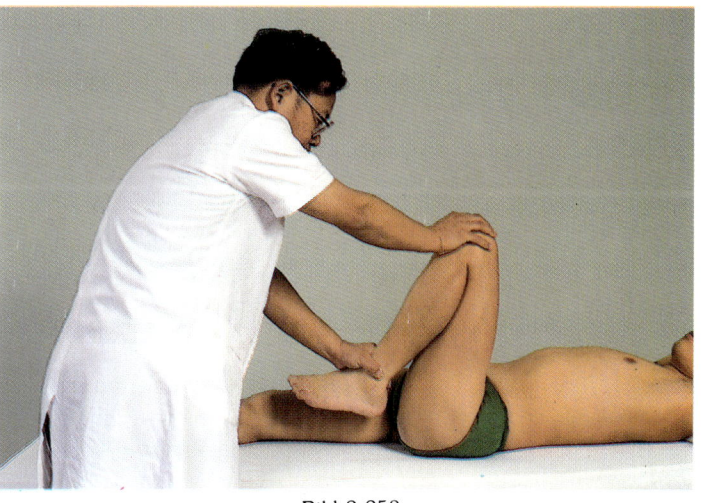

Bild 2-253

Der Arzt schützt den betroffenen Bereich mit der Hand. Das
Hüftgelenk wird soweit wie möglich
abduziert. (Bild 2-254)

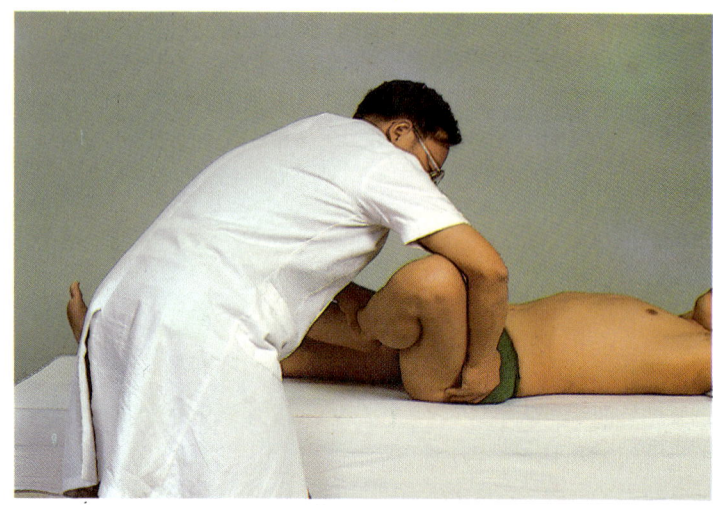

Bild 2-254

Die betroffenen unteren Gliedmaßen werden schnell gerade ausgestreckt, derweil der Arzt den
unteren Hüftbereich preßt und
massiert. (Bild 2-255)

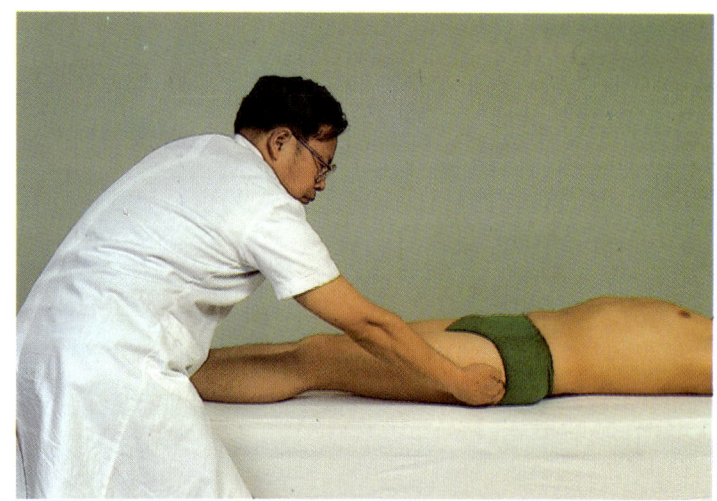

Bild 2-255

d) Die mediale Seite

Die Behandlung umfaßt Ziehen,
Schaukeln und Pressen. Sie kann
bei vorübergehender Synovitis der
Hüfte und kompensatorischer Ver-
längerung nach einer Beinverlet-
zung eingesetzt werden. Sie baut
Krämpfe ab und öffnet die Gefäße.
Wenn die Methode korrekt ausgeführt wird, können die Symptome
sofort verschwinden. Deshalb muß
sie akkurat und kompetent angewandt werden.

Position: Der Patient liegt auf
dem Rücken. Der Arzt steht auf der
verletzten Seite. Er hält Fußgelenk
und Hüfte des Patienten mit den
Händen.

Der Arzt bewegt die Gliedmaßen
unter Zug mehrmals vor und zurück. (Bild 2-256)

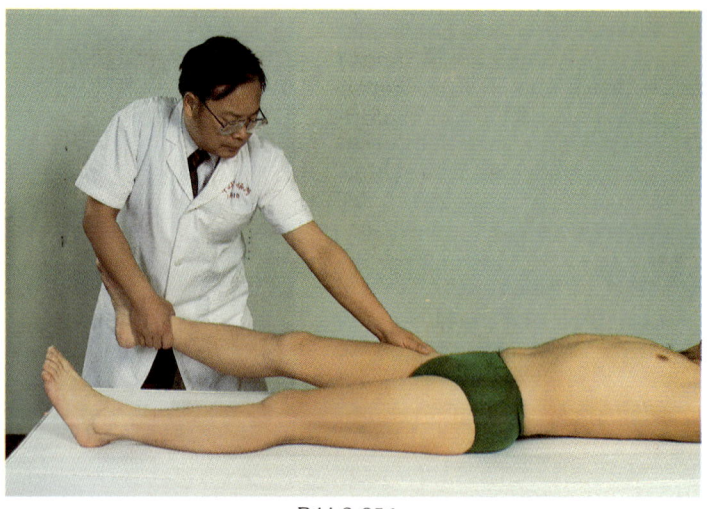

Bild 2-256

Knie und Hüfte sind gebeugt.
Der Arzt preßt kräftig nach unten.
(Bild 2-257)

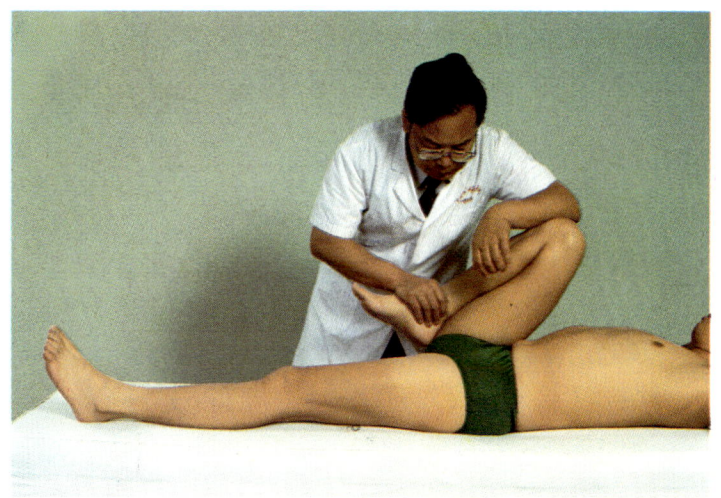

Bild 2-257

Obige Aktion beibehaltend,
setzt der Arzt den Daumen ein, um
die Gegend hinter dem Tuber ischiadicum zu pressen. (Bild 2-258)

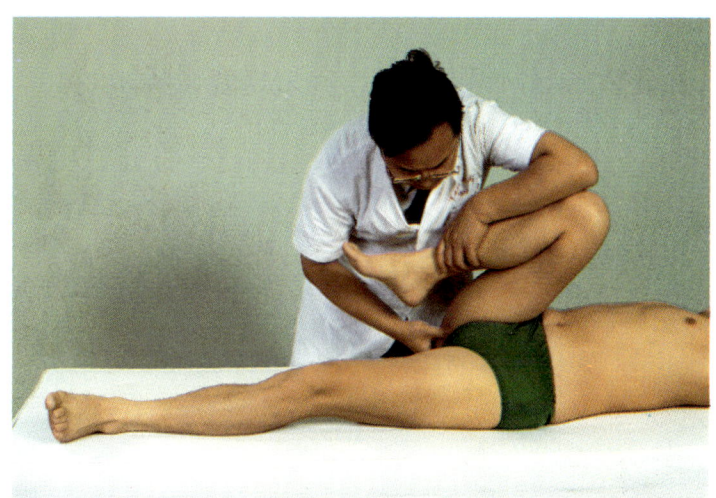

Bild 2-258

Als nächstes wird das Kniegelenk gestreckt. (Bild 2-259)
    Der Patient wird angewiesen,
keine anstrengenden Lauf- oder
Springbewegungen zu unterneh-
men sowie übermäßige Supination
oder übermäßige Abduktion des
Hüftgelenks zu vermeiden.

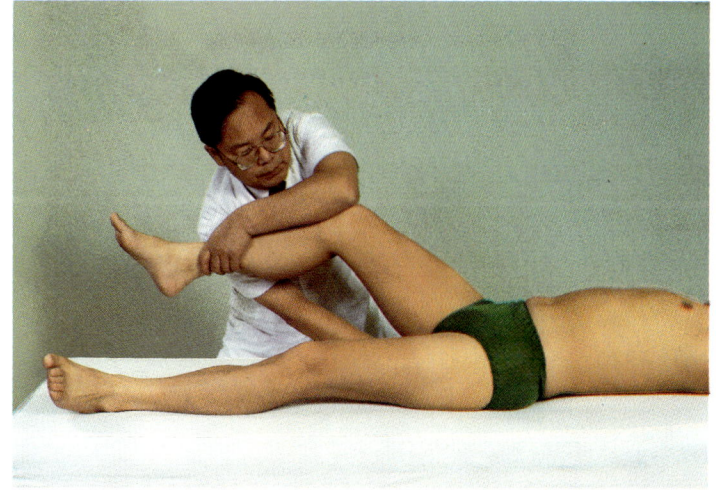

Bild 2-259

e) Massage bei Verletzung des Musculus piriformis

Verletzungen des Musculus piriformis sind häufig. Sie sind gekennzeichnet durch örtlichen Schmerz und Schwierigkeiten beim Gehen in leichteren Fällen, sowie Irritation des Ischiasnervs, die zu Lähmungserscheinungen, Ischias, Schwäche, Taubheitsgefühlen etc. führen kann.

Die Behandlung besteht im wesentlichen aus Kneten und Ziehen. Sie entspannt die Muskeln und baut Krämpfe und Schmerzen ab. Die Durchführung sollte sanft und akkurat sein. Im Mittelpunkt der Behandlung steht der Bereich, in dem sich verkrampftes Gewebe und korkenähnliche Muskelbündel befinden.

Position: Der Patient liegt auf dem Bauch. Der Arzt steht neben dem Bett und setzt zur Entspannung der Muskeln zuerst die rollende Methode ein.

Bild 2-260

Der betroffene Bereich wird mit beiden Daumen gepreßt. (Bild 2-260)

Der Arzt benutzt einen der beiden Ellbogen, um die Muskeln des Gesäßes mit moderater Kraftanwendung zu pressen. (Bild 2-261)

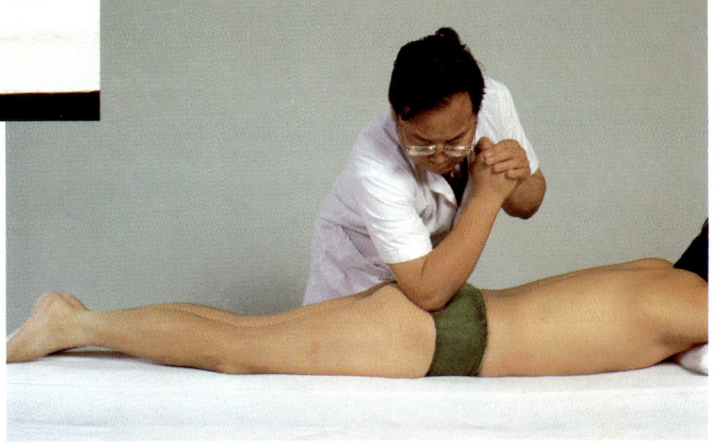

Bild 2-261

Der Patient dreht sich auf den Rücken. Der Arzt beugt Knie und Hüfte und beschreibt eine kreisende Bewegung nach innen, um den Musculus piriformis zu dehnen. (Bild 2-262)

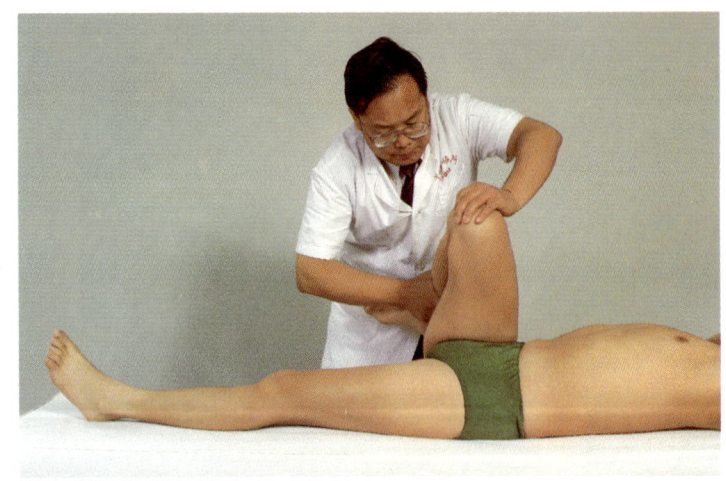

Bild 2-262

9. Knie- und Beinbereich

Das Knie, ein flaches Gelenk, das sich sowohl strecken wie beugen läßt, weist eine komplizierte Struktur auf. Es ist instabil und leicht verletzbar. Da es das gesamte Körpergewicht trägt, sind seine Bänder, das Synovium und der Meniskus sehr verletzungsempfindlich. Häufig auftretende Probleme bei diesem Gelenk sind Adhäsion, Steifheit und Bewegungseinschränkungen sowie andere Folgen von Verletzungen und degenerativen Veränderungen, die sich in einem Sporn auf der Oberfläche des Gelenks oder einem verdickten Fettpolster niederschlagen. Überdies können sich Schmerzen und Bewegungseinschränkungen auch ohne positive Symptome einstellen. Sie werden Zwischenstörungen des Knies genannt.

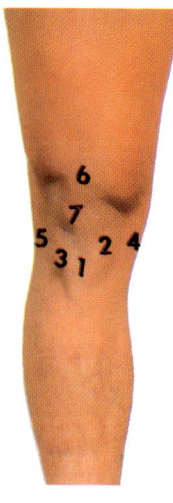

1. Kniescheibeband
2. Fettpolster
3. Rand des Meniskus
4. Mediales Kollateralband
5. Laterales Kollateralband
6. Musculus quadriceps femoris
7. Rand der Kniescheibe

Die Behandlung des Knies besteht hauptsächlich aus Entspannen und Zupfen der Sehnen, Schütteln und Bewegen des Gelenks, um Weichteilentzündungen abzubauen, die Gelenkstruktur zu adjustieren, die ineinandergreifenden Gelenke freizumachen und ihre Funktion wiederherzustellen. Wird die Methode korrekt angewandt, stellen sich sehr schnell Ergebnisse ein. Die allgemeinen Behandlungen für Knie und Unterschenkel werden gleichfalls in diesem Kapitel aufgeführt und können zur Behandlung verschiedener Gewebeverletzungen angewandt werden.

Bild 2-263: Häufig auftretende empfindliche Punkte im Kniebereich

(1) Die allgemeinen Methoden

(Bild 2-264 bis 2-273)

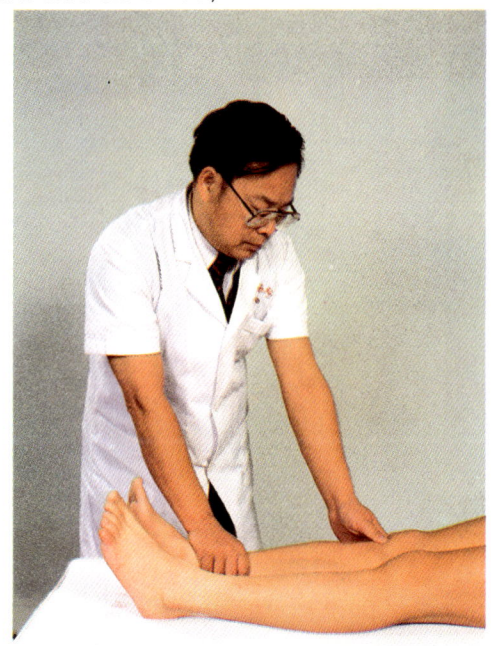

Bild 2-264: Kneten des Knies mit dem Finger

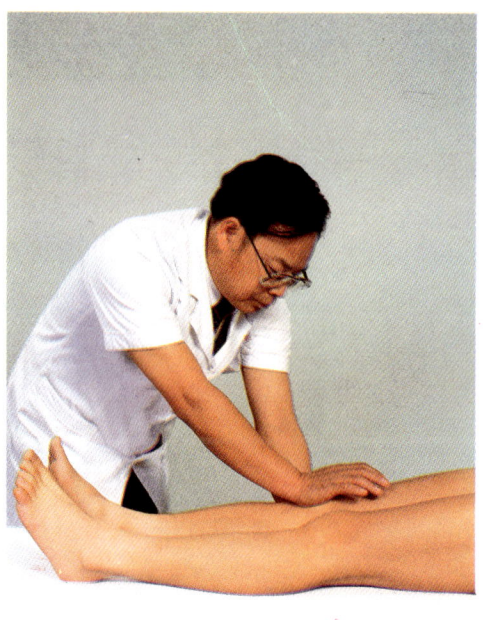

Bild 2-265: Kneten des Knies mit der Handfläche

105

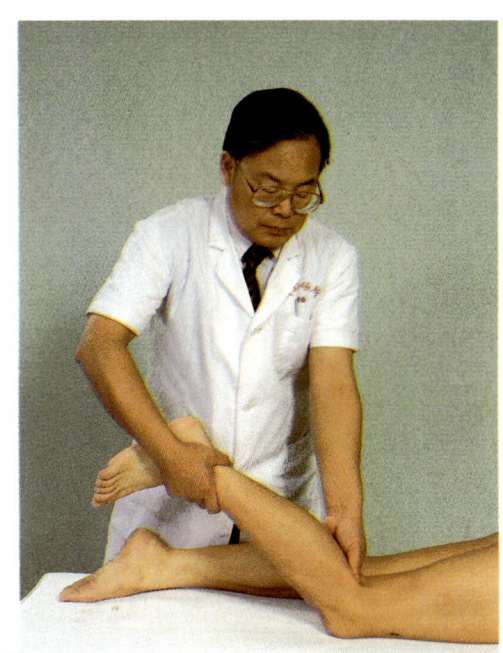

Bild 2-266: Zupfen und Schieben im poplitealen Bereich

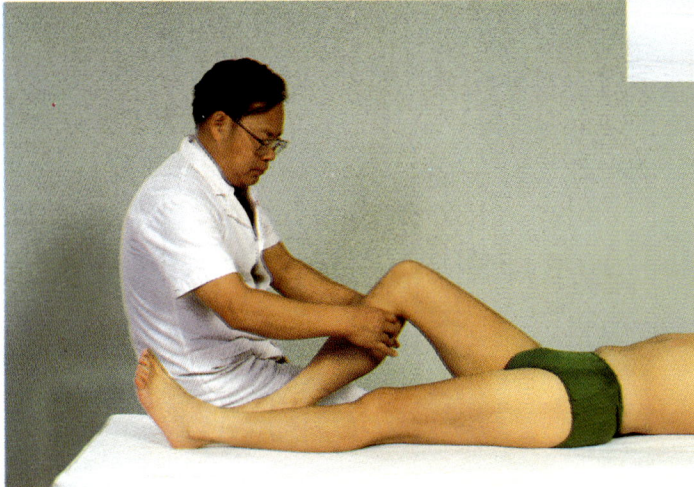

Bild 2-267: Kneten des Wadenmuskels

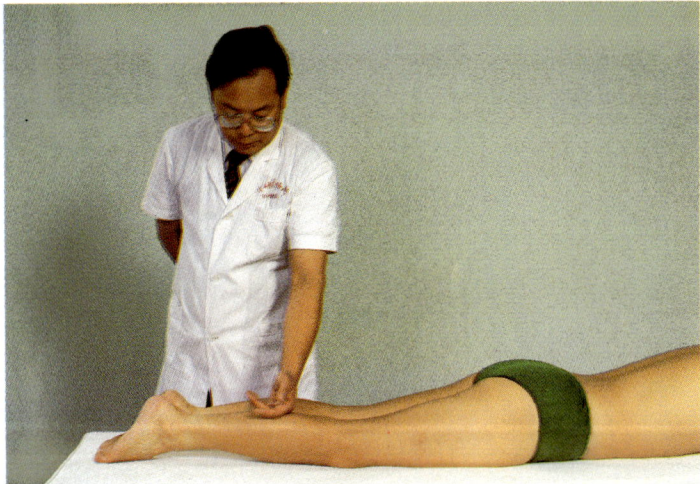

Bild 2-268: Rollen mit dem Handrücken über dem Unterschenkel

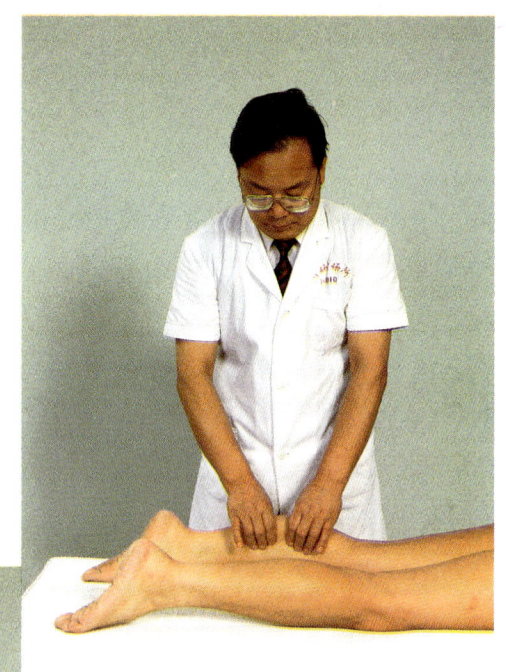

Bild 2-269: Greifmassage des Unterschenkels

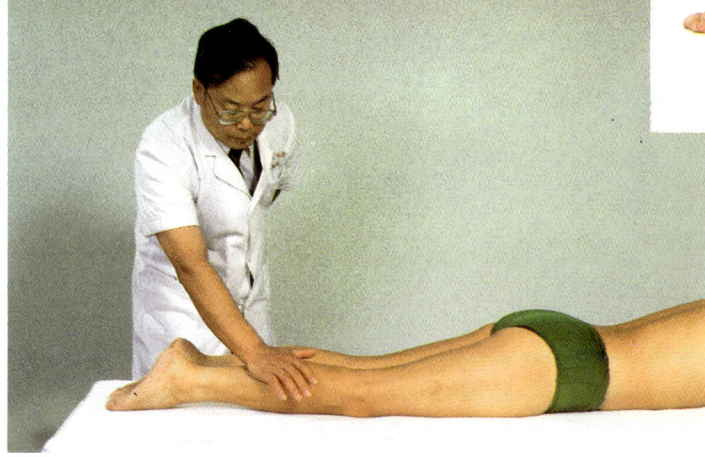

Bild 2-270: Verteilen des Unterschenkels

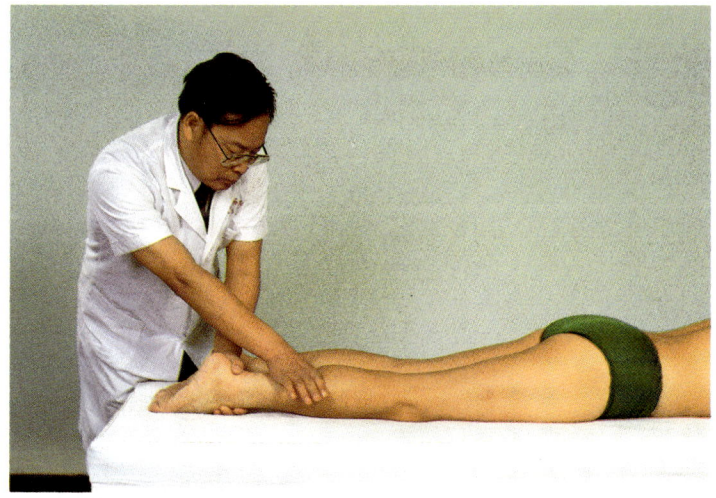

Bild 2-271: Auf- und abwärtiges Glätten des Unterschenkels

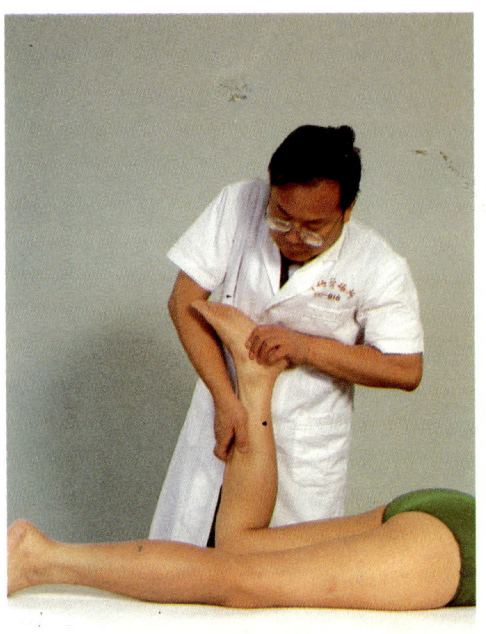

Bild 2-272: Auf- und abwärtiges Glätten für den vorderen tibialen Bereich

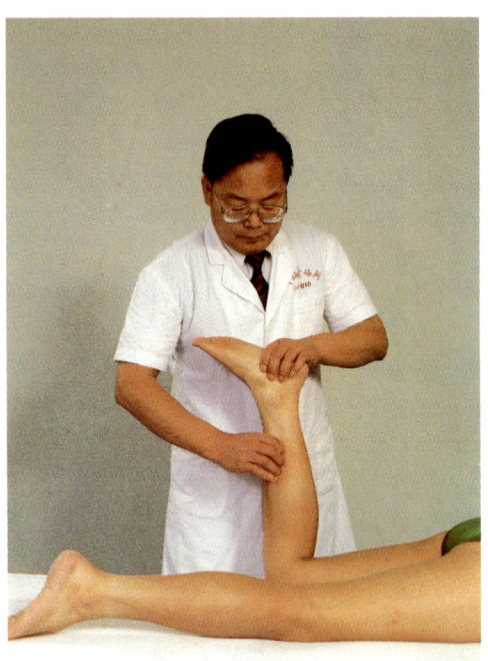

Bild 2-273: Kneten für den vorderen tibialen Bereich

(2) Die lokal angewandten Methoden

a) Massage der medialen Knieseite

Die Behandlung setzt sich aus Ziehen, Schaukeln, Kneten, Stoßen und Pressen zusammen. Sie wird eingesetzt bei internen Weichteilverletzungen des Knies, darunter Verletzungen der tibialen Kollateralbänder sowie der des Meniskus. Die Behandlung glättet die Sehnen, fördert die Blutzirkulation und baut Entzündung ab. Entscheidend ist, den verletzten Bereich mit angemessener Kraftanwendung zu pressen und die einzelnen Behandlungsteile in ordnungsgemäßer Reihenfolge abzuwickeln.

Position: Der Patient sitzt auf der Bettkante. Der Assistent sitzt auf der verletzten Seite und hält das Bein des Patienten fest. Der Arzt hockt vor dem Patienten. Er greift Fußgelenk und Knie des Patienten. Der Daumen liegt auf dem verletzten Bereich.

Der Arzt schüttelt das Knie unter Zug mehrmals und knetet mit dem Daumen den betroffenen Bereich. (Bild 2-274)

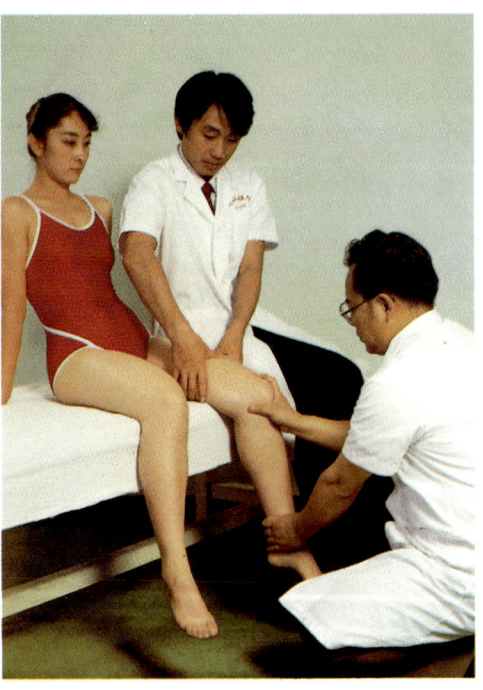

Bild 2-274

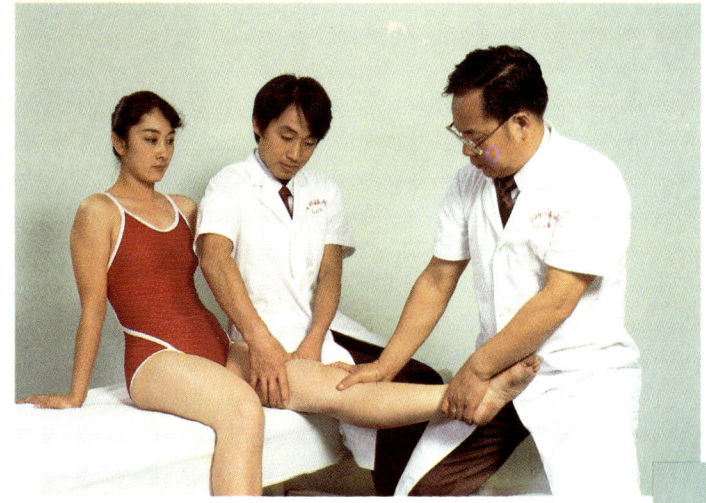

Bild 2-275

Der Arzt steht neben dem Patienten und streckt dessen Knie. (Bild 2-275)

Der Patient beugt Hüfte und Knie. Der Arzt preßt den betroffenen Bereich mehrmals mit dem Daumen. (Bild 2-276)

b) Die laterale Seite des Knies

Diese Methode besteht aus Ziehen, Beugen und Pressen. Sie wird zur Behandlung von Weichteilverletzungen des Knies eingesetzt, z.B. Verletzungen der lateralen Kollateralbänder und des lateralen Meniskus.

Position: Der Patient liegt auf der Seite. Die betroffene Seite ist nach oben gerichtet. Der Assistent hält den Oberschenkel und der Arzt das Fuß- und Kniegelenk des Patienten.

Arzt und Assistent ziehen in entgegengesetzte Richtung und bewegen das Bein des Patienten mehrmals vor und zurück. (Bild 2-277)

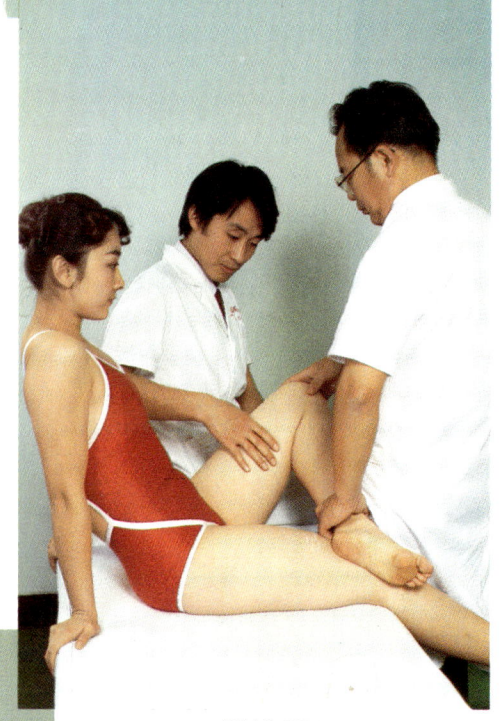

Bild 2-276

Bild 2-277

Der Patient liegt auf der Seite.
Hüfte und Knie sind gebeugt. Mit
dem Daumen preßt der Arzt den
betroffenen Bere*ch. (Bild 2-278)

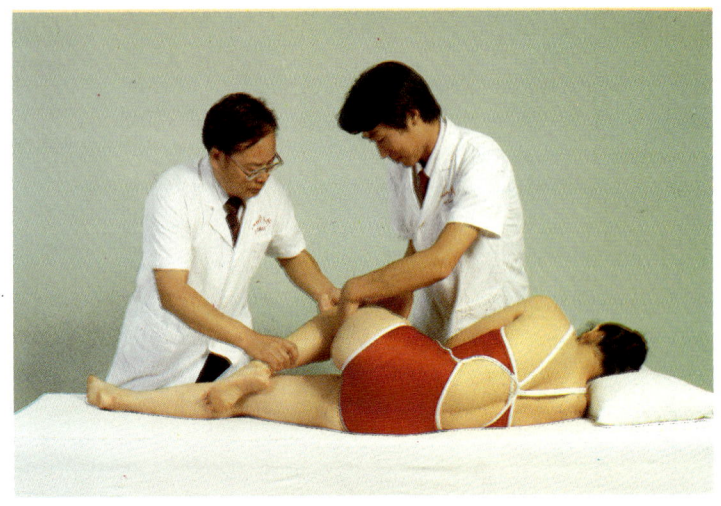

Bild 2-278

c) Der vordere Kniebereich

Die Behandlung — sie zerfällt
in zwei Teile — besteht in der
Hauptsache aus Ziehen, Perkus-
sion, Pressen und Kneten und wird
eingesetzt bei Weichteilverletzungen im vorderen Kniebereich.

Behandlung I

Position: Der Patient sitzt. Ein
Assistent hält den betroffenen
Schenkel, derweil der andere Assistent vor dem Patienten steht und
dessen Fuß mit beiden Händen
festhält. Der Arzt beugt sich zur
Durchführung der Therapie über
den betroffenen Bereich.

Die beiden Assistenten ziehen
das Bein in entgegengesetzte Richtung. Der Assistent, der den Fuß
hält, bewegt diesen mehrmals vor
und zurück. Der Arzt führt im poplitealen Bereich die Perkussions-
therapie durch. (Bild 2-279)

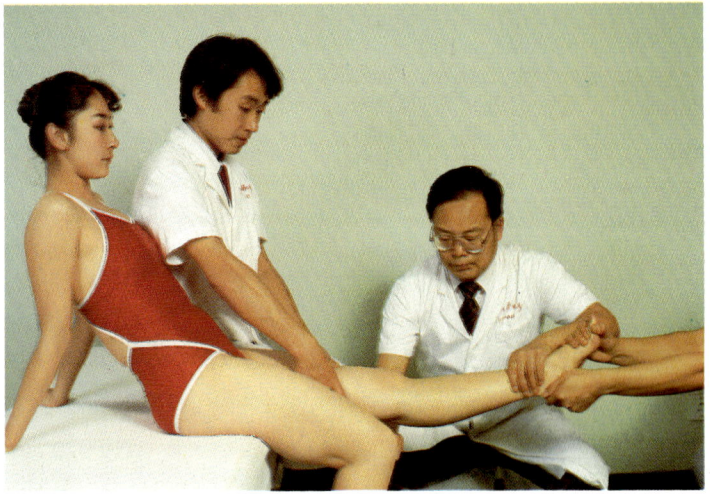

Bild 2-279

Das Knie wird gebeugt und dann
gestreckt. (Bild 2-280)

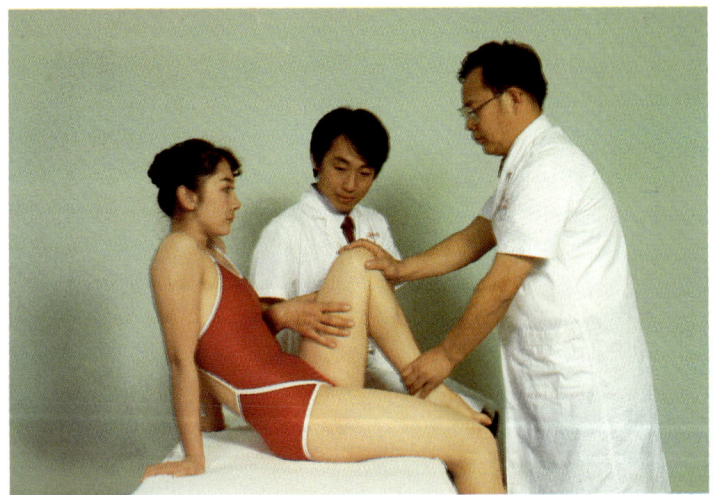

Bild 2-280

110

Behandlung II

Position: Der Patient liegt auf dem Rücken. Der Arzt beugt sich über die betroffene Seite und faßt mit dem Daumen und vier geschlossenen Fingern die Kniescheibe des Patienten. Die Kniescheibe wird in einer sanften, gleitenden Bewegung mehrmals hochgehoben und wieder heruntergelassen. (Bild 2-281)

Das Kniegelenk wird gebeugt. Der Arzt legt den Daumen auf den oberen Rand der Kniescheibe. (Bild 2-282)

Das Kniegelenk wird nach und nach gestreckt, derweil der Arzt den Daumen an der beschriebenen Stelle behält und die Kniescheibe nach unten stößt. Die Bewegung kann mehrmals wiederholt werden. (Bild 2-283)

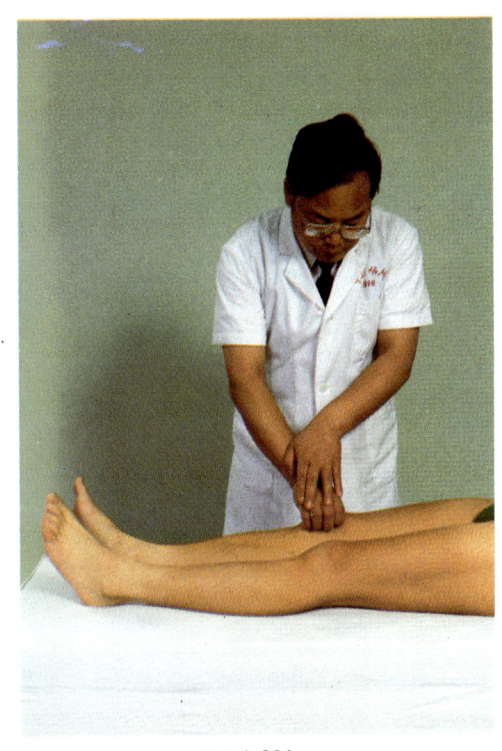

Bild 2-281

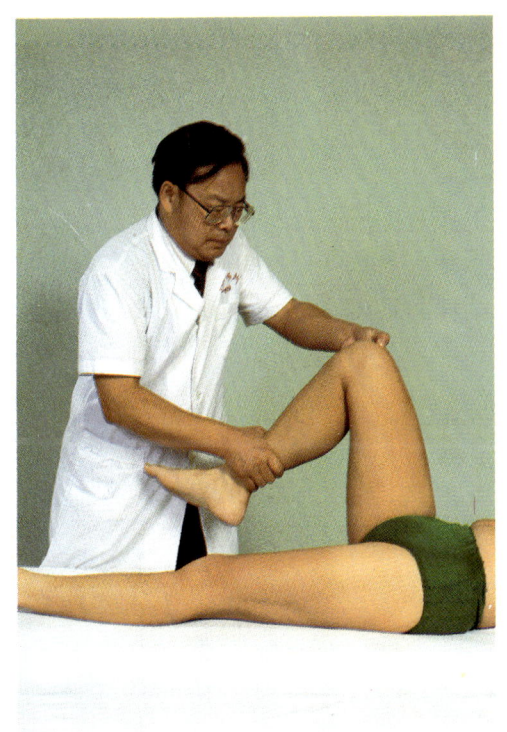

Bild 2-282

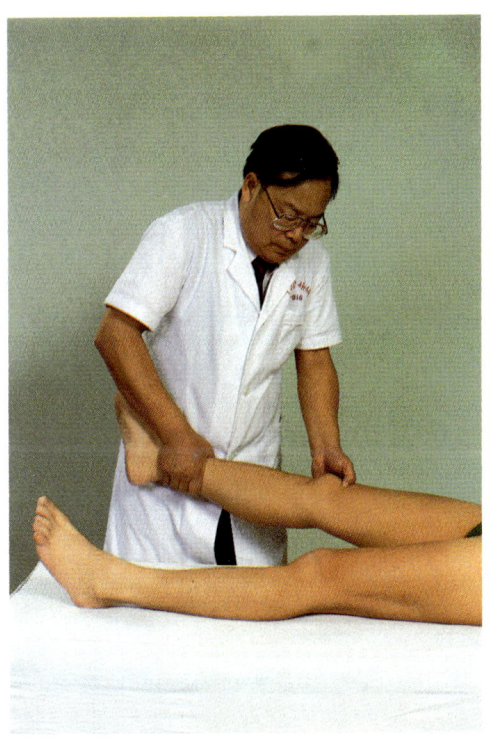

Bild 2-283

111

d) Abbau von Kniegelenk-Adhäsionen und Gelenksperren

Diese Methode besteht aus Ziehen, Beugen und Bewegen des Knies. Sie wird zur Behandlung von Steifheit und Arretierung des Kniegelenks als Folge von Weichteilverletzungen eingesetzt.

Position: Der Patient sitzt. Der Assistent sitzt auf der betroffenen Seite und hält den Oberschenkel des Patienten mit beiden Händen fest. Auch der Arzt steht auf der betroffenen Seite. Mit einer Hand hält er das Fußgelenk und mit der anderen das Knie des Patienten.

Der Arzt und der Assistent ziehen den Unterschenkel und bewegen ihn vor und zurück. (Bild 2-284)

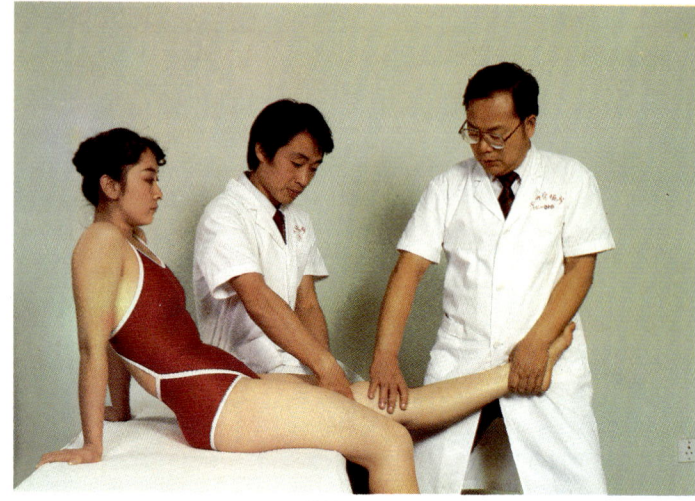

Bild 2-284

Der Arzt stellt sich dann vor den Patienten, hält dessen Knie mit beiden Händen fest, klemmt sich dessen Fußgelenk zwischen die Beine und zieht. Anschließend wird das Knie des Patienten bis zur Toleranzgrenze gebeugt. (Bild 2-285)

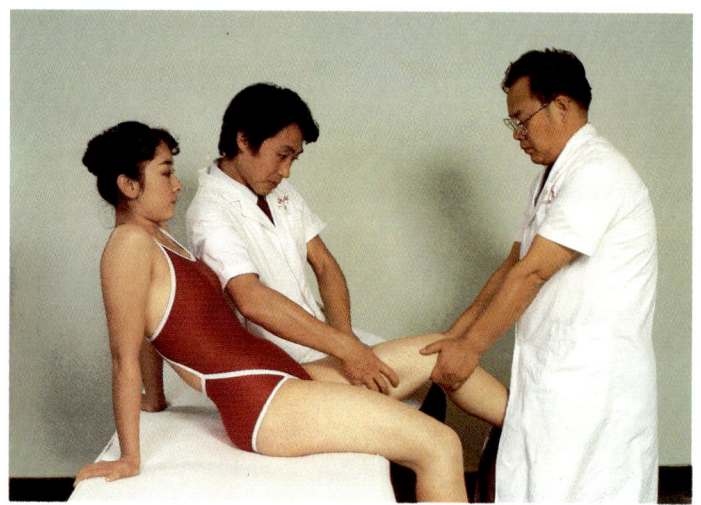

Bild 2-285

10. Fußgelenk und Fuß

Das Fußgelenk trägt die Körpermasse, unterstützt Bewegungen und wirkt als Stoßdämpfer. Weichteilverletzungen im Fußgelenkbereich an Bändern, Faszien und Sehnen sind sehr häufig. Kleinere Fehlstellungen der tarsalen Gelenke können zu Verformungen des Fußgewölbes führen. Die Therapie setzt Ziehen, Kneten und Pressen ein. Sie ist wirksam bei Schwellung und geeignet zur Adjustierung gelenkverbindender Strukturen. Die Bewegungen sollten mit leichter, milder Kraftanwendung ausgeführt werden, besonders im Falle von frischen Weichteilverletzungen mit Schwellung.

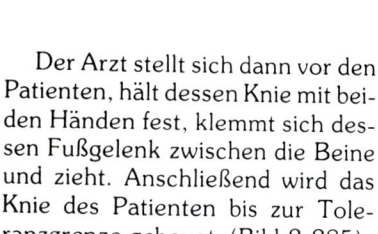

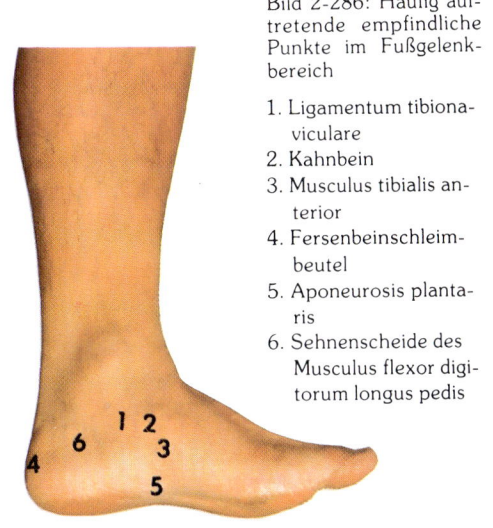

Bild 2-286: Häufig auf-
tretende empfindliche
Punkte im Fußgelenk-
bereich

1. Ligamentum tibiona-
   viculare
2. Kahnbein
3. Musculus tibialis an-
   terior
4. Fersenbeinschleim-
   beutel
5. Aponeurosis planta-
   ris
6. Sehnenscheide des
   Musculus flexor digi-
   torum longus pedis

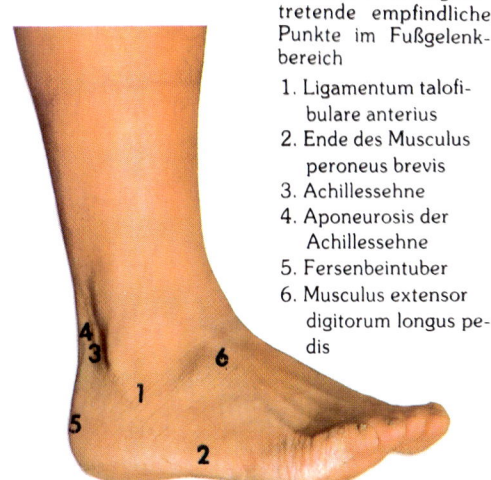

Bild 2-287: Häufig auf-
tretende empfindliche
Punkte im Fußgelenk-
bereich

1. Ligamentum talofi-
   bulare anterius
2. Ende des Musculus
   peroneus brevis
3. Achillessehne
4. Aponeurosis der
   Achillessehne
5. Fersenbeintuber
6. Musculus extensor
   digitorum longus pe-
   dis

a) Behandlung der vorderen Fußgelenkpartie

Diese Methoden werden zur Behandlung von Weichteilverletzungen im vorderen Fußgelenkbereich
eingesetzt. Am häufigsten sind Mikro-Dislokationen und Weichteilverletzungen um den Talus herum.

Die Vorderseite

Position: Der Patient sitzt oder
er liegt auf dem Rücken. Der betroffene Fuß wird vom Bett weggestreckt. Der Assistent sichert das
Fußgelenk, derweil der Arzt den
Fuß mit beiden Händen hält und
den betroffenen Bereich mit den
Daumen preßt.

Das Fußgelenk bleibt unter Zug
durch Arzt und Assistenten. Das
Fußgelenk wird mehrmals bewegt,
derweil der Arzt den betroffenen
Bereich mit den Daumen preßt.
(Bild 2-288)

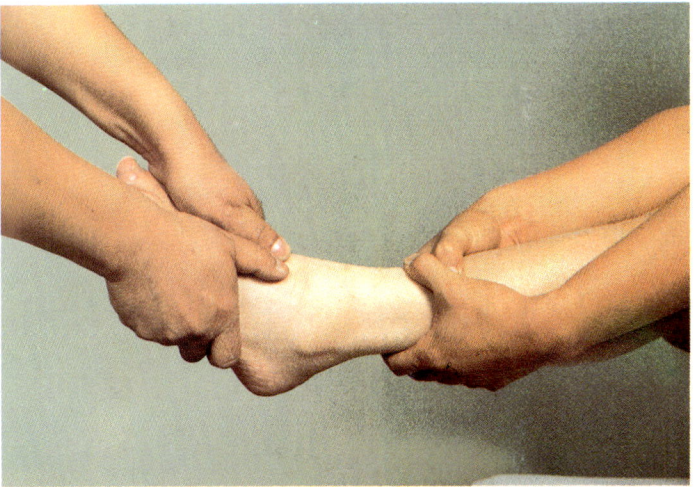

Bild 2-288

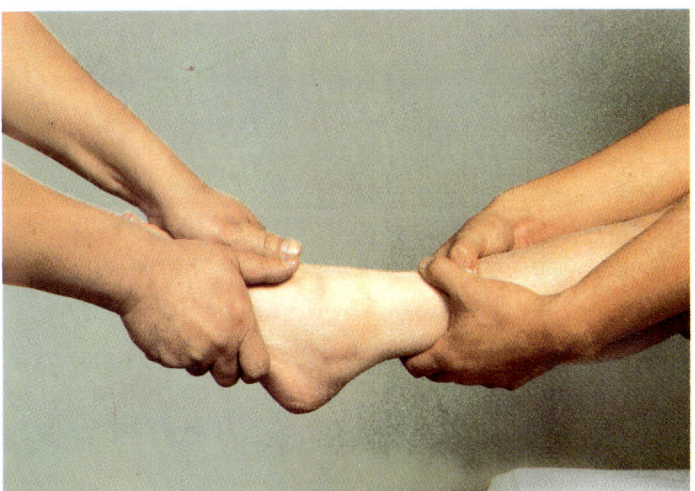

Plantare Beugung des Fußgelenks unter Zug. (Bild 2-289)

Bild 2-289

Beugen des Fußgelenks, während der betroffene Bereich mit beiden Daumen gepreßt wird. (Bild 2-290)

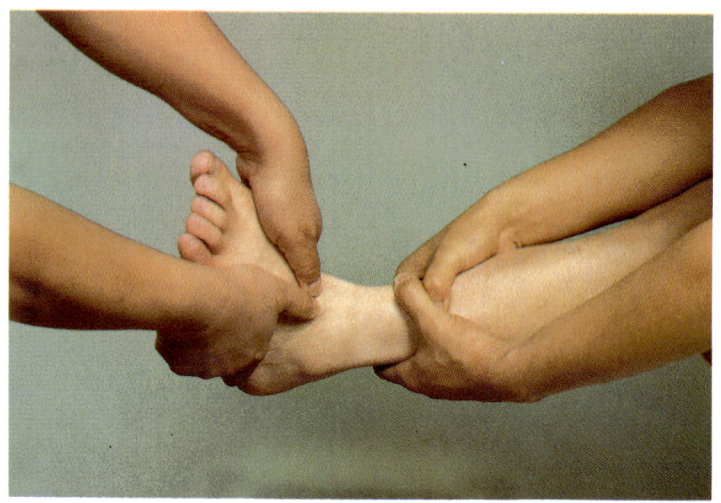

Bild 2-290

Die vordere laterale Partie

Position: Der Patient sitzt oder er liegt auf dem Rücken. Die betroffenen Gliedmaßen werden vom Bett weggestreckt. Der Assistent sichert das Fußgelenk mit beiden Händen. Der Arzt hält mit der einen Hand die Ferse und mit der anderen den Rist, derweil er den betroffenen Bereich mit dem Daumen preßt.

Arzt und Assistent ziehen das Fußgelenk und bewegen es vor und zurück. Der Arzt knetet den betroffenen Bereich mit dem Daumen. (Bild 2-291)

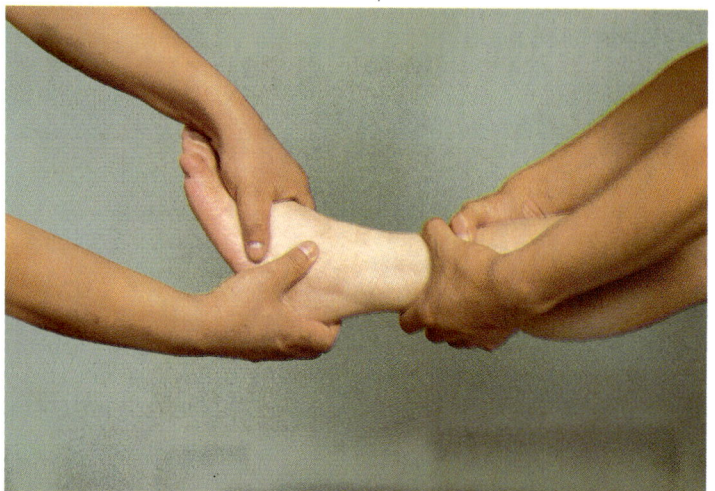

Bild 2-291

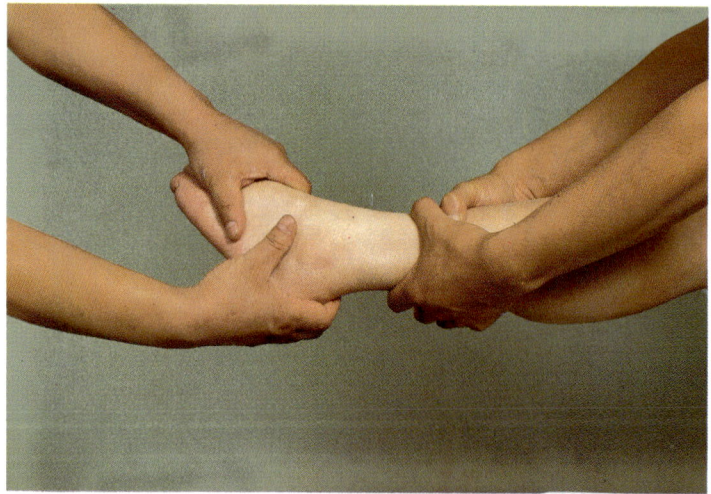

Der Fuß wird plantar gebeugt und nach innen gedreht. (Bild 2-292)

Bild 2-292

Der Fuß wird nach oben gebeugt und nach außen gedreht. Mit dem Daumen preßt der Arzt den betroffenen Bereich. (Bild 2-293)

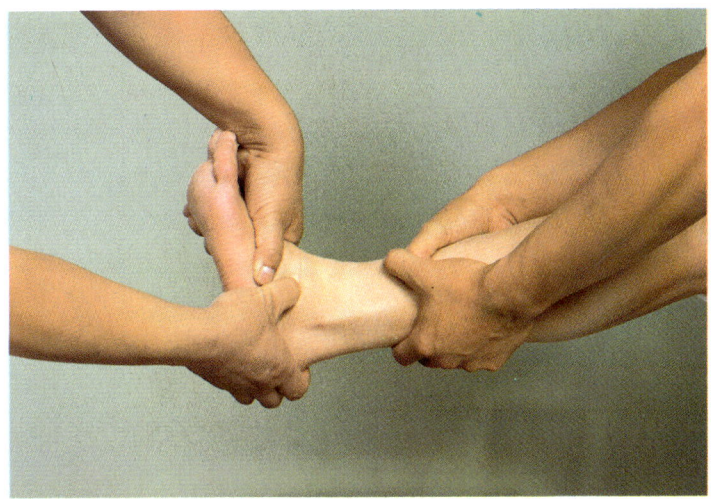

Bild 2-293

Die vordere mediale Partie

Position: Der Patient sitzt oder liegt auf dem Rücken. Die betroffenen Gliedmaßen werden vom Bett weggestreckt. Der Assistent sichert das Fußgelenk.

Arzt und Assistent ziehen in entgegengesetzte Richtung und bewegen das Fußgelenk mehrmals, derweil der Arzt den betroffenen Bereich mit dem Daumen preßt. (Bild 2-294)

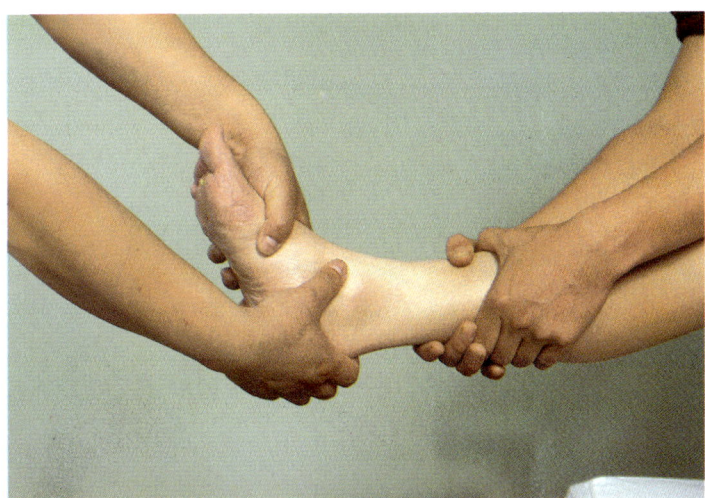

Bild 2-294

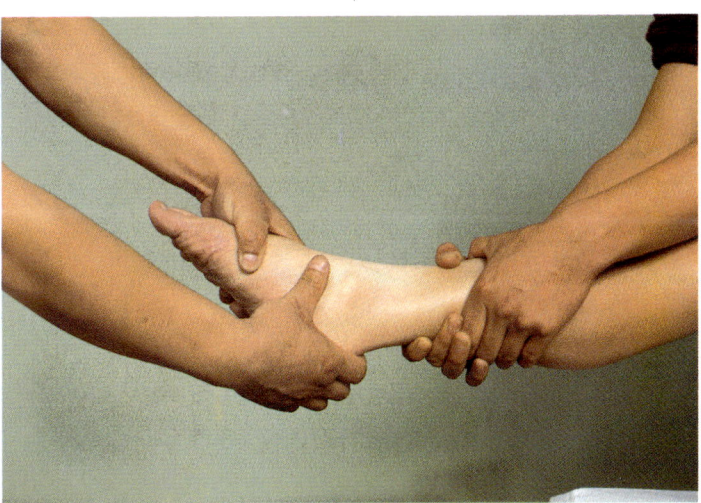

Der Fuß wird in die Plantarflexion gebracht und, immer noch unter Zug, leicht zur Seite gedreht. (Bild 2-295)

Bild 2-295

115

Der Fuß wird nach oben gebeugt und nach innen gedreht, derweil der Arzt mit dem Daumen den betroffenen Bereich preßt. (Bild 2-296)

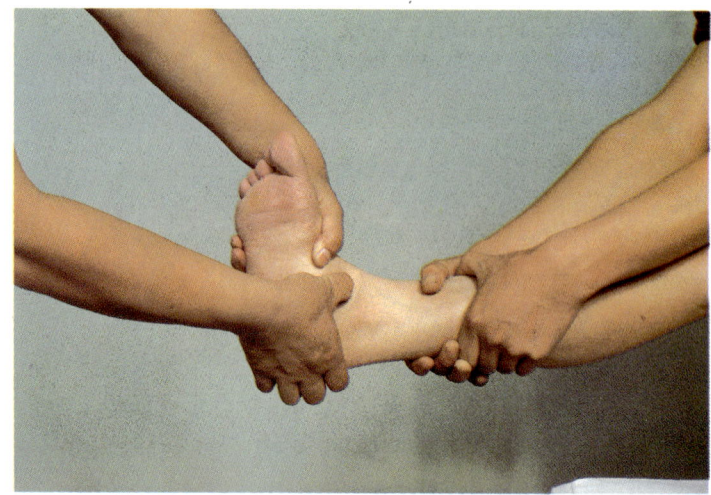

Bild 2-296

b) Behandlung der medialen Fußgelenkpartie

Die Therapie besteht aus Ziehen, Kneten und Pressen. Sie wird bei Weichteilverletzungen der medialen Partie des Fußgelenks eingesetzt.

Position: Der Patient sitzt oder liegt auf der Seite. Dabei müssen die betroffenen Gliedmaßen über das Bett hinausragen. Der Assistent sichert das Fußgelenk.

Arzt und Assistent setzen den Bereich unter Zug und bewegen das Fußgelenk mehrmals, derweil der Daumen den betroffenen Bereich preßt. (Bild 2-297)

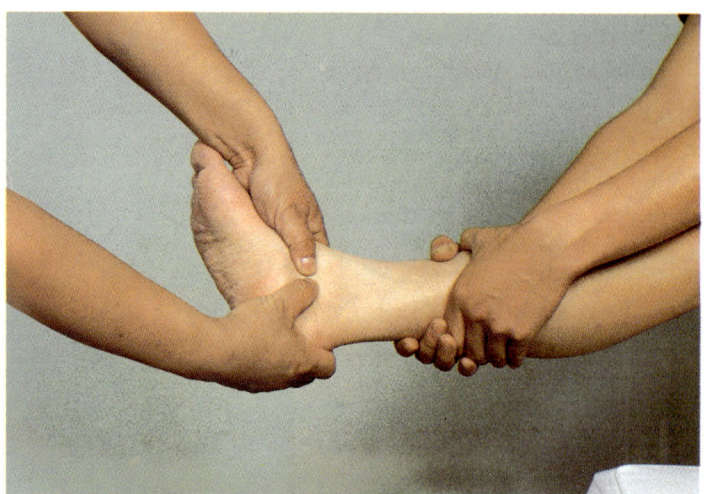

Bild 2-297

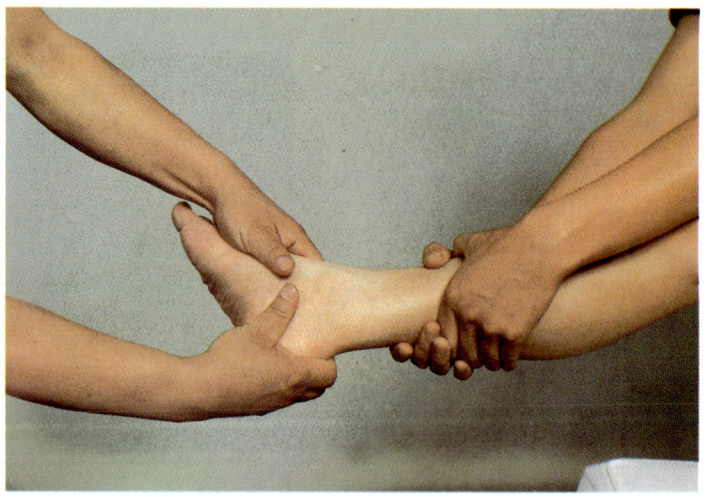

Der Fuß wird unter Zug nach außen gedreht. (Bild 2-298)

Bild 2-298

In Fortsetzung der vorhergehenden Aktion dreht der Arzt das Fußgelenk einwärts und preßt den betroffenen Bereich mit dem Daumen. (Bild 2-299)

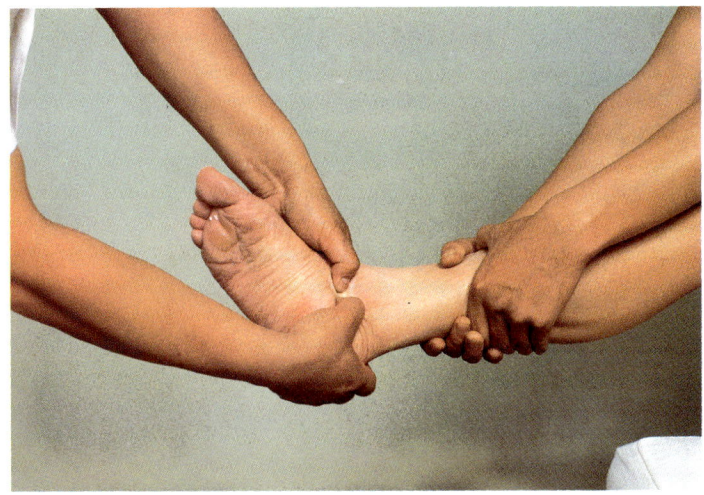

Bild 2-299

c) Behandlung der lateralen Fußgelenkpartie

Diese Methode besteht aus Ziehen, Bewegen, Kneten und Pressen. Sie wird zur Behandlung von Weichteilverletzungen der lateralen Partie des Fußgelenks eingesetzt.

Position: Der Patient sitzt oder liegt auf der Seite. Die verletzten Gliedmaßen sind hochgerichtet. Der Assistent hält die untere Beinpartie des Patienten. Der Arzt hält dessen Fußgelenk mit beiden Händen, derweil die Daumen den betroffenen Bereich pressen.

Arzt und Assistent ziehen das Fußgelenk und bewegen es mehrmals vor und zurück, derweil die Daumen den betroffenen Bereich pressen. (Bild 2-300)

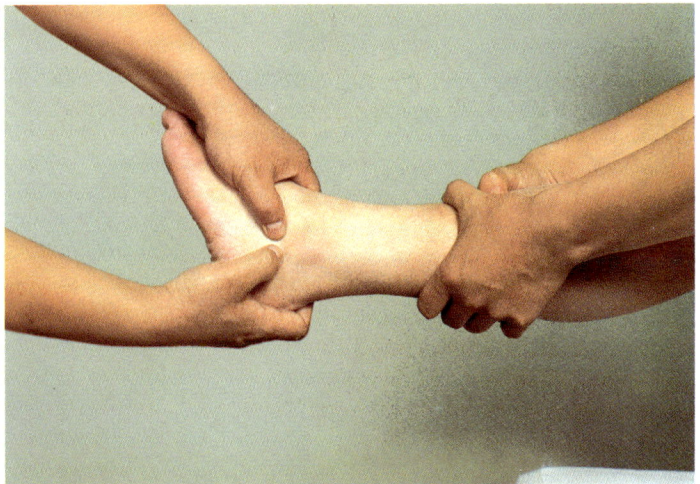

Bild 2-300

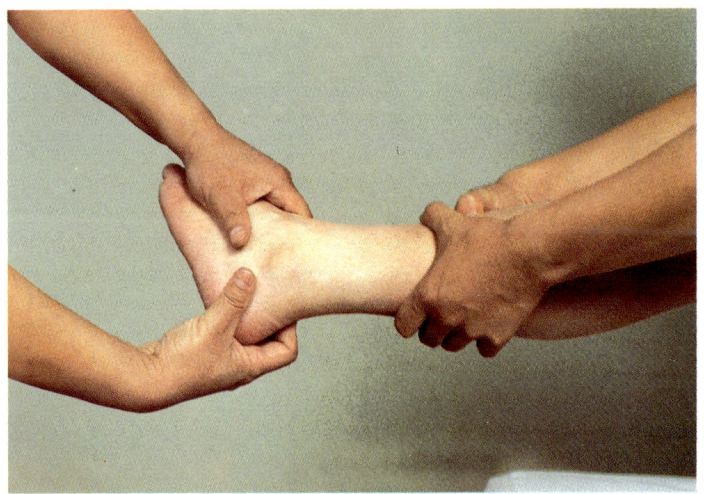

Der Fuß wird unter Zug einwärts gedreht. (Bild 2-301)

Bild 2-301

In Fortsetzung der vorausgegangenen Bewegung wird der Fuß unter Zug nach außen gedreht, derweil die Daumen den betroffenen
Bereich pressen. (Bild 2-302)

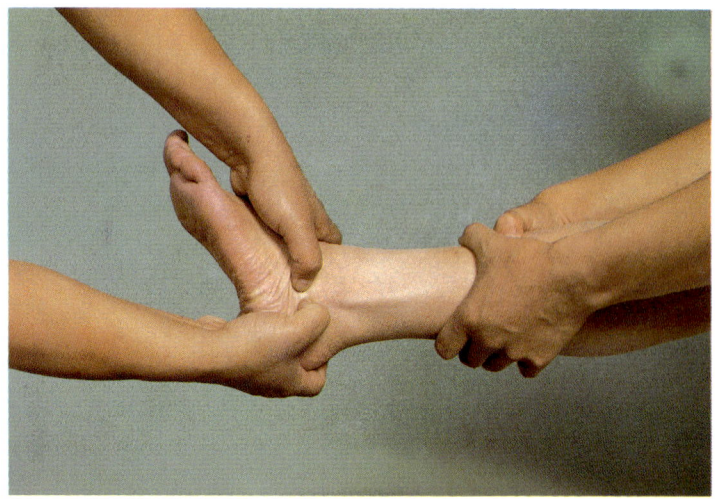

Bild 2-302

d) Behandlung der medialen Fußpartie

Diese Methode wird zur Behandlung der medialen Partie des
Fußgelenks eingesetzt.

Position: Der Patient kann sitzen oder auf der Seite liegen. Der
Assistent hält das distale Ende des
Unterschenkels des Patienten, derweil der Arzt das Fußgelenk hält
und mit dem Daumen den betroffenen Bereich preßt.

Arzt und Assistent ziehen das
Fußgelenk und bewegen es mehrmals vor und zurück, derweil der
Daumen den betroffenen Bereich
knetet. (Bild 2-303)

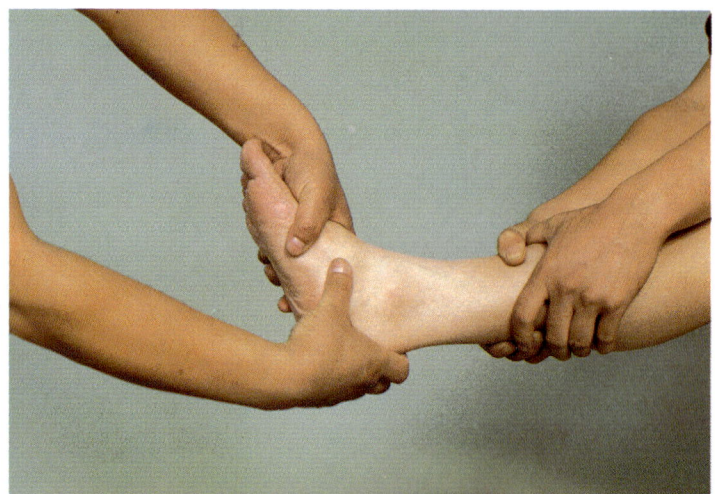

Bild 2-303

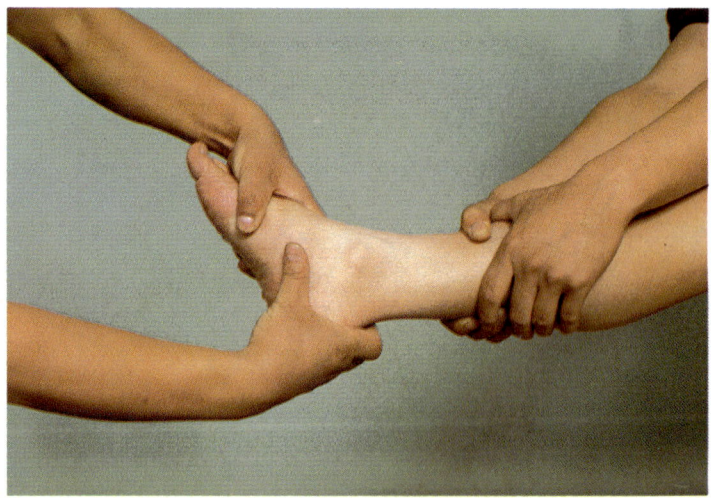

Der Fuß wird unter Zug auswärts gedreht. (Bild 2-304)

Bild 2-304

In Fortsetzung der vorhergehenden Bewegung wird der Fuß unter Zug einwärts gedreht. Der Daumen preßt den betroffenen Bereich. Diese Bewegung kann auch dazu eingesetzt werden, um die Subluxation des Kahnbeins des Fußes zu reponieren. (Bild 2-305)

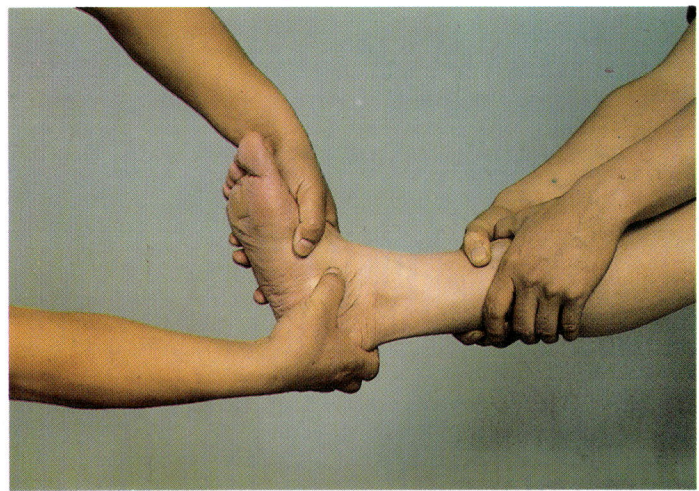

Bild 2-305

e) Behandlung der lateralen Fußpartie

Diese Methode besteht aus Ziehen, lateralen Bewegungen, Kneten und Pressen. Sie wird eingesetzt zur Behandlung von seitlichen Weichteilverletzungen des Fußes.

Position: Der Patient kann sitzen oder auf dem Rücken liegen. Der Arzt sitzt auf der Seite der betroffenen Gliedmaßen. Mit beiden Händen hält er den Fuß des Patienten, derweil der Daumen den betroffenen Bereich preßt.

Das Fußgelenk wird unter Zug leicht bewegt, derweil der Daumen den betroffenen Bereich preßt. (Bild 2-306)

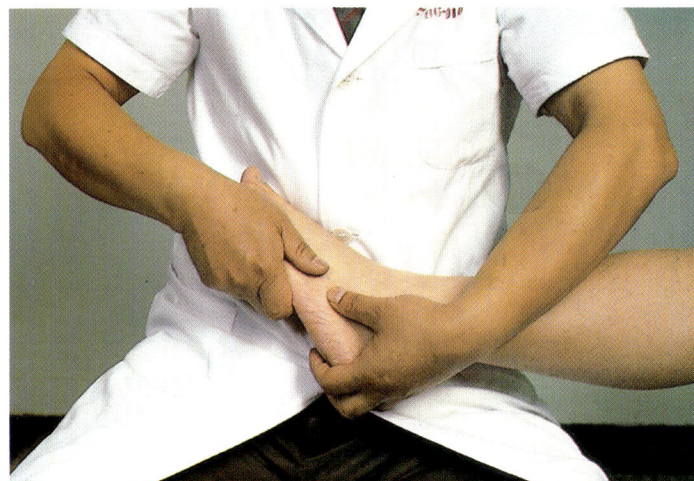

Bild 2-306

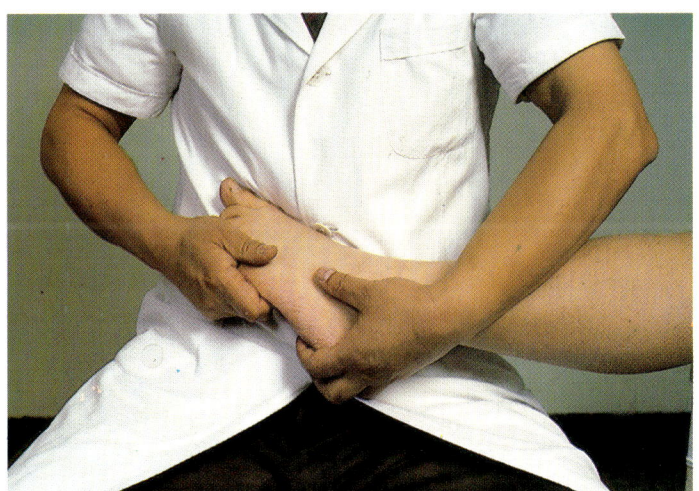

Der Fuß wird in die Plantarflexion gebracht und einwärts gedreht. (Bild 2-307)

Bild 2-307

Der Fuß wird, derweil er nach vorne zeigt, auswärts gedreht. Der Daumen preßt den betroffenen Bereich. Dies unterstützt die Reposition der Subluxation des Würfelbeins. (Bild 2-308)

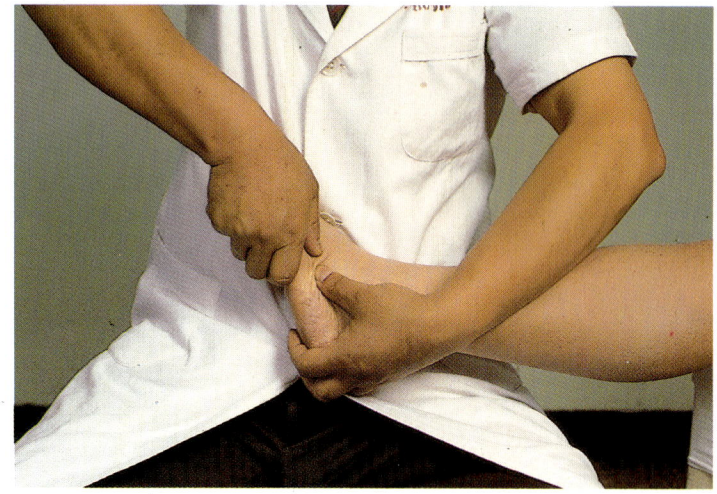

Bild 2-308

f) Behandlung der hinteren Fußpartie

Diese Methode besteht aus Glätten und Trommeln. Sie wird zur Behandlung von Weichteilverletzungen der Ferse eingesetzt, z.B. von Sehnenentzündung und Überdehnungsverletzungen der Achillessehne. Die Behandlung beruht auf der freien Bewegung des Handgelenks des Arztes.

Auf- und abwärtiges Glätten

Position: Der Patient liegt auf dem Rücken. Der Arzt hält mit der einen Hand den Fuß fest und mit der anderen die Ferse.

Daumen und Zeigefinger werden eingesetzt, um eine auf- und abwärtige glättende Bewegung beiderseits der Achillessehne auszuführen. (Bild 2-309)

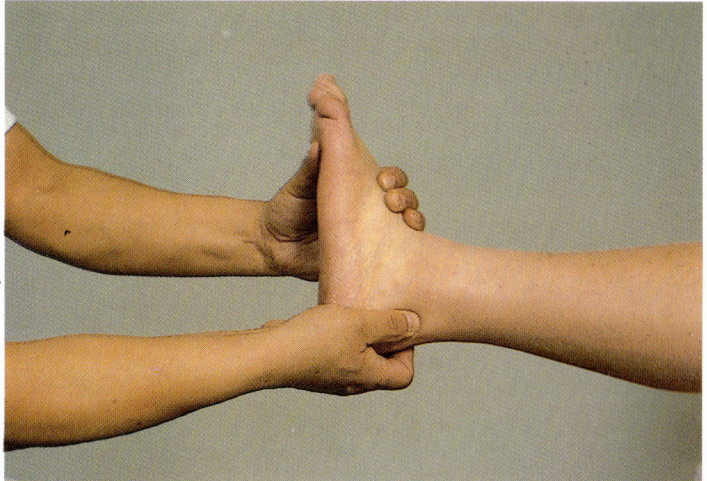

Bild 2-309

Trommeln mit gespreizten Fingern

Position: Der Patient liegt auf dem Bauch. Das Kniegelenk der betroffenen Gliedmaßen wird um 90 Grad gebeugt.

Die Achillessehne wird in Zug gebracht und mit der Seitenpartie des kleinen Fingers geklopft, derweil die anderen Finger locker bleiben. (Bild 2-310)

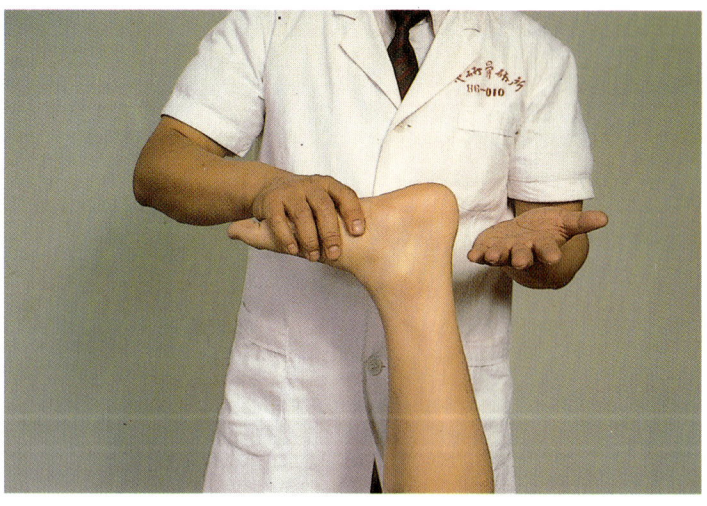

Bild 2-310

g) Behandlung des Fußrückens

Diese Methode wird zur Behandlung von Weichteil-verletzungen des Fußrückens eingesetzt. Sie setzt sich aus drei Bewegungen zusammen.

Treten

Position: Der Patient steht an der Bettkante. Eine zusammengerollte Binde wird unter seine Fußsohle gelegt. (Bild 2-311)

Der Arzt steht auf der gesunden Seite des Patienten und stellt den Fuß auf den Rist des Patienten. (Bild 2-312)

Der Arzt stößt den Bauch des Patienten, um ihn zum Hinsetzen zu zwingen, derweil er mit moderatem Druck auf den Fuß des Patienten tritt. (Bild 2-313)

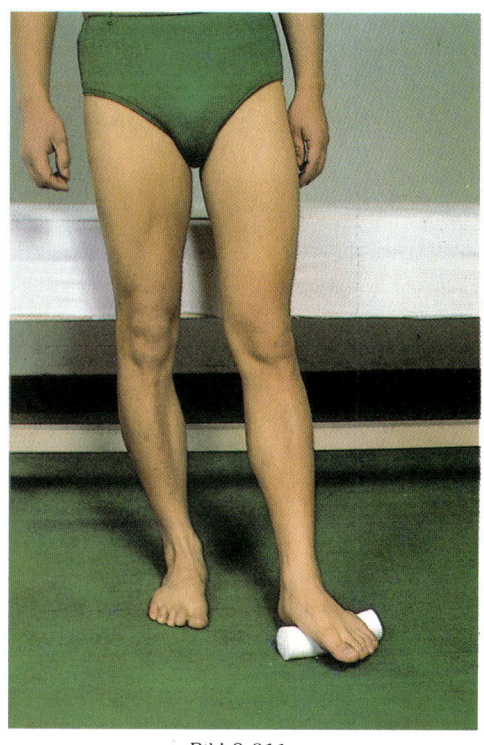

Bild 2-311

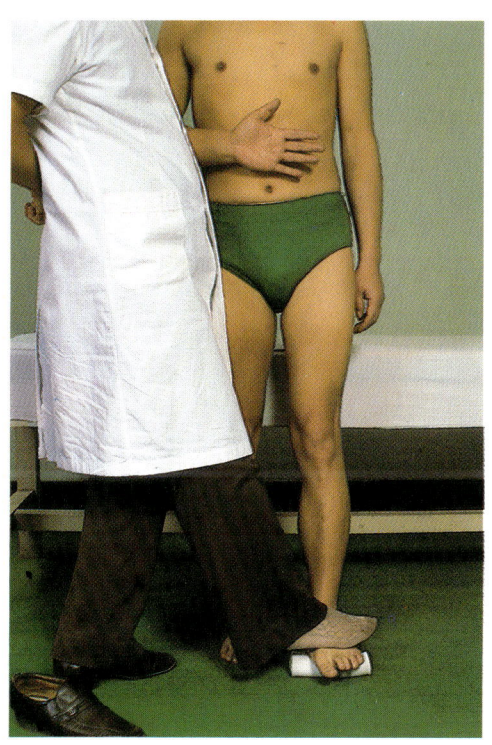

Bild 2-312

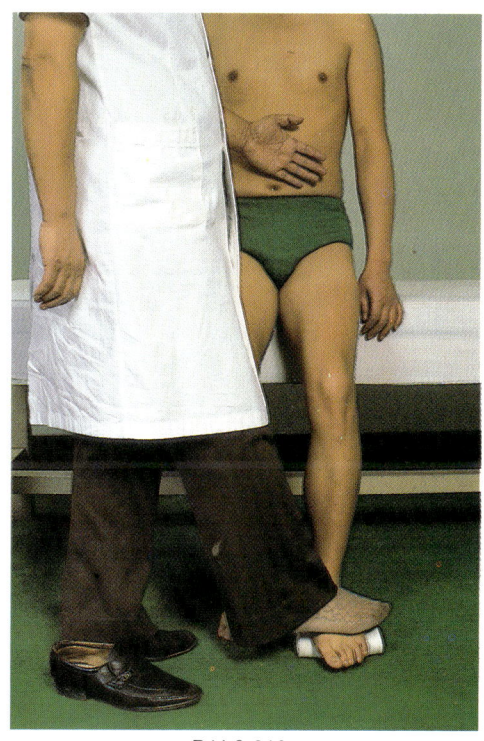

Bild 2-313

Ziehen

Position: Der Patient sitzt oder liegt auf dem Rücken. Der Fuß ist gestreckt. Der Assistent hält den oberen Teil des metatarsalen Bereichs mit beiden Händen. Der Arzt hält die Zehen, derweil die Daumen den betroffenen Bereich pressen.

Arzt und Assistent ziehen in entgegengesetzte Richtung und bewegen den Fuß mehrmals vor und zurück. (Bild 2-314)

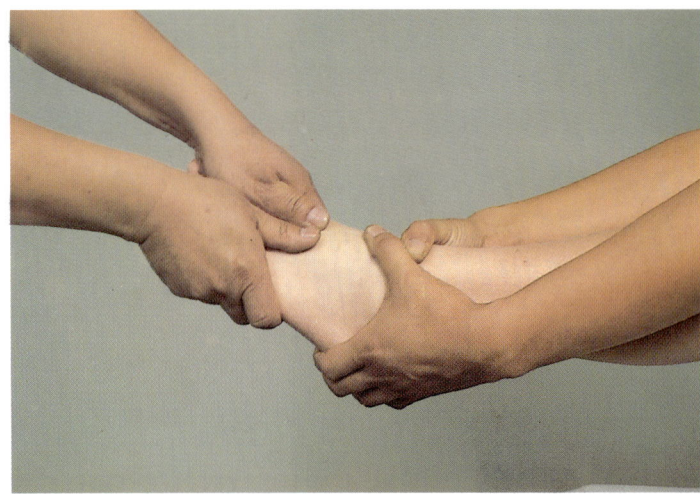

Bild 2-314

Der Plantarflexion folgt die dorsale Dehnung, derweil der Arzt den betroffenen Bereich mit den Daumen preßt. (Bild 2-315)

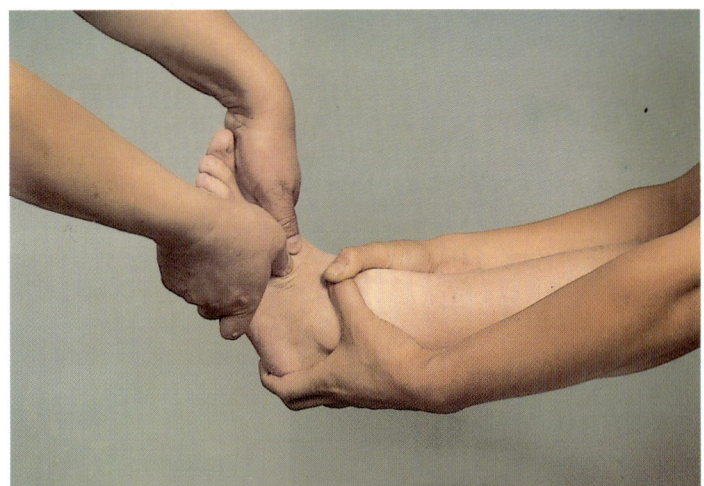

Bild 2-315

Zwicken

Position: Der Patient sitzt oder liegt auf dem Rücken. Die betroffenen Gliedmaßen sind gestreckt. Der Assistent hält den oberen, der Arzt den distalen Teil des Fußes, derweil die Daumen des Arztes den betroffenen Bereich pressen.

Arzt und Assistent ziehen und bewegen den Fuß mehrmals, derweil der Arzt den betroffenen Bereich mit den Daumen knetet. (Bild 2-316)

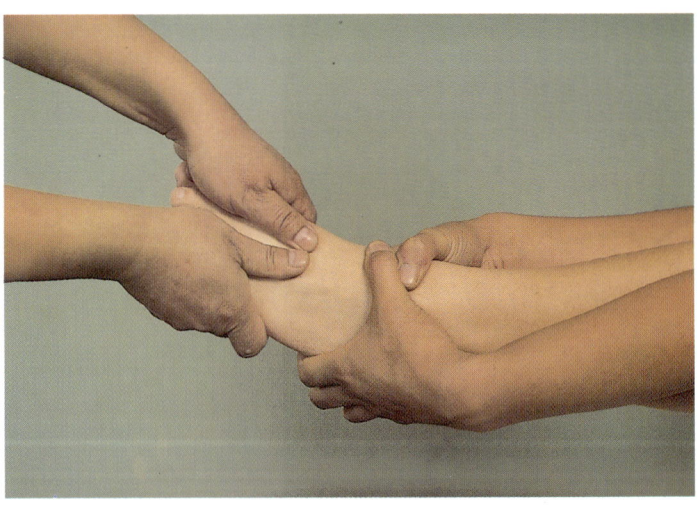

Bild 2-316

Der Fuß wird zunächst gerade-aus gerichtet und dann gebeugt. Beide Hände machen eine zwik-kende Bewegung auf die Mitte zu, derweil die Daumen den betroffe-nen Bereich pressen. (Bild 2-317)

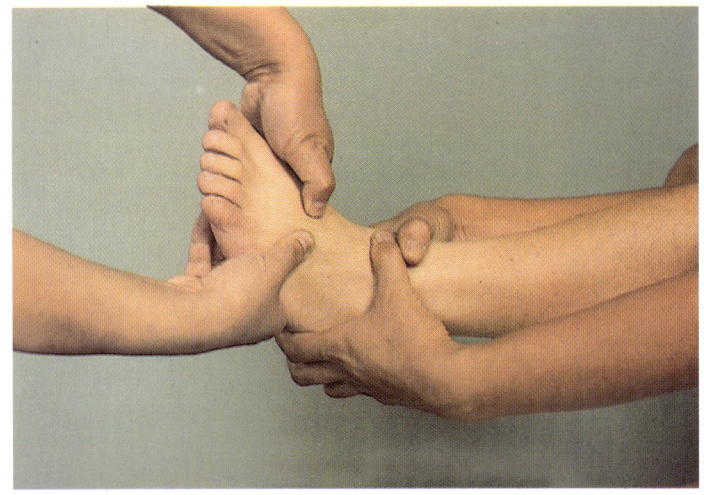

Bild 2-317

h) Behandlung der Zehen

Die Behandlung besteht aus Ziehen, Schaukeln, Strecken und Beugen. Sie wird hauptsächlich bei Weichteilverletzungen der Zehen eingesetzt, z.B. bei Verstauchun-gen der matatarsophalangealen und der interphalangealen Gelenk-verbindungen im Fuß. Die Behand-lung glättet die Sehnen und Gefäße und mildert Störungen in den Ge-lenken. Die Kraftanwendung sollte sanft sein, vor allem bei Fällen von starker Schwellung und Schmerz, die sich im Anfangsstadium befin-den. Diese Methode sollte nicht wiederholt angewandt werden.

Position: Der Patient sitzt wäh-rend der Behandlung aufrecht. Der Arzt steht auf der Seite des betrof-fenen Fußes.

Der Fuß wird unter Zug mehr-mals vor und zurück bewegt. (Bild 2-318)

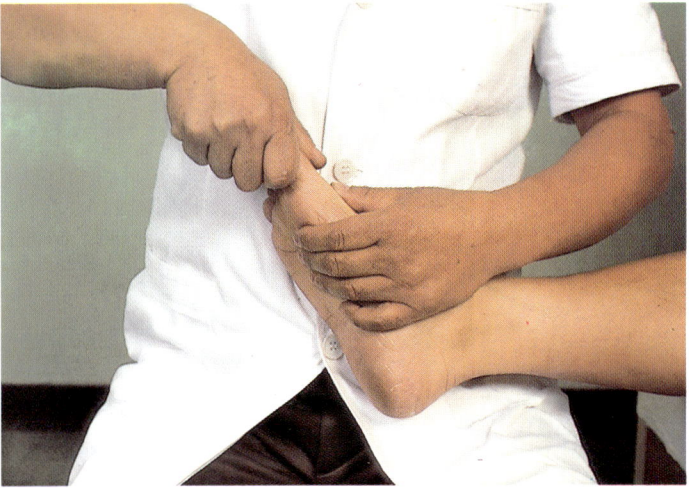

Bild 2-318

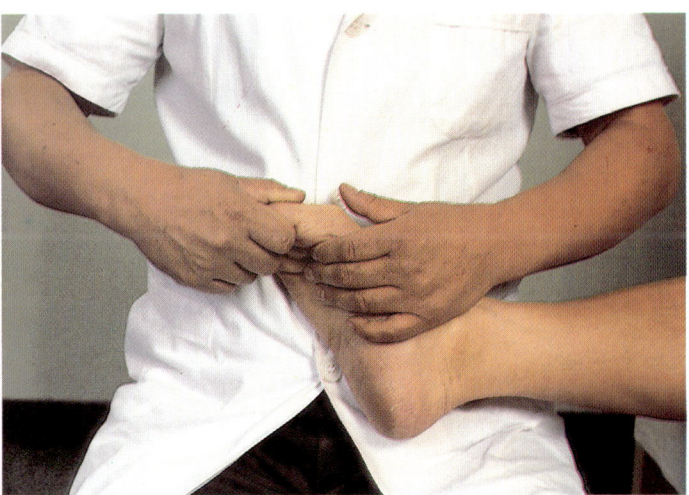

Die große Zehe wird unter Zug plantar gebeugt. (Bild 2-319)

Bild 2-319

123

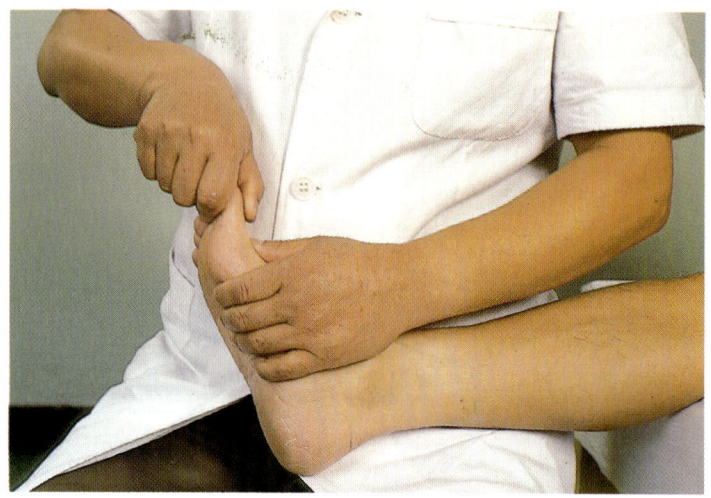

Bild 2-320

Die große Zehe wird nach hinten gebeugt, derweil der Arzt mit dem Daumen den betroffenen Bereich preßt. (Bild 2-320)

i) Behandlung des Fersenbereichs

Diese Therapie wird zur Behandlung von Bursitis des Fersenbeins, Entzündung der plantaren Faszie sowie bei Fersenschmerzen eingesetzt.

Position: Der Patient liegt auf dem Bauch. Der Arzt benutzt eine Hand, um das Fußgelenk des Patienten festzuhalten, derweil die anderen mit einem T-Stäbchen eine Druckmassage über dem empfindlichen Fersenbereich durchführt. (Bild 2-321)

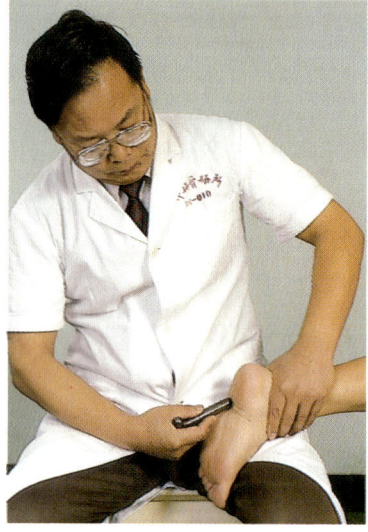

Bild 2-321

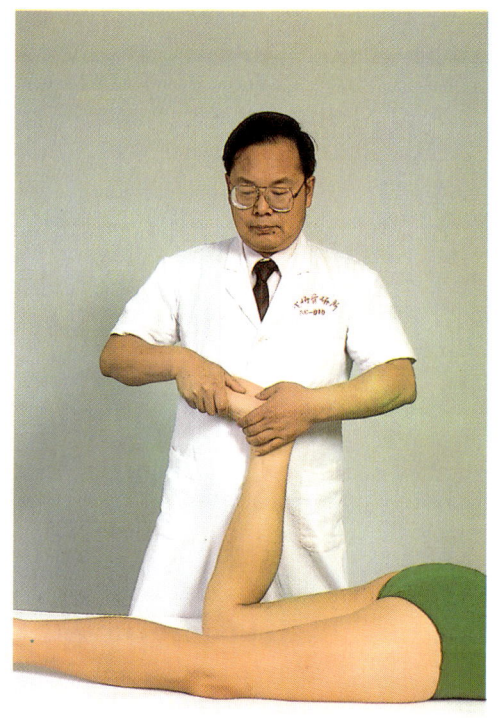
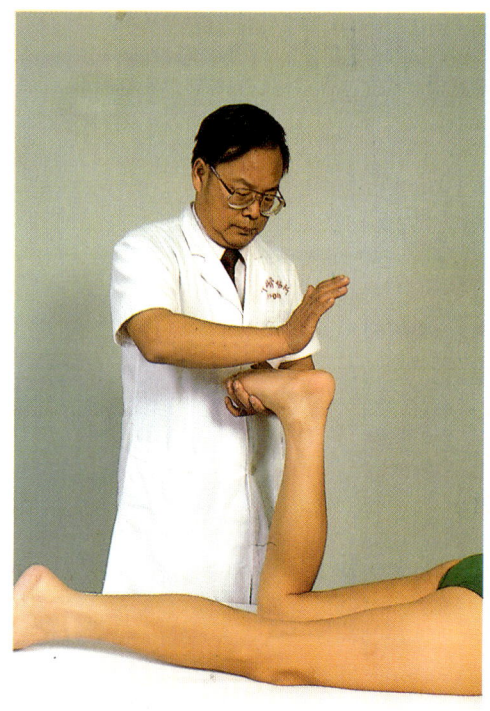

Bild 2-322   Bild 2-323

Der Arzt steht neben dem Patienten, der auf dem Bauch liegt. Mit dem Daumen stößt er im Bereich der plantaren Oberfläche vorwärts. (Bild 2-322)

Der Arzt setzt die Handwurzel ein, um auf die Ferse des Patienten zu trommeln. (Bild 2-323)

Übungstherapie

Die Übungstherapie zur Rehabilitation richtet sich nach Aufbau und Funktion der Muskeln. In der alten chinesischen Literatur wird Übungstherapie in den Begriff „dao-yin" gefaßt. Wörtlich übersetzt bedeutet „dao-yin", „den Weg weisen und vorangehen". Der Begriff findet sich erstmalig in einem Kapitel der *Einfache Fragen im Kaiserlichen Kanon der Medizin*. In den nachfolgenden Dynastien fand der Begriff Eingang in die medizinische Literatur. Die Übungstherapie setzt sich aus einer Vielzahl unterschiedlicher Bewegungen zusammen, die zur Behandlung oder Vorbeugung vieler Störungen eingesetzt werden. In der Orthopädie und der Traumatologie hat die Übungstherapie einen besonderen Stellenwert. In diesem Kapitel werden zweckmäßige und wirkungsvolle Übungen vorgestellt und beschrieben. Sie sind entsprechend den verschiedenen Körperbereichen gruppiert. Vor Beginn der Behandlung sollten folgende Punkte beachtet werden:

1. Detaillierte Analyse des Zustands des Patienten und angemessene Wahl der Übungsmethode

Die Diagnose sollte vor Behandlungsbeginn gestellt werden. Dabei ist es für den Arzt von besonderer Bedeutung, sich ein Bild vom Bewegungsradius sowie von den Funktionsbegrenzungen jedes in Frage kommenden Körperteils zu machen sowie vom Allgemeinzustand des Patienten, von Krankheitsdauer und natürlich von Art und Beschaffenheit der Verletzung. Nur so kann einer Negativwirkung der Therapie vorgebeugt werden. Die oberen und unteren Extremitäten unterscheiden sich in ihren physiologischen Funktionen. Die Struktur der oberen Extremitäten ist vornehmlich auf Mobilität ausgerichtet, die unteren hingegen erfüllen zusätzlich eine lasttragende Funktion. Überdies müssen die Übungen selbstverständlich, was ihre Anforderungen betrifft, auf die verschiedenen Körperteile abgestimmt werden.

2. Wie der Patient das richtige Verhältnis von Bewegungs- und Ruhephasen bestimmt

Ruhe- und Bewegungsphasen bzw. Phasen körperlicher Anstrengung stehen im Verhältnis zueinander. Ruhe macht es dem Körper möglich, sich effektiver zu bewegen, während die richtige Bewegung dem Körper in der Ruhelage zugute kommt. Es ergibt sich mithin ein dialektisches Verhältnis. Die Ruhestellung der verletzten Teile fördert die Gewebeheilung sowie die Wiedererlangung der Funktionsfähigkeit in den Extremitäten. Werden die Gliedmaßen jedoch andererseits nicht ausreichend gefordert, wird die Blutzirkulation träge, der Kreislauf leidet, die Elastizität der Gelenkkapseln, Bänder und Aponeurosen nimmt ab, Muskeln neigen zum Kontrahieren und sogar Verformungen und Gelenkadhäsionen können sich einstellen — kurz, eine ganze Serie krankhafter Veränderungen des Körpers sind die Folge. Gymnastik und angemessene Bewegung der Extremitäten verbessern die Blutzirkulation und bauen Gewebeadhäsionen ab, was zu einer raschen Rehabilitation führt. Die Behandlung muß Bewegungs- und Ruhephasen miteinander kombinieren und im Einklang mit normalen physiologisch ausgeglichenen Aktivitäten stehen. Dieses Prinzip liegt der

Übungstherapie zugrunde. Der natürliche Bewegungsradius des Patienten wird dabei voll genutzt. Der Patient wird zur aktiven Therapieteilnahme ermuntert. Die Wirkung schlägt sich sowohl lokal wie systemisch nieder.

3. Fortschritt durch gleichmäßige und beharrliche Anstrengungen

Mit Hast erreicht man nichts. Die Natur entwickelt sich gemäß gewisser Regeln in Harmonie. In China gibt es dazu zwei Sprichwörter: „Die Blüte öffnet sich nur zur ihr bestimmten Zeit" und „Nur mit vollem Einsatz erreicht man sein Ziel". Wer sich von hastigem Vorgehen Erfolg erhofft, erntet für gewöhnlich das Gegenteil. Die Krankengymnastik macht da keine Ausnahme. Die klinische Praxis hat erwiesen, daß sie Schritt für Schritt durchgeführt werden muß. Sie bedarf der Anweisung, außerdem müssen Frequenz und Intensität gemäß den festgelegten Regeln bestimmt und reguliert werden. Im großen und ganzen gilt: Der Patient beachtet bei der Druchführung der Übungen eine langsame Steigerung, so daß die gesunden Gliedmaßen die kranken bei der Wiederherstellung unterstützen. Auch das Programm, bei dem jeder Teil des Körpers trainiert wird, erfährt eine graduelle Steigerung. Die funktionelle Wiederherstellung der Gelenke und Extremitäten steht nur in Aussicht, wenn das empfohlene Programm mit Umsicht und Geduld durchgeführt wird. Die therapeutische Wirkung der Übungen stellt sich nicht sogleich ein. Der Patient wird ermuntert, an sich selbst zu glauben und das angestrebte Ziel beharrlich zu verfolgen. Hast, Steigerung von Frequenz und Intensität der Bewegungen ohne durchdachten Ablauf oder — und das ist das andere Extrem — eine passive Einstellung, die sich bei der Gymnastik auf Unterstützung verläßt, beides führt in der Regel zum Mißerfolg. Eine Steigerung der Beweglichkeit sollte immer Hand in Hand mit einer Steigerung der Muskelkraft gehen. Die Krankengymnastik sollte in der korrekten Haltung und mit dem erforderlichen Maß an Muskelanstrengung durchgeführt werden. Nur so führt sie zum Erfolg.

1. Halsübungen

Diese Übungen werden bei Muskelüberdehnung im Hals, bei „steifem Hals", bei Subluxation der kleinen Halswirbelgelenke sowie zervikaler Spondylitis eingesetzt. Während eines normalen Tagesablaufs ist der Hals oft vorgebeugt. Deshalb liegt der Schwerpunkt der Übungen auf rückwärtigen Beugen. Der Patient kann stehen oder sitzen.

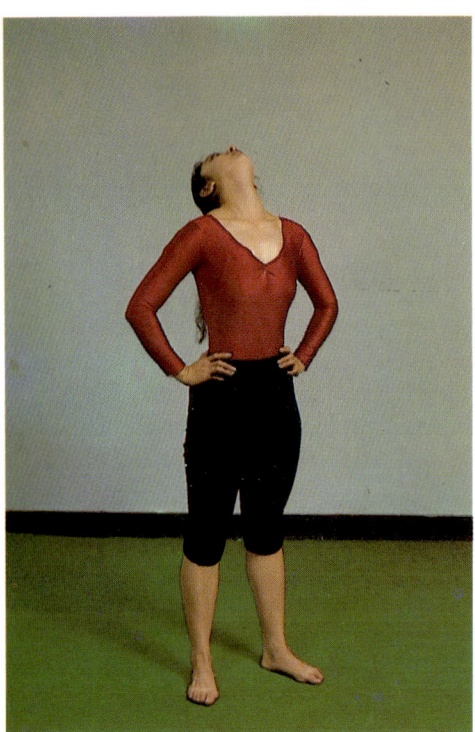

Bild 3-1

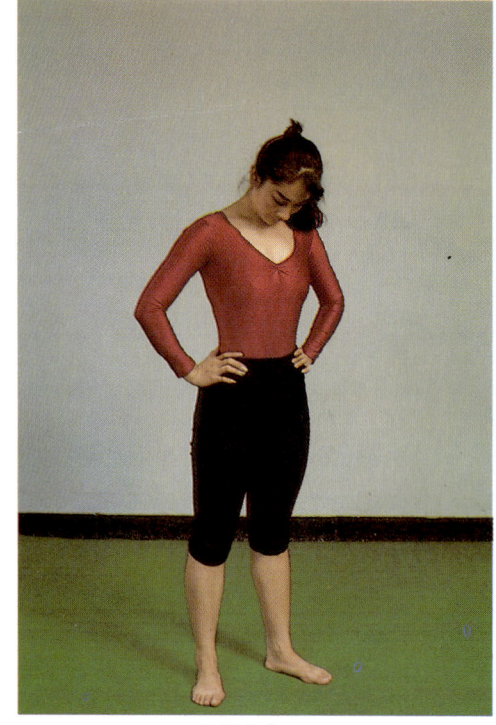

Bild 3-2

a) *Für den Nacken*

Der Rumpf ist gerade, die Arme sind in die Hüften gestemmt. Der Kopf wird soweit wie möglich nach hinten gebeugt. Dabei tief einatmen und die vordere Halsmuskulatur strecken. Zurück in die Ausgangsposition und ausatmen. (Bild 3-1)

Den Kopf bei geschlossenem Mund nach vorne beugen, bis das Kinn die Brust berührt. Zur Anspannung der Nackenmuskeln ausatmen. Entspannen und einatmen. (Bild 3-2) Diese Übung wird 10- bis 20mal wiederholt.

b) *„Nezha sucht das Meer ab"*

Die Füße stehen auf Schulterbreite auseinander, die Arme sind in die Hüften gestützt. Kopf und Hals sollten sich nach vorne links richten. Der Blick sollte sich auf einen Punkt etwa anderthalb Meter entfernt auf den Boden richten. Beim Vorstrecken des Halses einatmen, bei der Rückbewegung ausatmen. (Bild 3-3) Die Übung zu beiden Seiten hin 10- bis 20mal wiederholen.

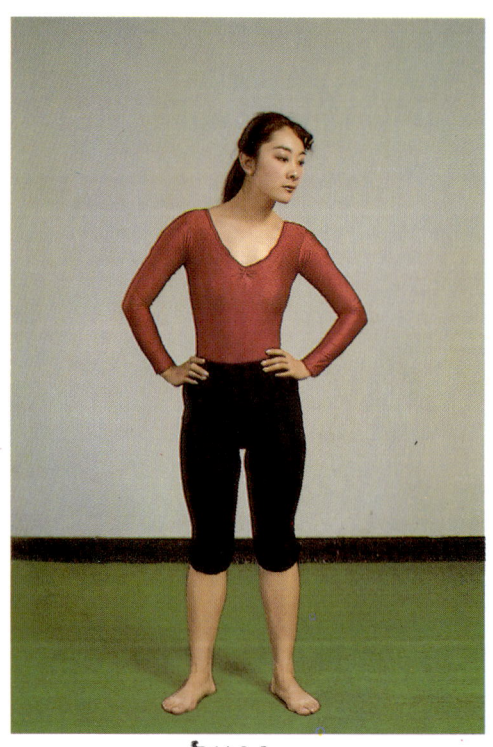

Bild 3-3

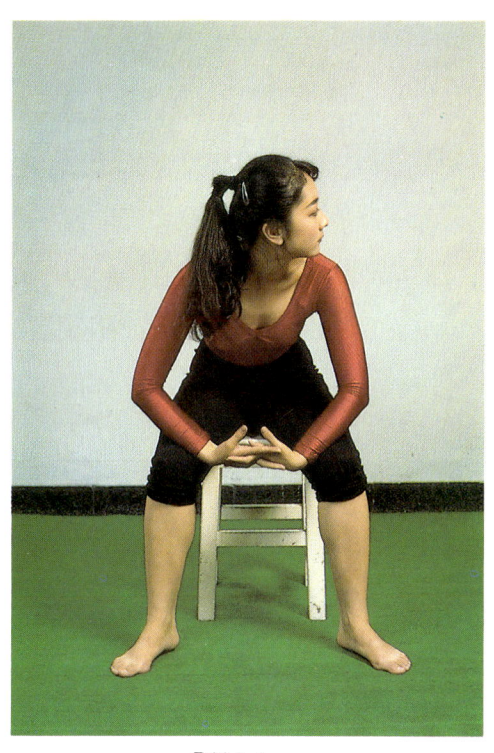

Bild 3-4

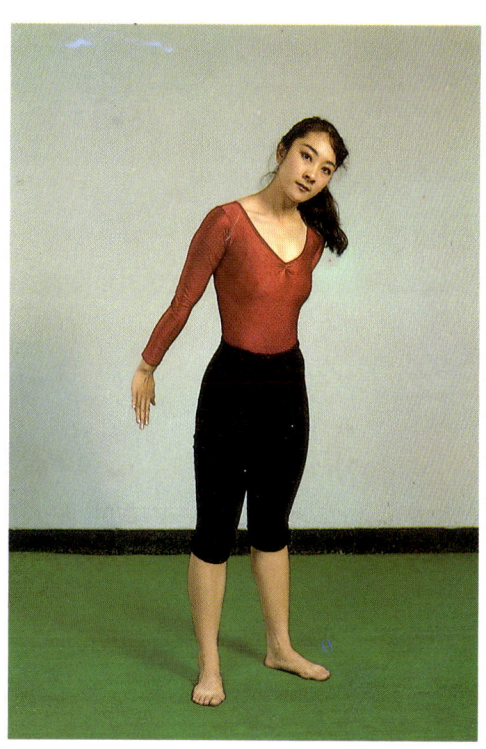

Bild 3-5

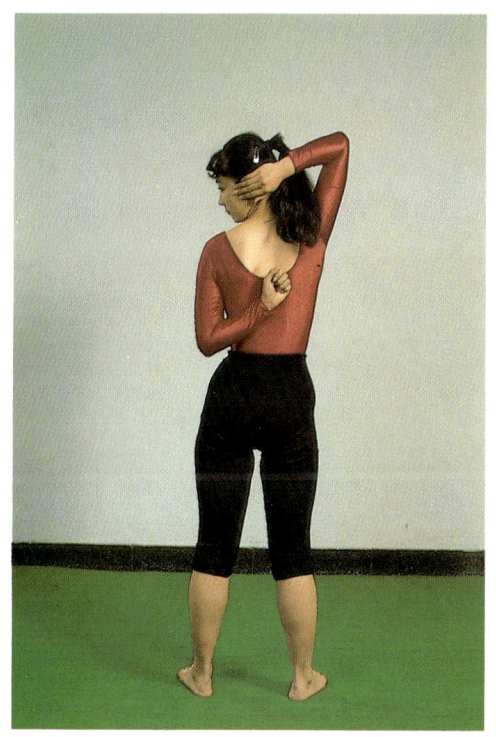

Bild 3-6

c) „Das Nashorn schaut den Mond an"

Mit leicht gespreizten Beinen hinsetzen. Die Unterarme ruhen auf den Oberschenkeln. Die Finger greifen ineinander, die Handflächen weisen nach oben. Kopf und Rumpf kreisen nach links. Dann wird der Kopf zurückgeworfen, derweil die rechte Schulter leicht gesenkt und die linke leicht gehoben wird. Während dieser Bewegung einatmen. Zur Ausgangsposition zurückkehren und ausatmen. Die gleiche Übung wird auf der rechten Seite durchgeführt und 10- bis 20mal wiederholt. (Bild 3-4)

d) „Der junge Vogel erlernt das Fliegen"

Die Füße stehen auseinander, die Arme hängen locker herunter. Bei dieser Übung auf die Koordination von Hals und Händen achten.

Den Hals nach links und ein wenig nach vorn beugen. Während des Einatmens den Ellbogen leicht anwinkeln und die Achseln zucken. Danach die Handflächen strecken und nach hinten führen. Die Ellbogen strecken, die Schultern lockern, ausatmen und zurück. (Bild 3-5) Die gleiche Bewegung wird auf der rechten Seite 10- bis 20mal wiederholt.

e) „Die neun Geister ziehen das Schwert"

Die Füße stehen auf Schulterbreite auseinander. Die halbgeballten Fäuste befinden sich in Höhe der Taille. Die linke Hand soweit wie möglich diagonal den

129

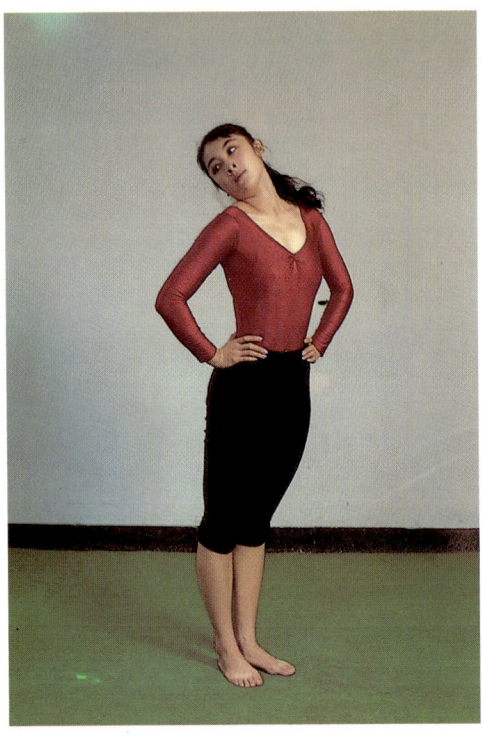

Bild 3-7

Rücken hochstoßen und die Faust ballen. Die Faust lockern. Die rechte Hand über den Kopf hinweg nach hinten heben, den Hinterkopf halten und nach links stoßen. Den Hals kräftig nach hinten recken und mit der rechten Hand nach vorne stoßen, dabei den Blick nach links wenden. Den Kopf in die normale Stellung zurückbringen. Die rechte Hand nach rechts hin ausstrecken, den Ellbogen anwinkeln und mit den Fingern eine zugreifende Bewegung machen. Die Übung auf beiden Seiten 10- bis 20mal ausführen. (Bild 3-6)

f) Strecken und Kreisen

Mit den Händen in den Hüften stehen oder aufrecht auf einem Stuhl sitzen. Den Hals entspannen und mit dem Kopf Kreisbewegungen im und gegen den Uhrzeigersinn beschreiben. (Bild 3-7)

2. Übungen für den oberen Rückenbereich

Übungen für den oberen Rückenbereich werden bei Patienten mit Überstreckungen der Rückenmuskulatur, Verstauchungen, Blutergüssen auf der Brustwand, Skoliose, kostalen Knorpelverletzungen etc. eingesetzt. Die meisten Übungen werden in stehender Haltung durchgeführt. Der Bewegungsspielraum der Gelenke der Brust-

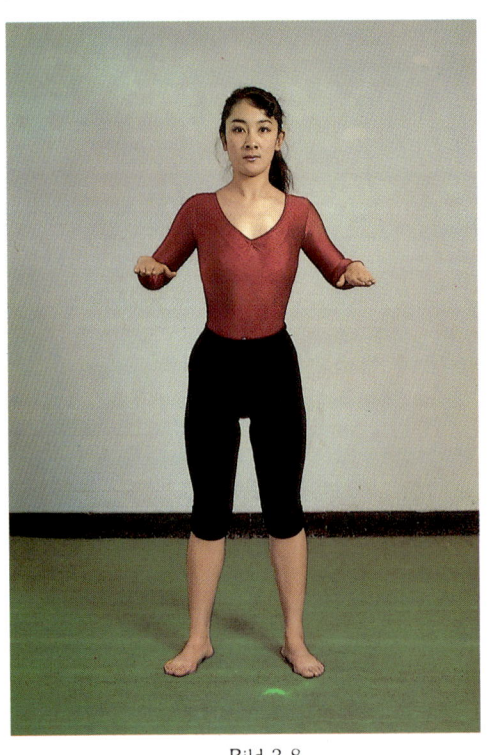

Bild 3-8

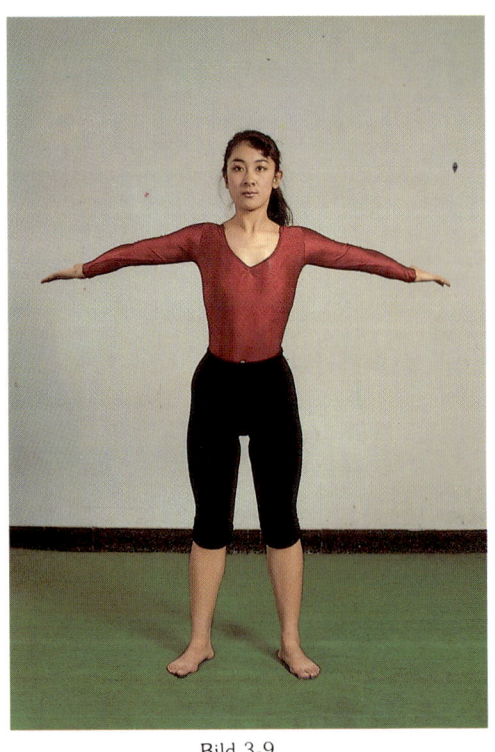

Bild 3-9

wirbelsäule ist relativ begrenzt, weshalb, um die Übungen gut auszuführen, die Bewegungen von Hals, oberen Gliedmaßen und Taille koordiniert werden müssen. Der Hauptbereich der Bewegung liegt jedoch an der Brust und am oberen Rückenbereich.

a) Sich in die Brust werfen

Die Füße stehen weit auseinander. Die Arme sind horizontal nach vorn ausgestreckt, die Handflächen weisen nach unten, die Finger sind gerade. Die Hände zurück an den Körper ziehen. Dabei die Ellbogen angewinkelt nach hinten bringen, die Brust herausdrükken und ausatmen. Beim Einatmen werden die Arme wieder gerade nach vorn gestreckt. (Bild 3-8)

Nach dieser Übung die Handflächen nach oben richten und die Arme horizontal anheben und nach hinten ausstrecken. Den Brustkorb wölben und einatmen. Die Übung beenden und ausatmen. (Bild 3-9) Diese Übung 20- bis 30mal wiederholen. Wichtig dabei ist, beim Ausstrecken der Arme die Brust herauszudrücken.

b) Den Körper drehen

Den Körper nach links drehen. Das linke Bein steht gebeugt vor dem rechten. Die Unterarme werden in Brusthöhe gekreuzt, die Handflächen weisen nach oben. (Bild 3-10)

Die Handflächen weisen nach oben. Die Arme werden schnell hochgestreckt und kehren schnell vor die Brust zurück. (Bild 3-11)

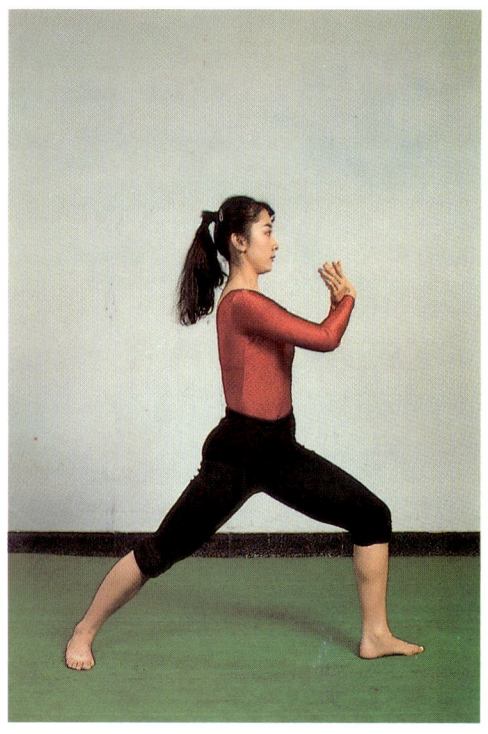

Bild 3-10

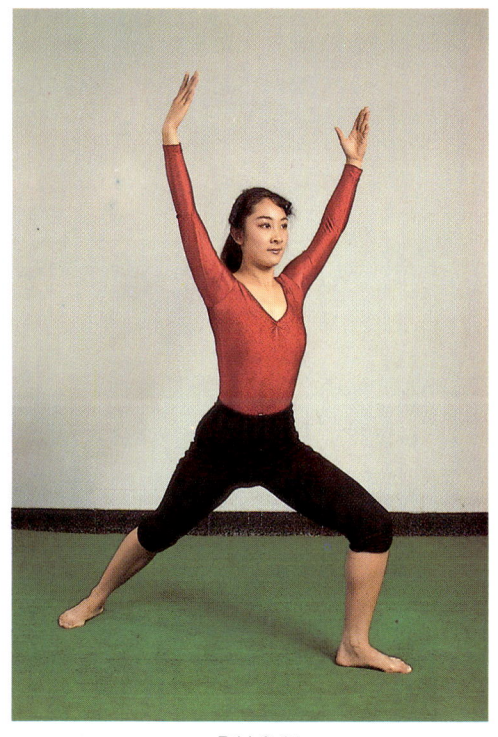

Bild 3-11

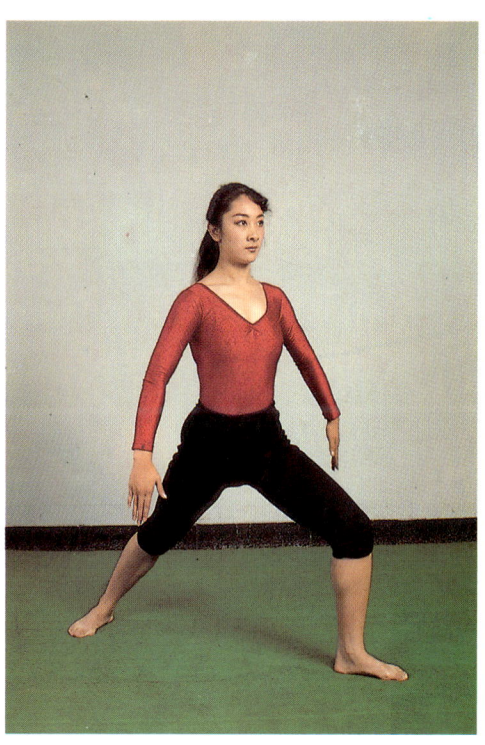

Bild 3-12

131

Die Handflächen nach unten richten, schnell nach unten seitlich ausstrecken und wieder vor die Brust führen. Dasselbe auf der anderen Seite, danach auf jeder Seite 20- bis 30mal wiederholen. (Bild 3-12)

c) Die Brust verdrehen

Auf dem Bauch liegen. Arme und Beine sind ausgestreckt. Den rechten Arm heben, Rumpf, Kopf und Hals soweit wie möglich nach rechts drehen. Gleichzeitig das linke Bein gestreckt anheben und einatmen. Beim Ausatmen in die Ausgangsposition zurückkehren. (Bild 3-13) Auf jeder Seite 30- bis 60mal wiederholen.

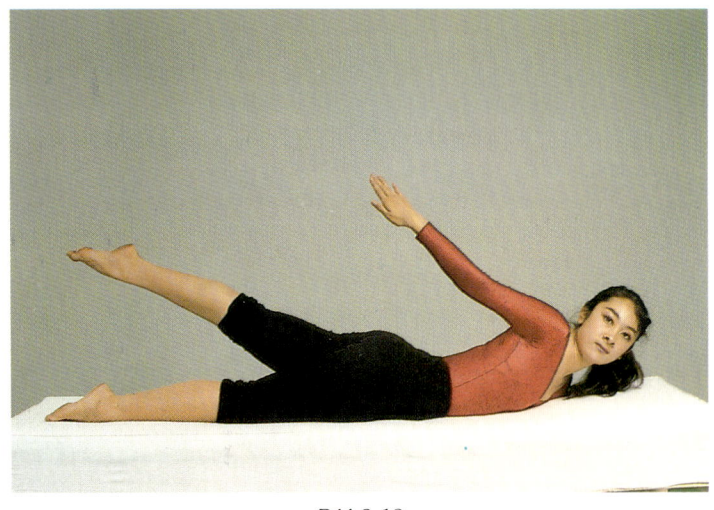

Bild 3-13

d) Die Brust von hinten nach vorne stoßen

Gerade stehen, die Hände mit verschränkten Fingern auf das Gesäß legen. Die Ellbogen leicht anwinkeln, die Handflächen nach hinten und unten drehen. Dann nach hinten stoßen, derweil die Brust herausgedrückt und eingeatmet wird. Entspannen und ausatmen. Die Bewegung etwa 30mal wiederholen. (Bild 3-14)

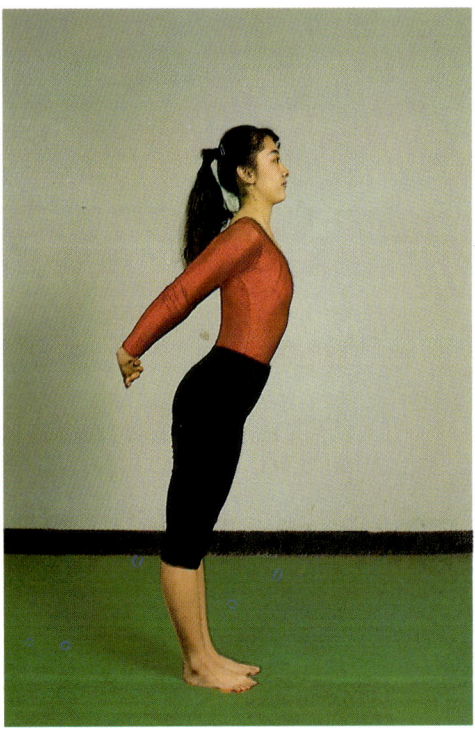

Bild 3-14

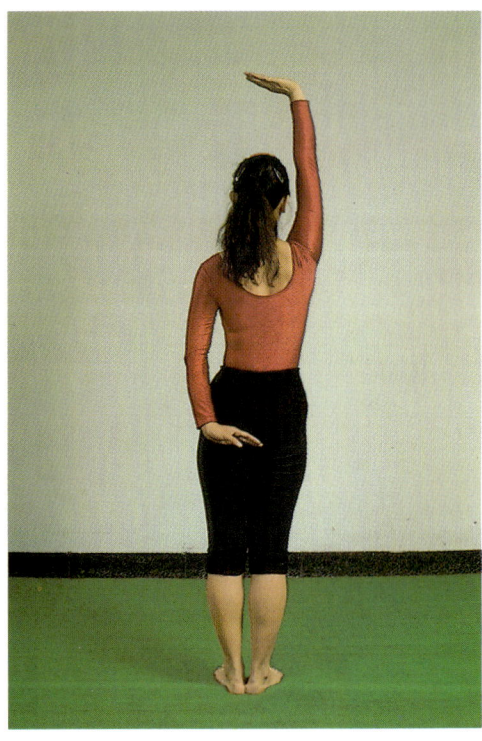

Bild 3-15

132

e) Die Arme strecken

Gerade stehen, die geballten Fäuste liegen an der Taille. Die Finger gerade machen, eine Handfläche nach oben, die andere nach unten stoßen. Auf beiden Seiten 10- bis 20mal wiederholen. (Bild 3-15)

f) Die Hände kreisen lassen

Eine angedeutete Hockstellung einnehmen. Die Hände liegen an der Hüfte. Mit lockeren Fingern erst den einen und dann den anderen Arm einen Kreis von innen nach außen beschreiben lassen. (Bild 3-16) 30- bis 60mal.

g) Windrad

Gerade stehen. Die Fäuste ruhen an der Hüfte. Die linke Hand nach hinten strecken und zur Faust ballen. Dabei das Handgelenk hakenförmig biegen und den Ellbogen leicht anwinkeln. Die rechte Handfläche nach links oben ausstrecken. Den Rumpf gleichzeitig ein wenig nach links drehen. Den Arm dann von links oben nach rechts unten bewegen. Danach die Hand an die Taille zurück in die Ausgangsposition bringen. (Bild 3-17)

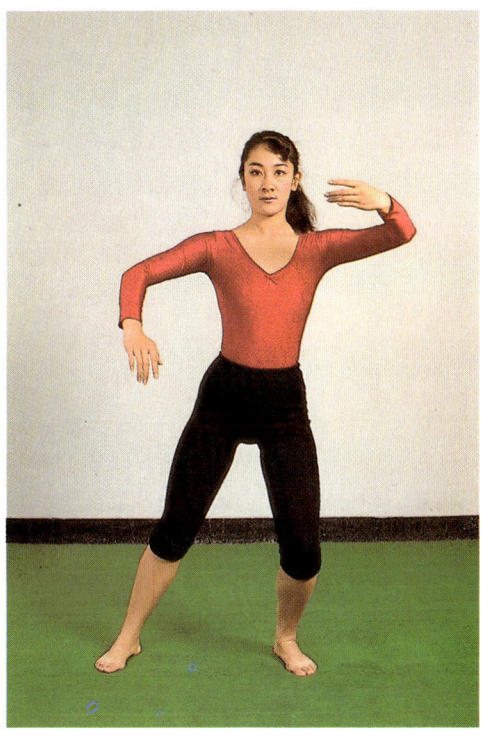 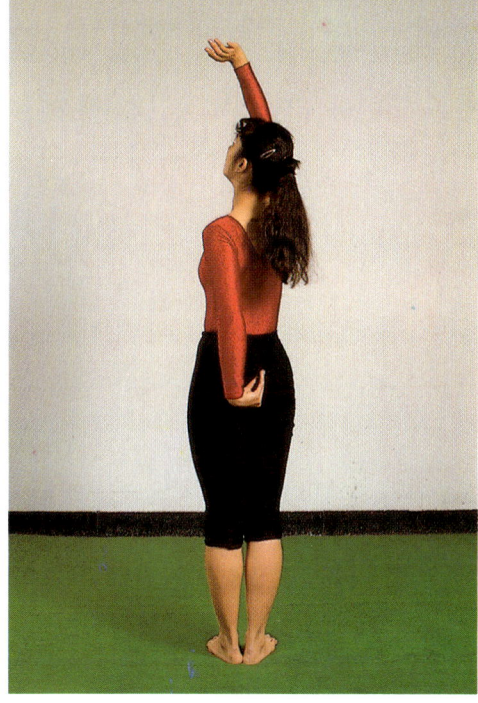

Bild 3-16   Bild 3-17

3. Übungen für den Lumbalbereich

Diese Übungen sind angebracht bei Patienten mit lumbalen Verstauchungen, Überdehnung in der unteren Rückenmuskulatur, Verschiebungen in den intervertebralen apophysealen Gelenken, Bandscheibenvorfall und unspezifischen Rückenschmerzen. Der Patient kann stehen oder liegen. Der Lumbalbereich ist für Verletzungen anfällig, da er der beweglichste Teil des Rückens ist und das meiste Gewicht trägt. Die Stabilität des Lumbalbereichs hängt im wesentlichen von der Rückenmuskulatur ab, weshalb die Stärkung dieser Muskeln sehr wichtig ist.

a) „Die Elfe stößt die Tafel"

Die Füße stehen leicht auseinander. Die Fäuste ruhen an der Hüfte. Die linke Hand öffnen und die Handfläche langsam, aber kräftig nach links strecken. Derweil den unteren Teil des Rückens leicht nach rechts und den Kopf nach links drehen. Die Augen beobachten die Finger der linken Hand. Die Übung 30mal auf beiden Steiten durchführen. (Bild 3-18)

b) Die Zehen berühren

Die Füße stehen breit auseinander. Die Beine gerade machen und aus der Taille beugen. Die Arme fallen lassen. Rücken und Kopf nach links drehen. Die linke Hand gleichzeitig gerade hoch und nach hinten strecken. Die rechte Hand berührt die Zehen des linken Fußes. Den Schwerpunkt des Körpers beibehalten und die gleiche Bewegung auf der anderen Seite ausführen. Beide Zehen je 30mal berühren. (Bild 3-19)

c) „Der Wind weht über die Lotosblätter"

Die Füße stehen etwas weiter als Schulterbreite auseinander. Die Hände ruhen auf der Hüfte. Die Beine müssen so standfest wie möglich bleiben, derweil der Rumpf seitwärts, rückwärts und vorwärts gebeugt wird. Die Bewegung ahmt das Wiegen der Lotosblätter im Wind nach. (Bild 3-20, 3-21, 3-22)

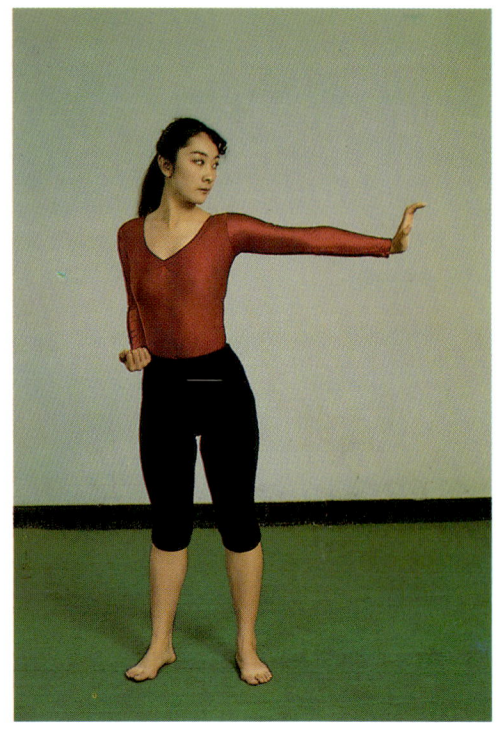

Bild 3-18

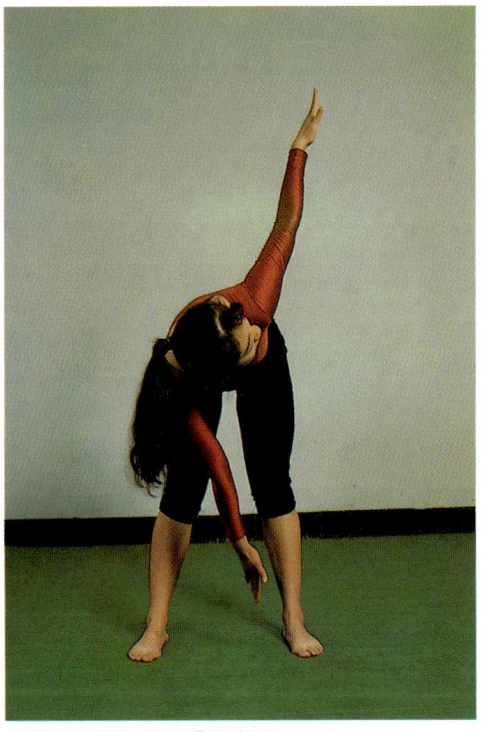

Bild 3-19

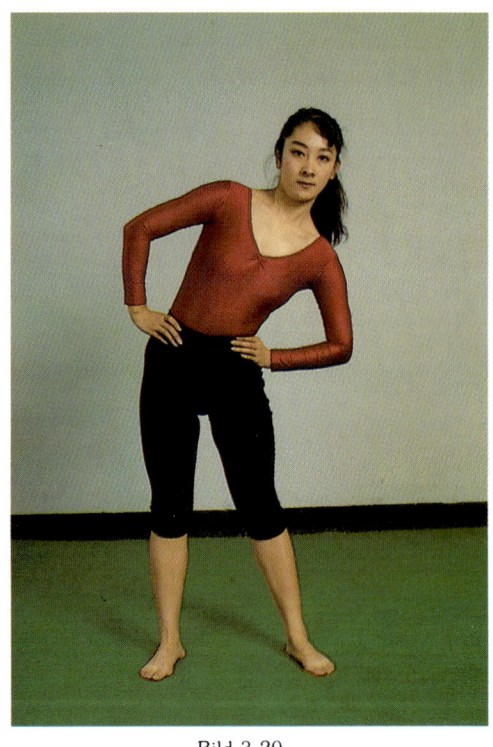

Bild 3-20

134

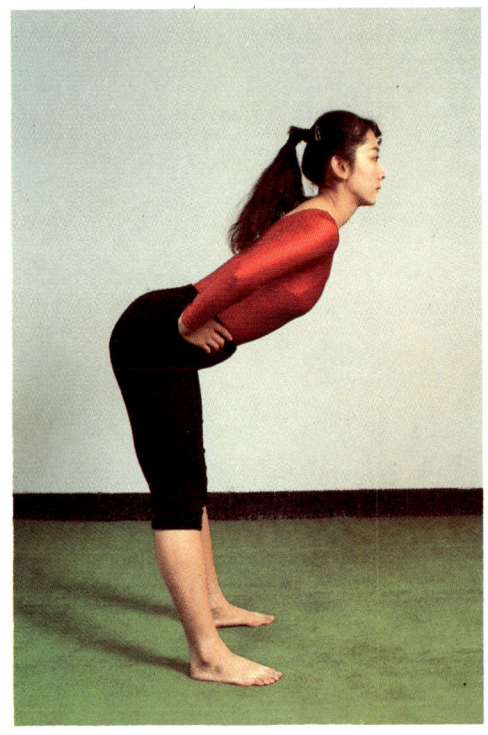

Bild 3-21

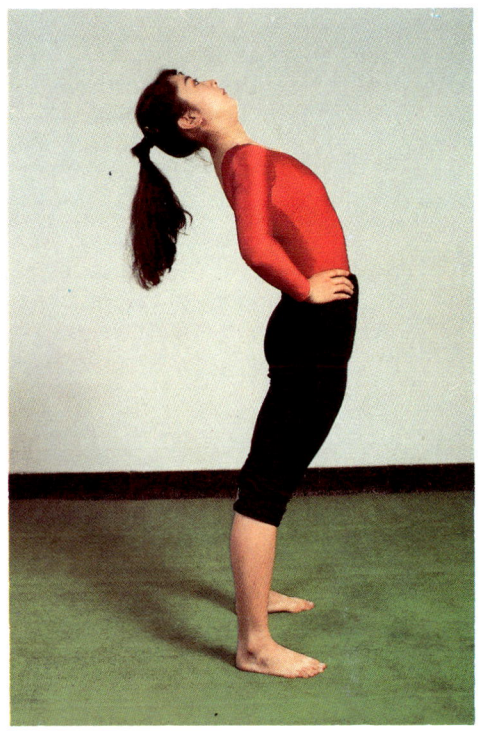

Bild 3-22

d) „Über die Wellen rudern"

Die Füße stehen breit auseinander. Die Hände
ruhen auf den Hüften. Die Daumen pressen dabei
auf die Shenyu-Punkte, die anderen Finger liegen
vor der Hüfte. Beine und Rumpf müssen in relativ
stabiler Position verbleiben. Den Lumbalbereich erst
im und dann gegen den Uhrzeigesinn kreisen lassen.
Während des Kreisens nach rechts preßt der linke
Daumen den linken Shenyu-Punkt. Wird nach links
gekreist, preßt der rechte Daumen den rechten
Shenyu-Punkt. Die Übung auf beiden Seiten je
10mal ausführen. (Bild 3-23)

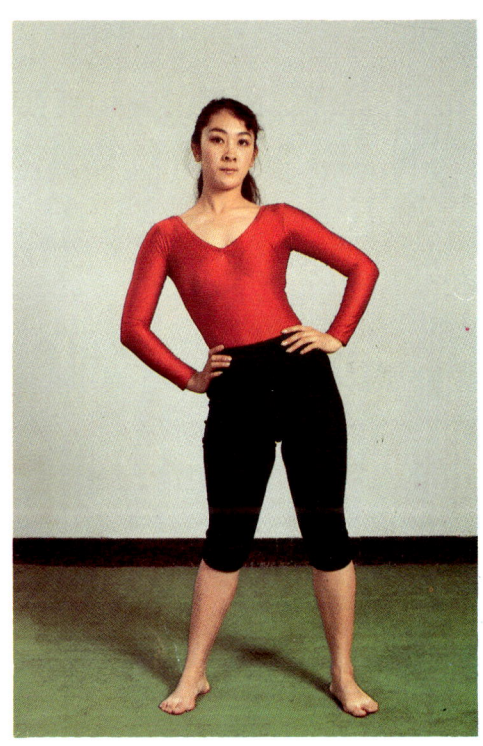

Bild 3-23

e) Vorwärtsbeugen

Eine sitzende Position einnehmen. Die Beine liegen ausgestreckt nebeneinander. Der Rumpf ist aufrecht, die Hände ruhen entspannt an den Seiten. Die Hände heben und strecken. Die Handflächen weisen nach vorn. Ausatmen und nach vorne beugen, bis die Hände die Fußspitzen erreichen. In dieser Stellung 30 Sekunden verharren. Entspannen, in die Ausgangsposition zurückkehren und einatmen. (Bild 3-24) Mehrmals wiederholen.

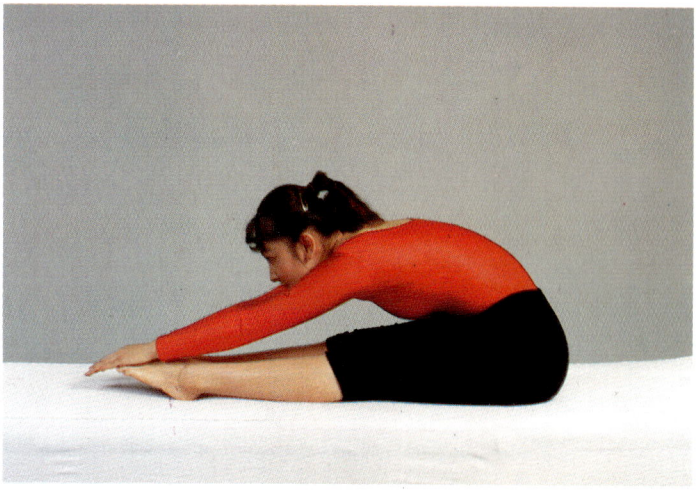

Bild 3-24

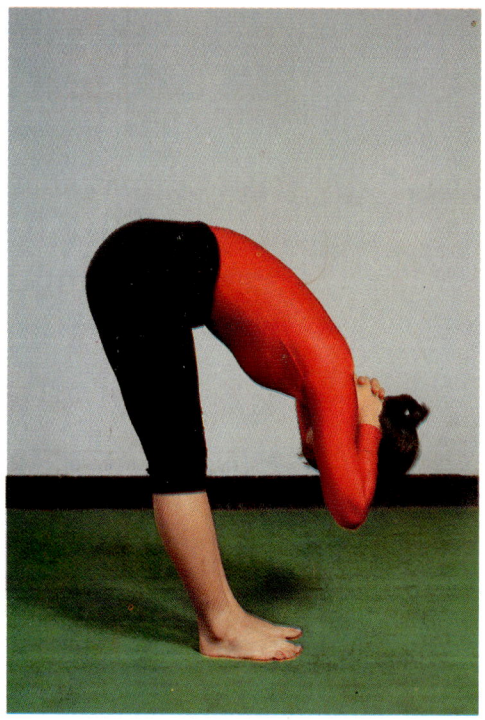

Bild 3-25

f) Verbeugen

Die Beine stehen beisammen. Die Hände ruhen an den Seiten. Die Hände langsam über den Kopf heben und die Finger im Nacken übereinander legen, dabei ausatmen. Vorwärts beugen und den Kopf dabei für 30 Sekunden an die Knie stoßen. Die Beine gerade machen, einatmen und die Hände langsam fallen lassen. Diese Übung 10- bis 20mal ausführen. (Bild 3-25)

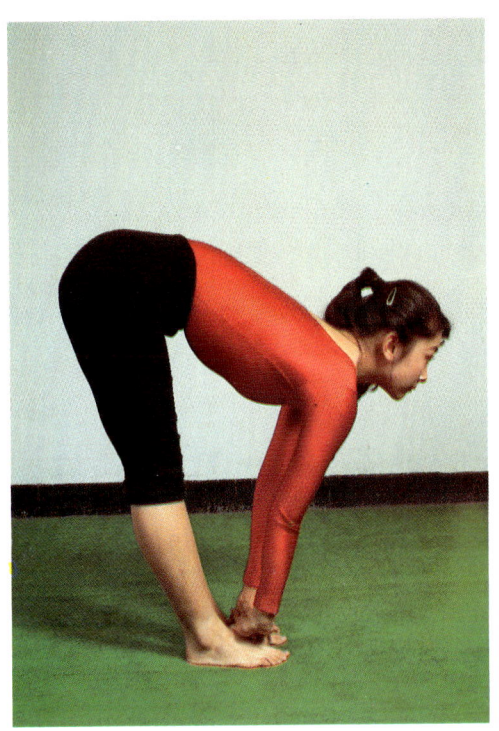
Bild 3-26

g) Verbeugen und nach vorne blicken

Die Füße stehen nebeneinander. Die Fäuste liegen an den Hüften. Die Handflächen weisen nach oben, die Arme horizontal nach vorne. Die Ellbogen winkeln, die Hände vor der Brust falten und die Finger verschränken. Aus der Taille heraus beugen und ausatmen. Die Handflächen berühren den Boden. Die Fersen leicht anheben, den Hals strecken und nach vorne blicken. Dann aufrichten, die Arme horizontal nach vorn ausstrecken, die Hände senken und einatmen. (Bild 3-26)

h) Beugen mit überkreuzten Unterarmen

Die Füße stehen auseinander. Die Hände ruhen an den Seiten. Vorbeugen und die Unterarme überkreuzen. (Bild 3-27)

Die Arme von beiden Seiten des Körpers hochnehmen, derweil den Rücken gerade machen und die Arme über dem Kopf kreuzen. Diese Bewegung 30mal wiederholen. (Bild 3-28)

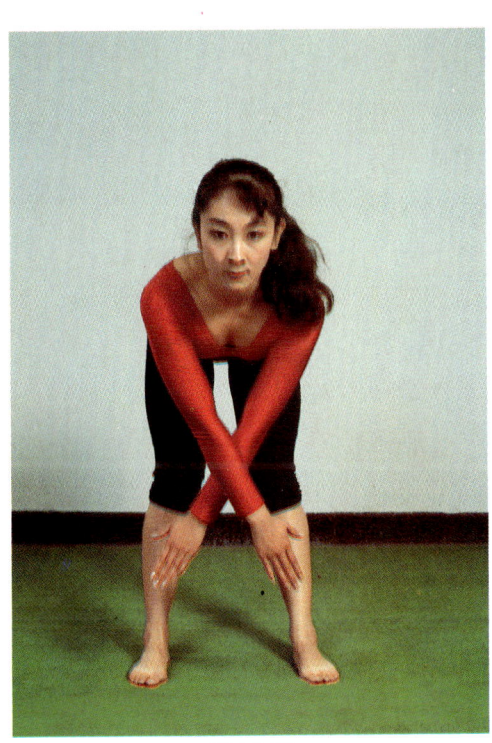
Bild 3-27

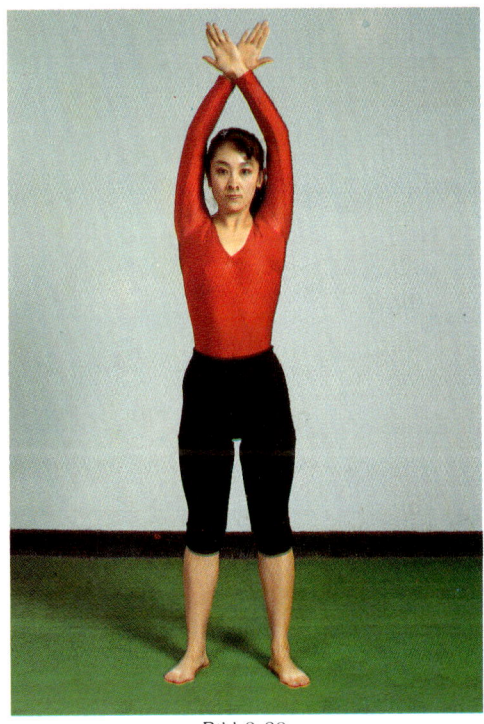
Bild 3-28

i) „Schaukelstuhl"

Auf den Rücken legen und die Knie mit den Händen umfassen. Die Finger verschränken und den Kopf auf das Brustbein ziehen, so daß die Wirbelsäule rund wird. Den Körper wie einen Schaukelstuhl hin und her wiegen. (Bild 3-29)

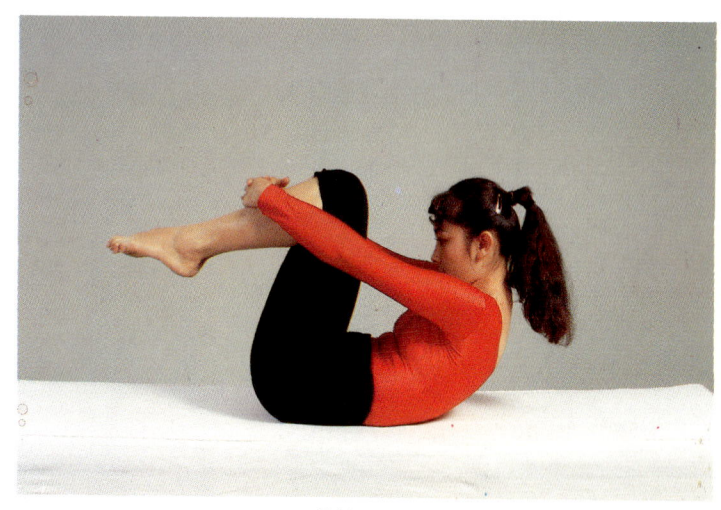

Bild 3-29

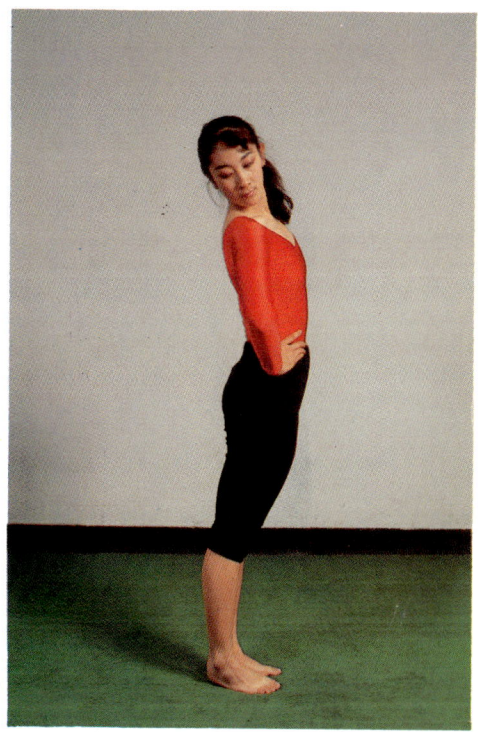

Bild 3-30

j) „Die Elster sitzt auf einem Zweig"

Entspannt stehen. Die Hände ruhen auf den Hüften. Um 45 Grad vorbeugen, dann den Kopf langsam nach rechts hinten drehen, die Fersen heben und über die Schulter auf die Fersen blicken. Die Fersen senken und in die Ausgangsposition zurückkehren. (Bild 3-30) Auf beiden Seiten je 10- bis 20mal wiederholen.

k) „Der Karpfen"

Auf dem Bauch liegen. Die Beine liegen ausgestreckt nebeneinander. Die Beine bleiben unbewegt, derweil sich Kopf und Rumpf langsam heben. Die Hände nach hinten strecken und einatmen. Diese Position eine Weile beibehalten und dann mehrmals wiederholen. (Bild 3-31)

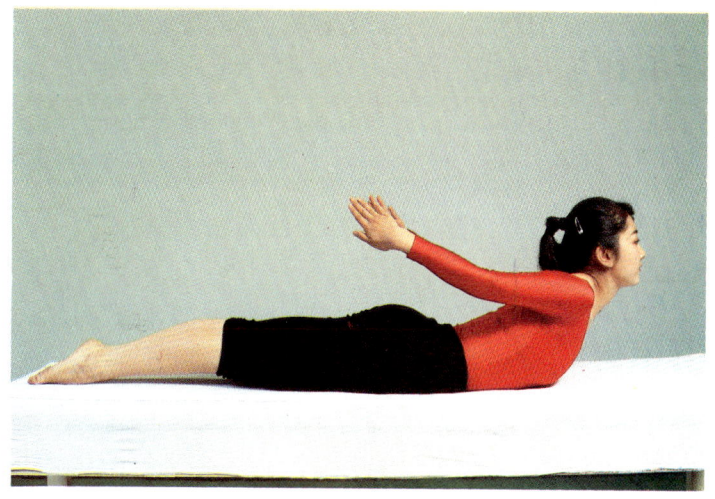

Bild 3-31

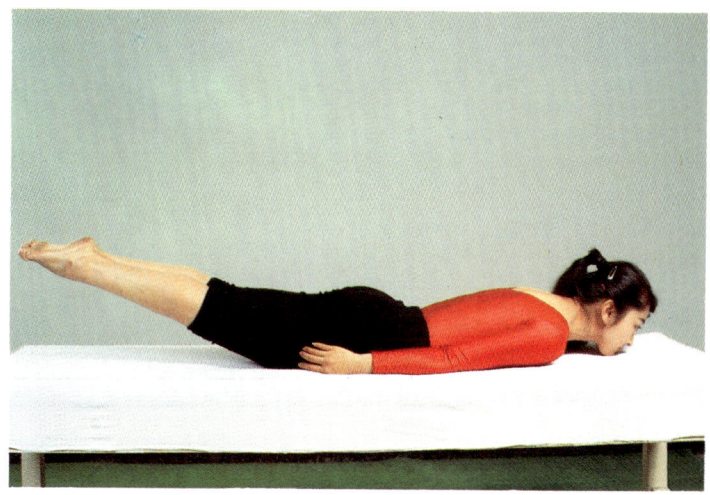

Bild 3-32

Der Rumpf bleibt unbewegt. Die Beine anheben (Bild 3-32) sowie gleichzeitig den Kopf und den Rumpf heben. Dabei den Rücken konkav machen und ausatmen. Die Position sollte einem Karpfen oder einer fliegenden Schwalbe ähneln. Die Haltung eine Weile beibehalten und dann in die Ausgangsposition zurückkehren. (Bild 3-33)

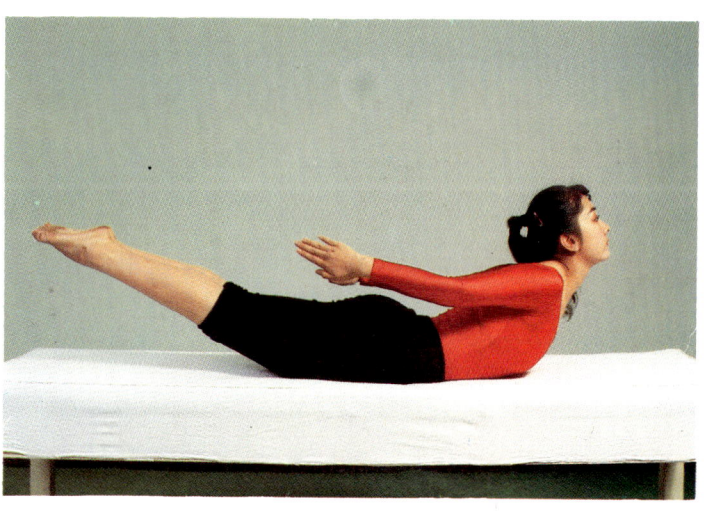

Bild 3-33

l) „Der hungrige Tiger"

Das linke Bein gebeugt vor das ausgestreckte rechte Bein stellen. Die geballten Fäusten liegen auf den Hüften. Die Hände öffnen und die Arme vor die Brust nehmen. Die Handflächen weisen auswärts. Die Hände über den Kopf heben und den Rücken dabei leicht einwärts krümmen. (Bild 3-34)

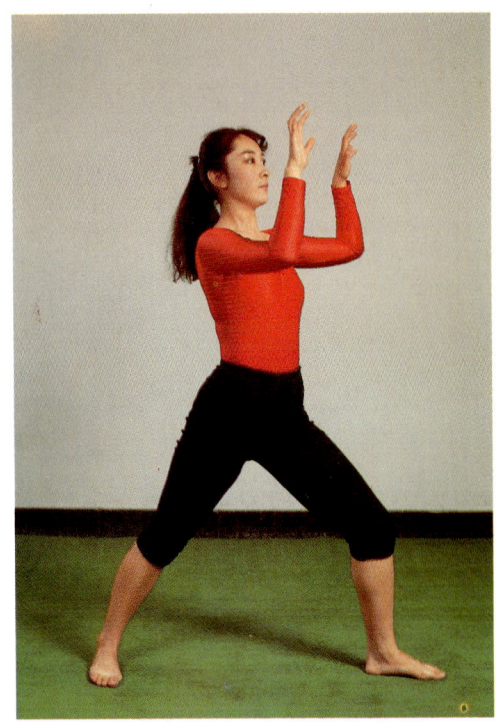

Bild 3-34

Dann sich nach vorne werfen, die Finger stützen sich vor dem linken Fuß auf dem Boden auf. Das Gewicht liegt dabei auf dem vorderen Bein. Den Kopf heben und nach vorn blicken. Der Rumpf sollte während der Übung gestreckt bleiben, das Gesäß also nicht zu hoch gehoben werden. Auf der anderen Seite wiederholen. (Bild 3-35)

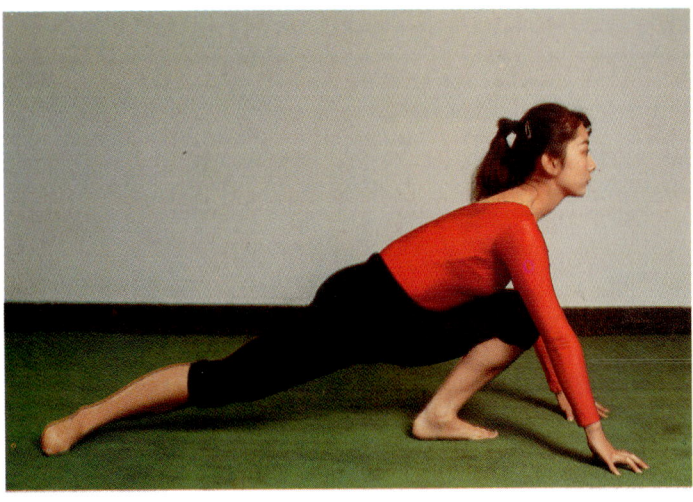

Bild 3-35

m) Mit dem Rücken Kreise machen

Die Füße breit auseinander stellen. Die Arme ruhen an den Seiten. Mit dem Rumpf weite Kreise beschreiben. Die Arme natürlich in die Bewegung hineinnehmen. (Bild 3-36, 3-37) 10- bis 20mal wiederholen.

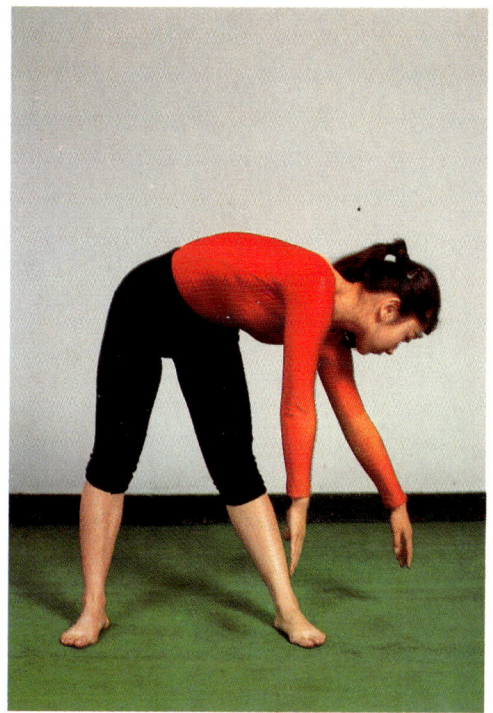

Bild 3-36

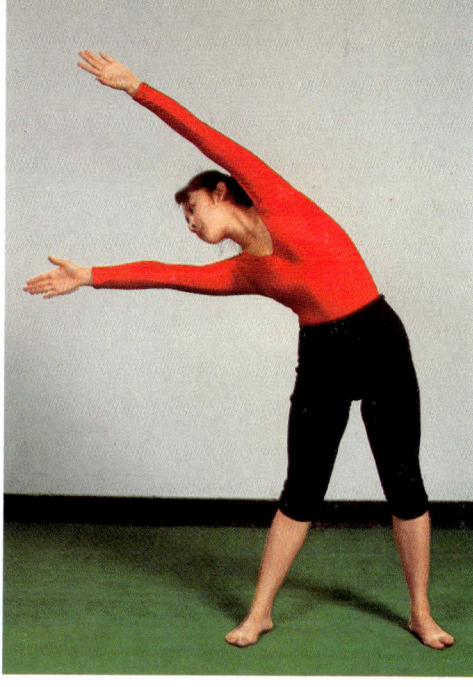

Bild 3-37

4. Übungen für die Schultern

Diese Übungen sind angezeigt bei Streß und Kontusion der Schulter, bei Sehnenentzündung der supraskapulären Muskeln, Periarthritis der Schulter usw. Sie werden meist in stehender Position durchgeführt.

Der Schulterbereich besteht aus vier Gelenken, die einen weiten Bewegungsradius haben. Bei der Ausführung der Übungen sollte auf die Kompensation der Gelenke untereinander geachtet werden. Zeigen die skapulo-humeralen Gelenke beispielsweise eine Adhäsion, tritt beim Schulterblatt-Brustbein-Gelenk eine Kompensation auf. Dadurch wird die Wirkung auf das Zielgelenk verringert. Manche Ärzte legen ihr Hauptaugenmerk auf die Hebebewegung der Schulter und vernachlässigen dabei ihre Drehbewegung, wodurch nicht nur die Wirkung der Übung vermindert, sondern auch das Wohlbefinden des Patienten in Mitleidenschaft gezogen wird. Ihm können daraus Schwierigkeiten beim Anziehen, Haarekämmen und bei anderen recht einfachen Bewegungen entstehen.

a) „Den Himmel mit einer Hand stützen"

Die Füße stehen auf Schulterbreite auseinander. Die Fäuste liegen auf den Hüften. Die rechte Hand öffnen. Die Handfläche ist nach oben gerichtet. Die Hand entlang der Brust heben, bis sie genau über dem Kopf ist. In eine angedeutete Hocke gehen. (Bild 3-38) Mit der linken Hand wiederholen.

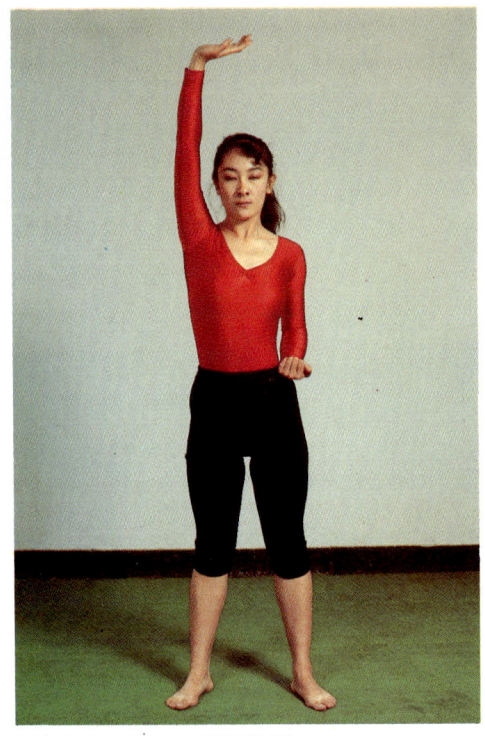

Bild 3-38

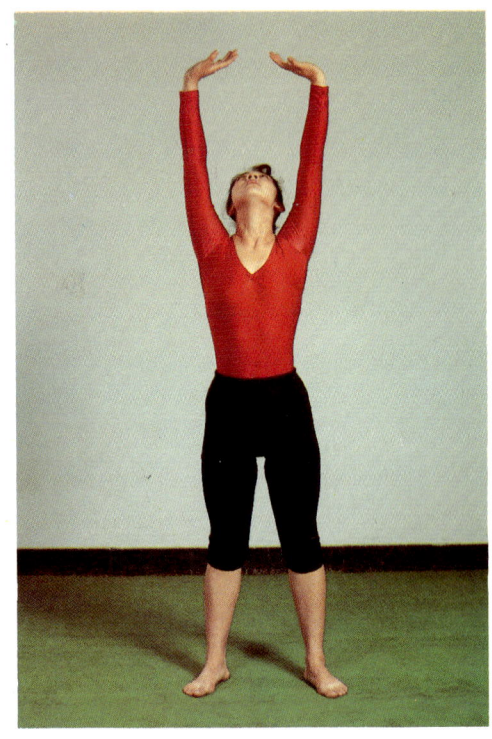

Bild 3-39

b) „Den Himmel mit zwei Händen stützen"

Die Arme sind in die Hüften gestützt, die Füße stehen leicht auseinander. Beide Handflächen kräftig entlang der Brust aufwärts führen, wobei die Finger beider Hände aufeinander zugerichtet sind. Die Beine leicht einknicken, dabei, während die Arme über den Kopf gehoben werden, den Schulterbereich dehnen, den Kopf zurücklegen und auf die Handrücken blicken. So verharren und dann in die Ausgangsposition zurückkehren. (Bild 3-39)

c) „Der Skorpion erklettert die Wand"

Auf einen Schritt Abstand mit dem Gesicht zur Wand stehen. Die Wand mit vier Fingern der betroffenen Hand berühren und sie dann in der Art eines Skorpions so hoch wie möglich die Wand hinaufbewegen. Eine oder zwei Minuten verharren und die Finger wieder abwärts bewegen. (Bild 3-40) Dieser Vorgang kann in einem Übungsablauf mehrmals wiederholt werden.

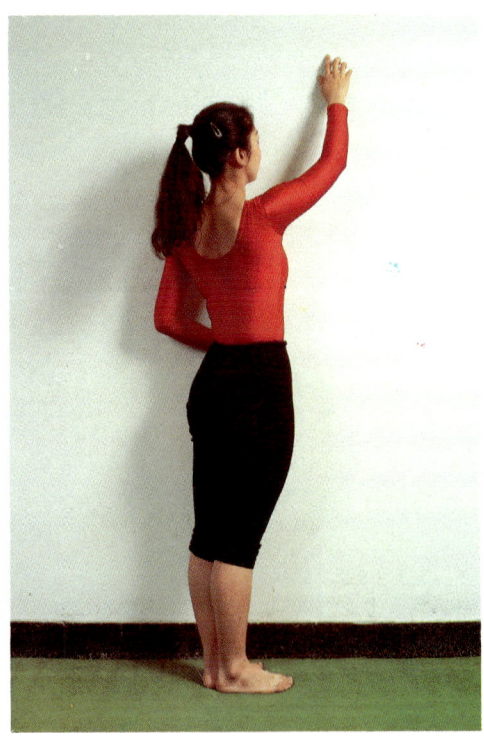

Bild 3-40

d) „Der fliegende Roch"

Die Füße stehen auf Schulterbreite auseinander. Die Finger im Nacken überkreuzen. Die Schultern langsam aber kräftig nach vorne ziehen, so daß die Ellbogen einander berühren. (Bild 3-41) Dann die Ellbogen nach außen öffnen. Mehrmals wiederholen. (Bild 3-42)

e) „Die Mähne des Pferdes teilen"

Die Füße stehen leicht auseinander, die Fäuste liegen nach oben gerichtet an den Hüften. Die Fäuste kräftig seitlich entlang des Brustkorbs auf Brusthöhe anheben. (Bild 3-43) Die Hände öffnen und sie langsam unter Spannung nach vorne ausstrecken. (Bild 3-44)

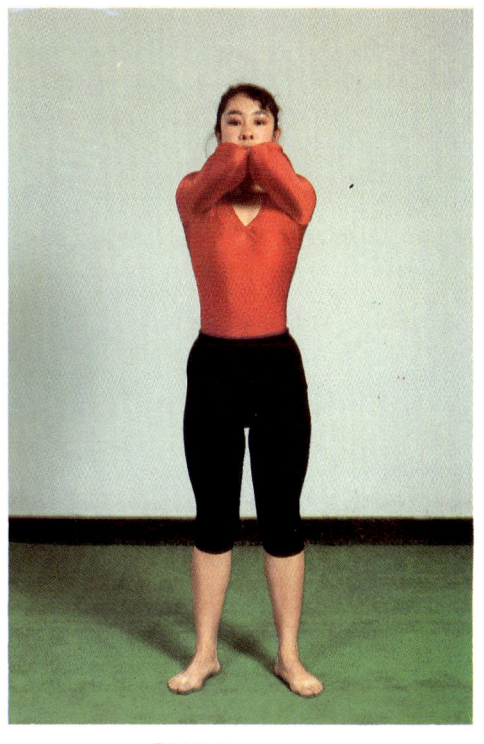

Bild 3-41

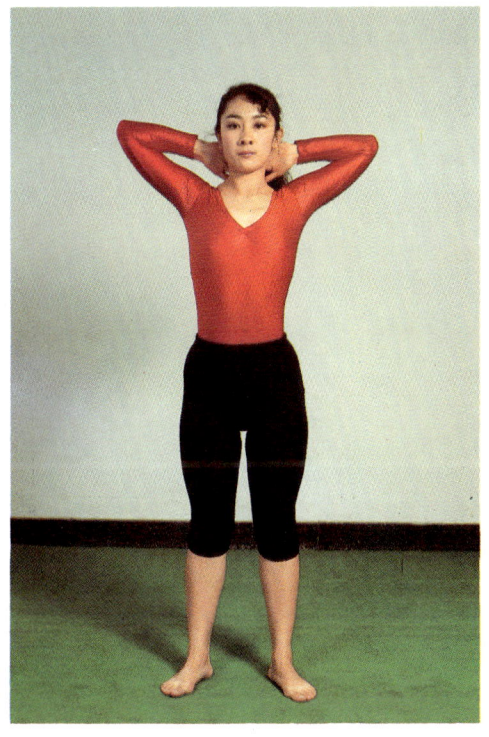

Bild 3-42

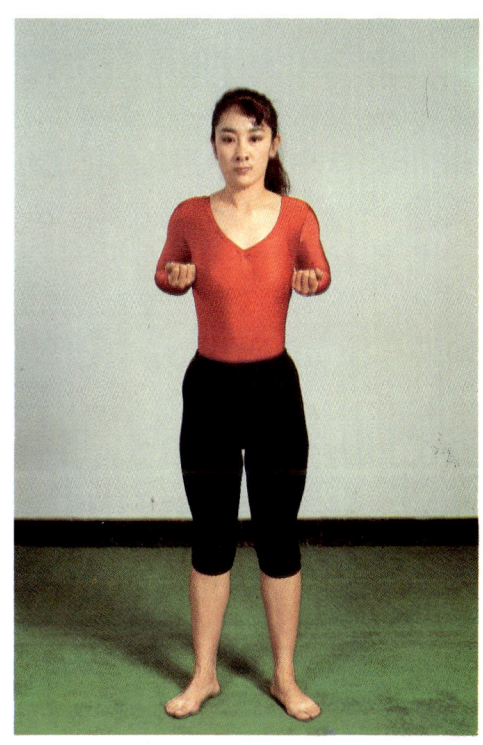

Bild 3-43

143

Die Handflächen einwärts richten und die Arme langsam zur Seite strecken. Die Handflächen weisen nach hinten. In die Ausgangsposition zurückkehren. (Bild 3-45)

f) In die Seiten gestemmt

Die Füße stehen leicht auseinander, die Hände sind in die Hüften gestemmt, wobei die Finger vorne und die Daumen hinten ruhen. Beide Hände langsam seitlich entlang des Brustkorbs auf Brusthöhe anheben. Dabei pausieren, um die Schultern vor und zurück zu bewegen. Die Hände bis zu den Achselhöhlen anheben, dann die Schultern erneut vor und zurück bewegen. (Bild 3-46)

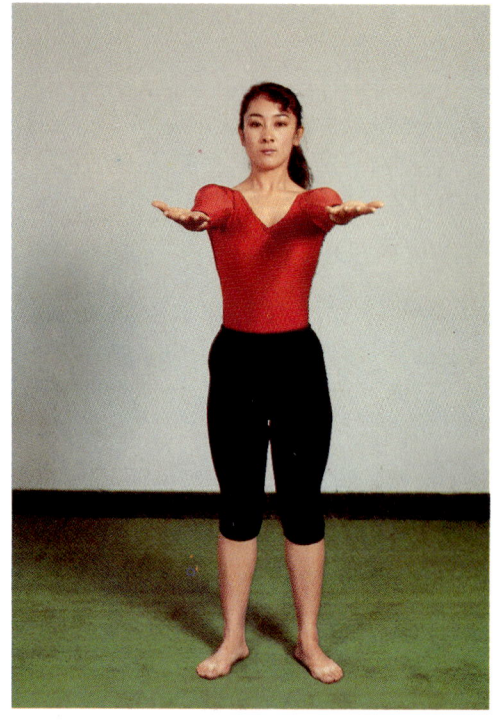

Bild 3-44

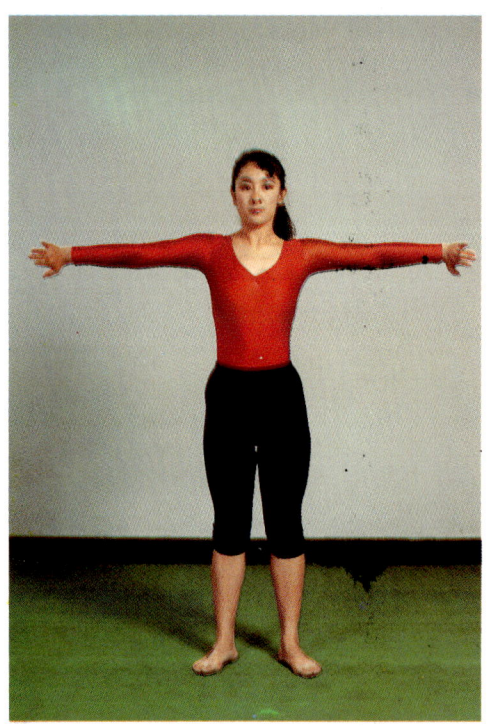

Bild 3-45

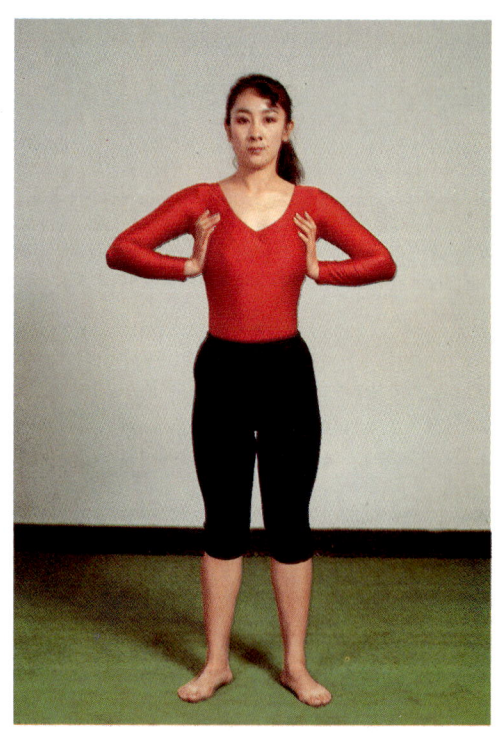

Bild 3-46

144

g) „Das Boot flußabwärts stoßen"

Die Füße stehen leicht auseinander. Die geballten
Hände liegen an der Taille, wobei die Handflächen nach
oben weisen. Die linke Hand auf Brusthöhe anheben.
Die Faust öffnen und den Arm mit nach vorn gerichteter
Handfläche kräftig vorwärtsstoßen und wieder zurück-
ziehen. Mehrmals wiederholen. (Bild 3-47)

h) Hochheben und Niederpressen

Die Füße stehen etwas mehr als Schulterbreite
auseinander. Die Arme ruhen entspannt.

Mit den Handflächen nach oben die Arme bis auf
Schulterhöhe heben, als würde man einen Korb auf-
nehmen, derweil langsam in die Knie gehen, als wollte
man auf einem Pferd reiten. (Bild 3-48) Dann die
Handflächen nach unten drehen und sie langsam entlang der Brust pressen. (Bild 3-49) Währenddessen
langsam aufrichten und in die Ausgangsposition zurückkehren. Dieser Vorgang sollte mehrmals in jedem
Übungsablauf wiederholt werden.

Zur Beachtung: Beim Heben liegt die Kraft in den
Schultern, beim Pressen in den Händen.

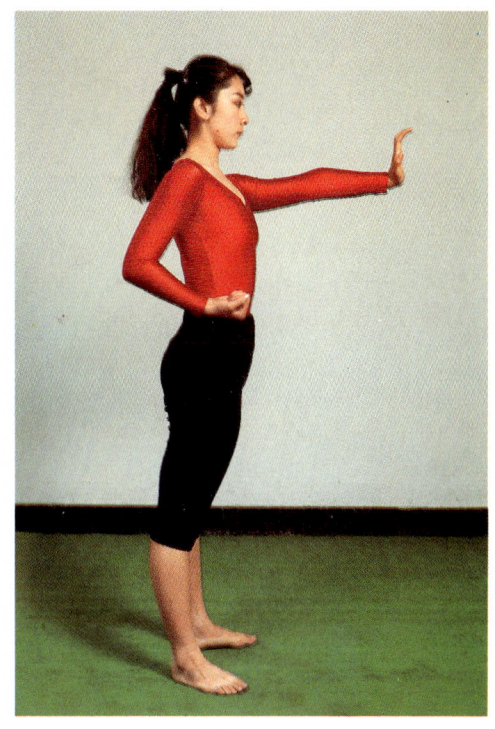

Bild 3-47

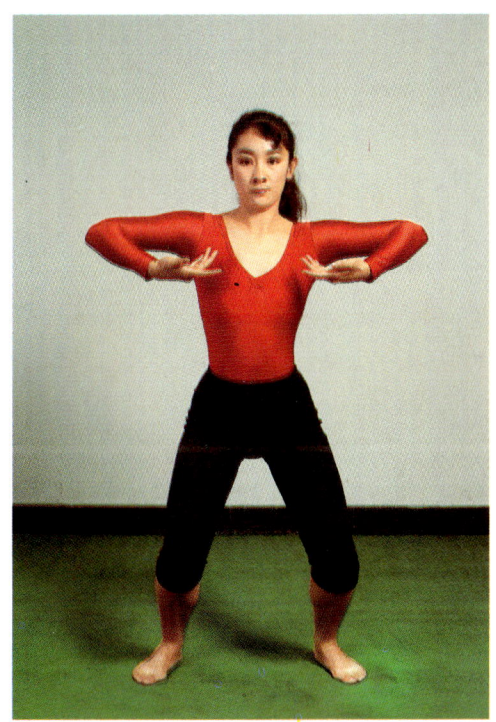

Bild 3-48

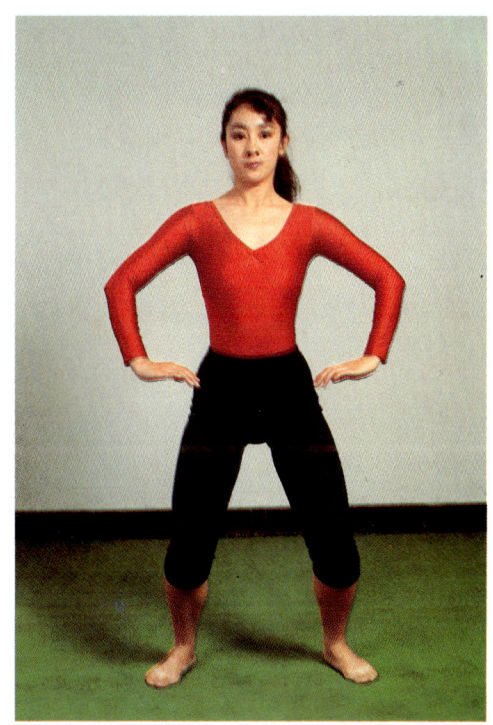

Bild 3-49

i) Internes und externes Kreisen

Die Füße stehen in angedeuteter Hockhaltung auf Schulterbreite auseinander. Beide Hände sind geballt, die Ellbogen gebeugt, wobei die Unterarme nach hinten gerichtet sind. Die Schulter wird mehrmals gedreht, indem die Unterarme abwechselnd nach hinten und nach vorn einen Halbkreis beschreiben. (Bild 3-50)

j) Achseln zucken und kreisen

Die Füße stehen auf Schulterbreite auseinander. Die Hände ruhen entspannt an den Seiten. Beide Hände hochheben, die Ellbogen anwinkeln und die Schultern, derweil die Fingerspitzen auf den Schultern liegen, kreisen lassen. Dann die Achseln zucken und die Schultern rückwärts kreisen lassen. (Bild 3-51)

k) „Das Rad"

Die Füße stehen beieinander. Beide Hände sind geballt und liegen an der Taille. Den rechten Arm nach außen strecken, dabei eine hohle Faust machen und drei Kreise rückwärts und drei vorwärts beschreiben. (Bild 3-52) Mit dem linken Arm wiederholen.

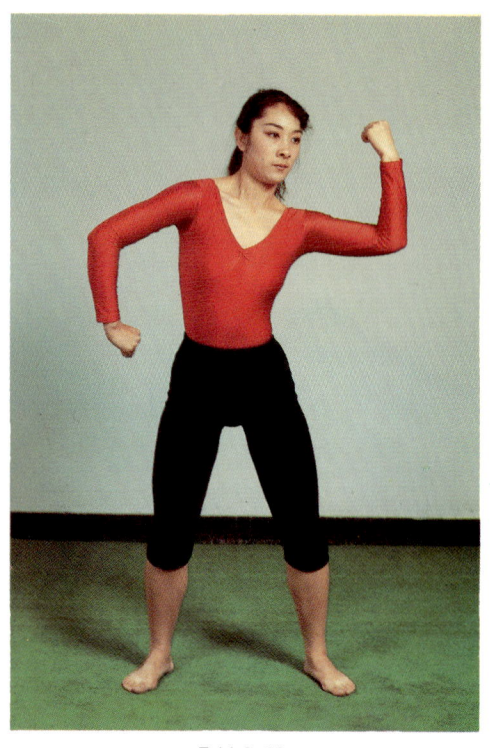

Bild 3-50

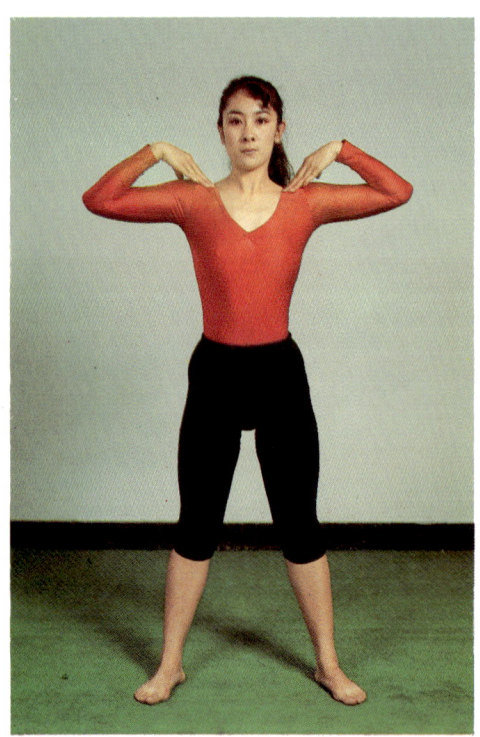

Bild 3-51

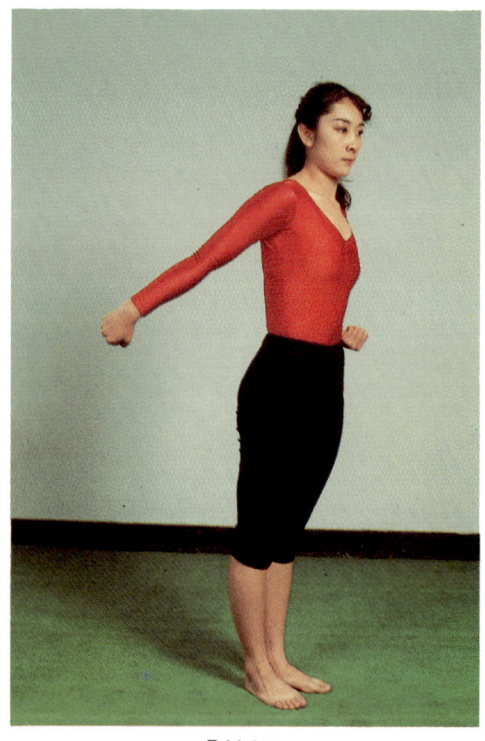

Bild 3-52

146

l) Strecken und Kreisen

Entspannt stehen. Ähnlich wie beim Fechten einen Ausfallschritt machen, wobei der linke Fuß einen Schritt vortritt. Die Handgelenke anwinkeln und sie auf Höhe der Achselhöhlen anheben. Dann die Schultern vorwärts stoßen (Bild 3-53), die Hände nach hinten bewegen, die Arme hinter dem Rücken gerade strecken und sich vorlehnen. (Bild 3-54) Die Arme heben und die Handgelenke über dem Kopf überkreuzen. (Bild 3-55) Gleichzeitig den Körper zurücklehnen und die Ellbogen leicht beugen. Zum Schluß beide Hände nach unten zurück vor den Körper nehmen. (Bild 3-56)

Zur Beachtung: Die Handflächen sollten durchgehend nach oben weisen.

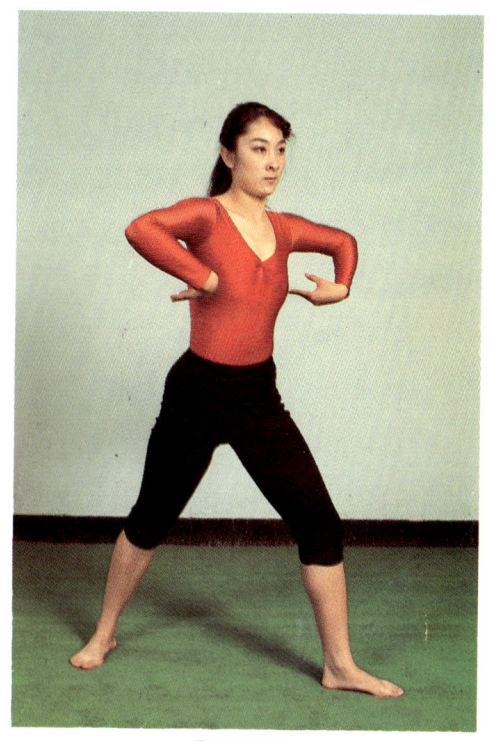

Bild 3-53

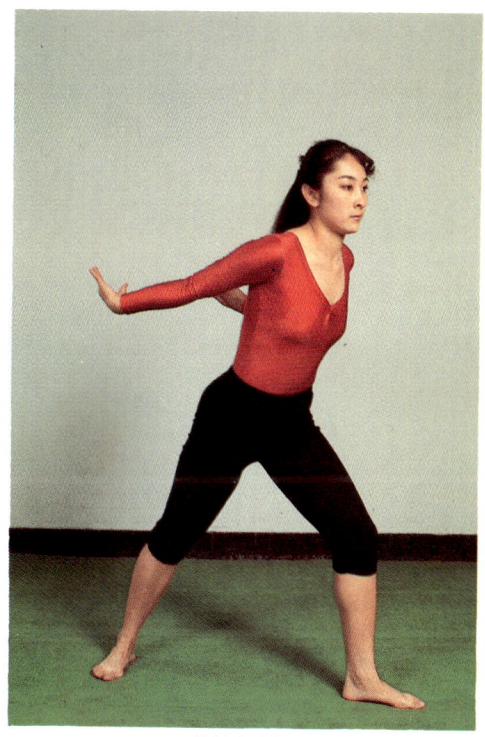

Bild 3-54

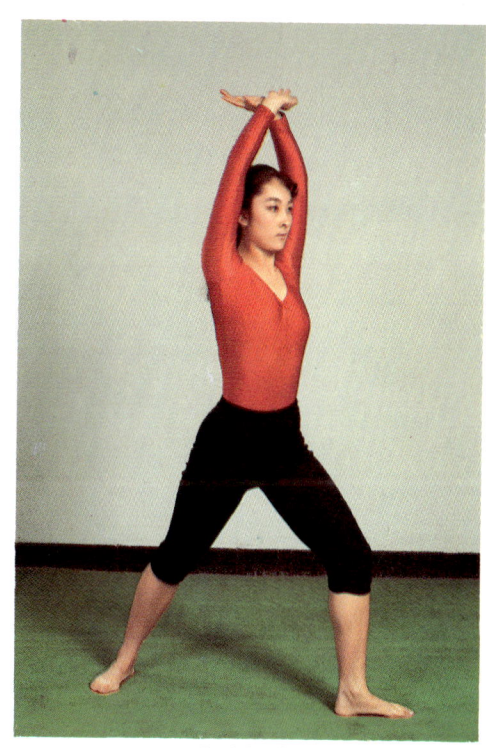

Bild 3-55

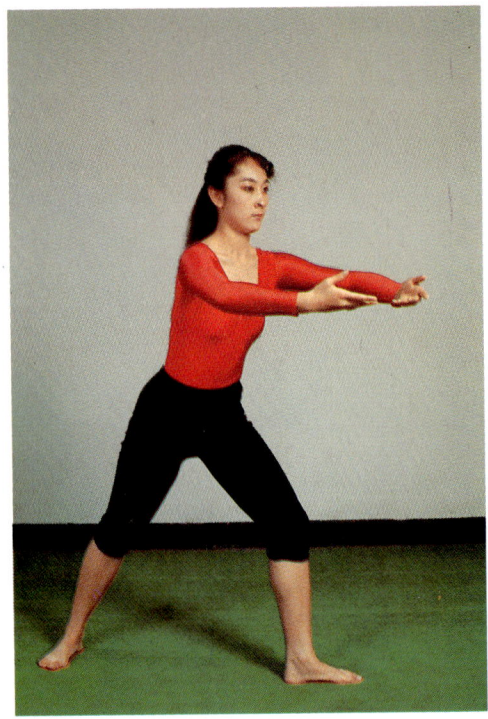

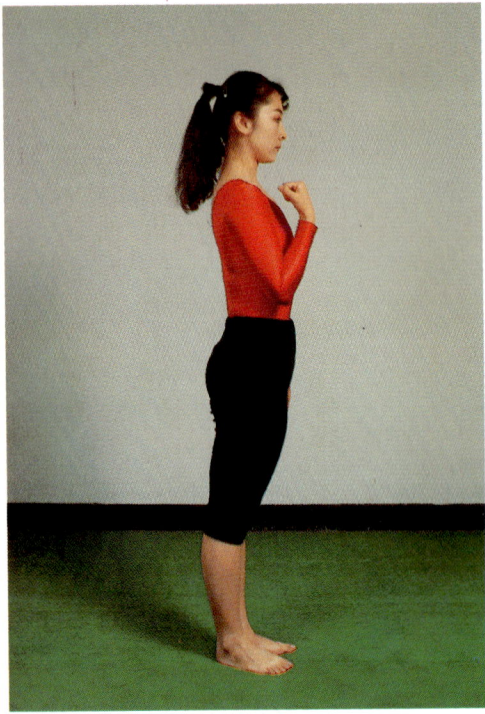

Bild 3-56   Bild 3-57

5. Übungen für den Ellbogen

Ellbogenübungen sind wirksam bei Verstauchung in den Ellbogengelenken, Entzündungen des lateralen Epikondylus und Humerus, bei Bursitis am Olekranon sowie bei Rotationsschwierigkeiten des Arms usw. Die Übungen werden meistens in stehender Haltung durchgeführt.

Die Ellbogengelenke sind relativ empfindlich. Sie neigen zu Versteifung oder weisen nach einer Verletzung Bewegungsstörungen auf. Übermäßige Gymnastik oder gewaltsame passive Beugung bzw. Streckung können Schwellungen, Blutung, Versteifung, Adhäsion des Narbengewebes und sogar Myositis ossificans herbeiführen, wodurch das Krankheitsbild noch verschlechtert wird. Die Übungen sollten deshalb mit angemessener Sorgfalt durchgeführt werden.

a) Anwinkeln des Ellbogens

Aufrecht stehen. Beide Hände ruhen entspannt.

Die rechte Hand ballen und den Ellbogen soweit wie möglich anwinkeln. Dabei die Faust zu einem Haken krümmen. (Bild 3-57) Dann den Ellbogen mit starker Kraft langsam strecken.

b) Heben mit zwei Händen

Die Füße stehen leicht auseinander. Beide Hände sind geballt und seitlich an die Taille gelegt. Die Arme werden langsam gebeugt. Die hohlen Fäuste entlang der Brust auf Schulterhöhe heben. Dann die Fäuste öffnen und die Finger nach hinten richten. Beide Arme mit starker Kraft heben, als ob man einen schweren Gegenstand stemmen müßte, und in die Hocke gehen. Während die Arme sich nach oben über den Kopf bewegen, tiefer in die Hocke gehen. Die Handgelenke strecken. Die Handflächen weisen nach unten, die Fingerspitzen berühren einander. Die Hände langsam entlang der Brust in die Ausgangslage zurückfallen lassen. (Bild 3-58)

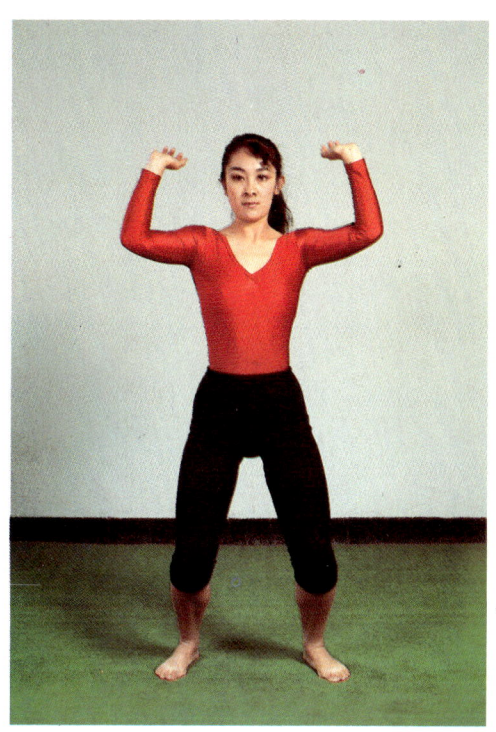

Bild 3-58

c) Doppelarmbogen

Die Füße stehen auf Schulterbreite auseinander, die Hände ruhen an den Seiten.

Beide Hände langsam heben. Die Schultern nach hinten stoßen. Die Ellbogen anwinkeln, wobei die Handflächen nach vorn außen gerichtet sind. Die Finger leicht krümmen und vor die Augen legen. Die Ellbogengelenke befinden sich etwas unterhalb der Schultern. (Bild 3-59)

Die Hände langsam und kräftig zur Seite stoßen und die Brust herausdrücken. Dabei einen Bogen bilden. (Bild 3-60) Diese Stellung 30 Sekunden beibehalten, dann langsam in die Ausgangsposition zurückkehren. Den Vorgang bei jedem Übungsablauf 30mal wiederholen.

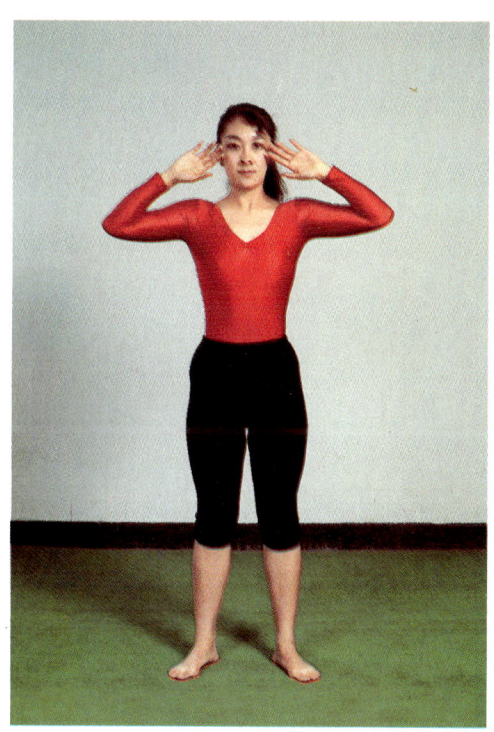

Bild 3-59

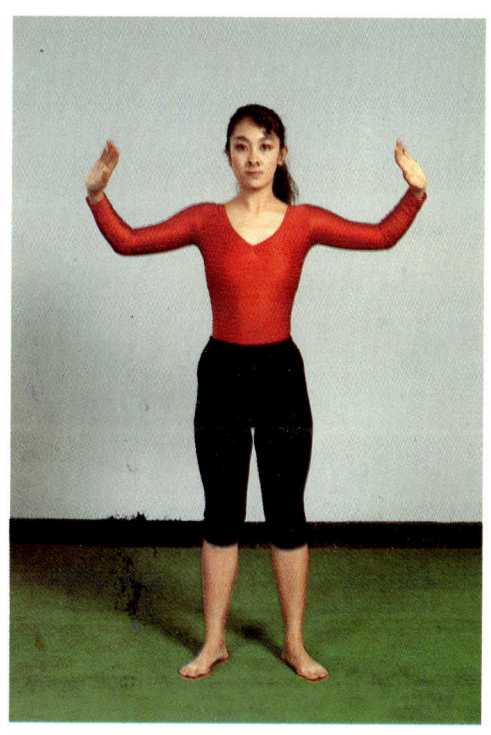

Bild 3-60

d) Die Ellbogen wegstoßen

Die Füße stehen auseinander, die geballten Hände befinden sich an der Taille. Die rechte Hand öffnen und zur linken Schulter heben. Die Handfläche weist nach unten links. (Bild 3-61)

Den Ellbogen nach rechts hinten unten wegstoßen. (Bild 3-62)

Die Übung mit wechselndem Arm auf jeder Seite 30mal durchführen.

e) Fächern

Die Füße stehen auf Schulterbreite auseinander. Die rechte Hand wird geballt und der rechte Ellbogen auf 90 Grad angewinkelt. Den Oberarm gegen den Körper pressen. Das Handgelenk einwärts drehen, einige Zeit so verweilen. (Bild 3-63) Dann das Handgelenk auswärts drehen, daß die Vorderseite des Unterarms nach oben weist. (Bild 3-64) Obigen Vorgang wiederholen, so als werde ein Fächer gewedelt.

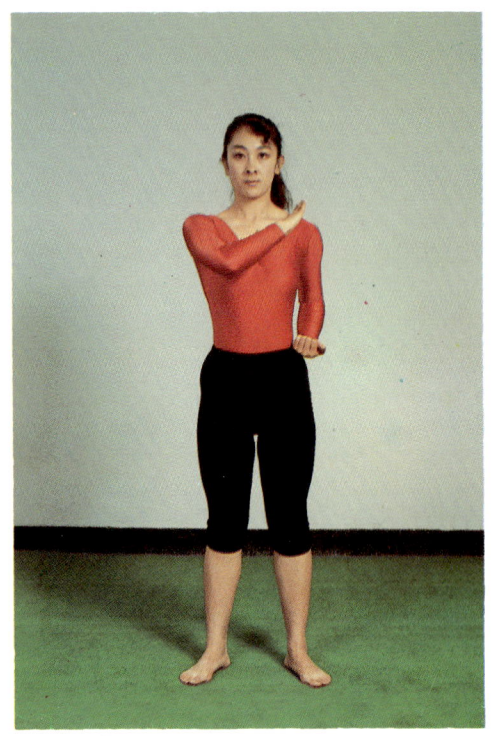

Bild 3-61

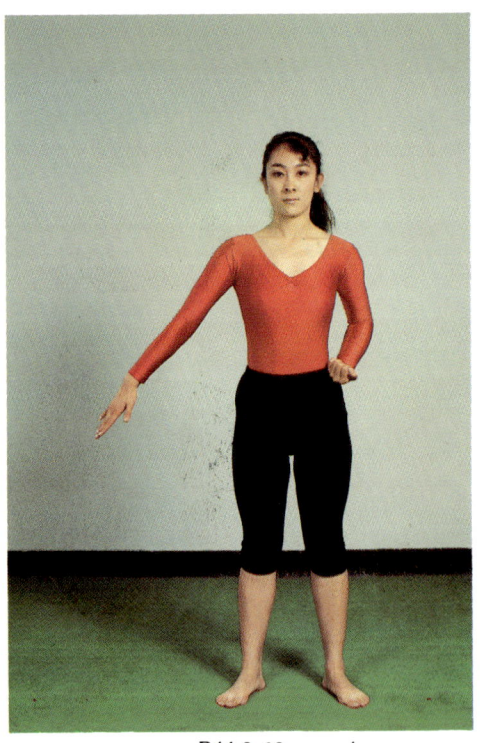

Bild 3-62

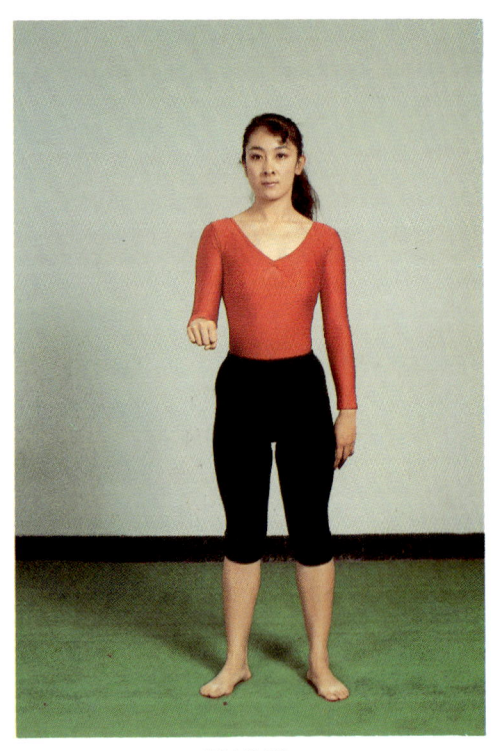

Bild 3-63

f) Hämmern

Die Füße stehen auf Schulterbreite auseinander. Beide Hände sind geballt und liegen an der Taille. Den rechten Ellbogen langsam soweit wie möglich anwinkeln. (Bild 3-65) Den Unterarm kräftig strecken und mit der rechten Faust nach unten schlagen. (Bild 3-66) Die Faust wieder zurückholen und 30mal auf jeder Seite wiederholen.

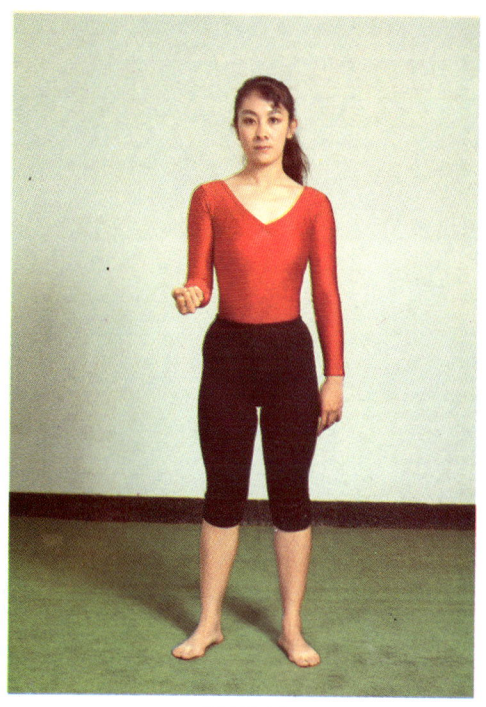

Bild 3-64

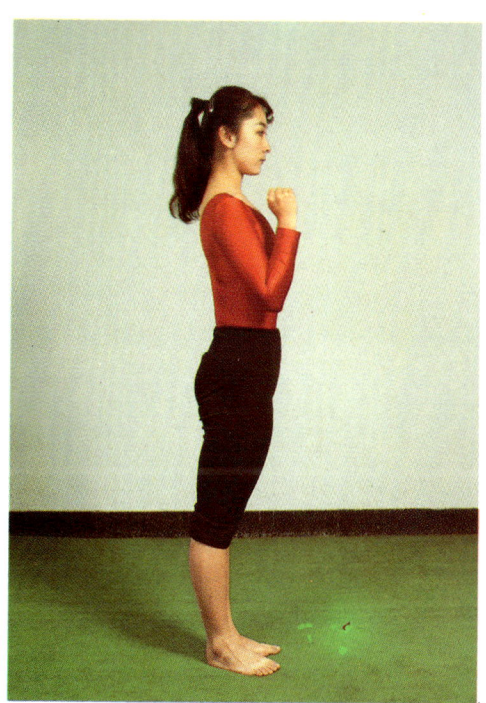

Bild 3-65

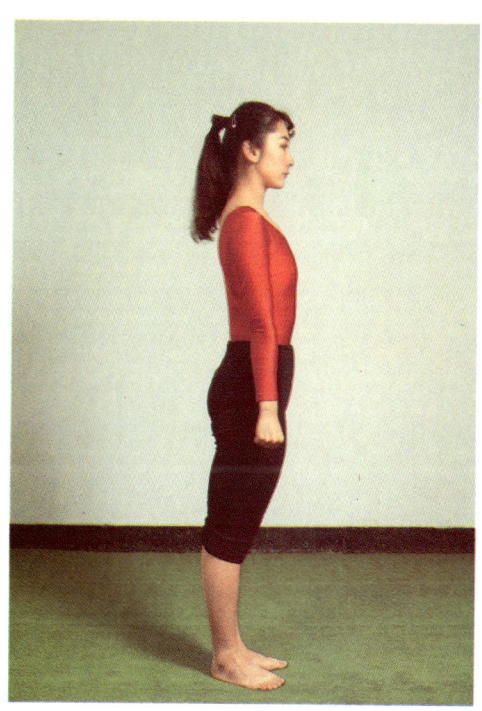

Bild 3-66

g) Die Fäuste vorschnellen lassen

Die Füße stehen auf Schulterbreite auseinander. Beide Hände sind geballt und liegen an der Taille. Die Ellbogen schnell beugen und die Fäuste an die Schläfen heben. Den Rücken ein wenig konkav machen. (Bild 3-67) Die Arme kräftig nach hinten werfen und den Körper ein wenig vorwärts neigen. (Bild 3-68) Die Übung mit nach oben und nach unten gerichteten Unterarmen wiederholen.

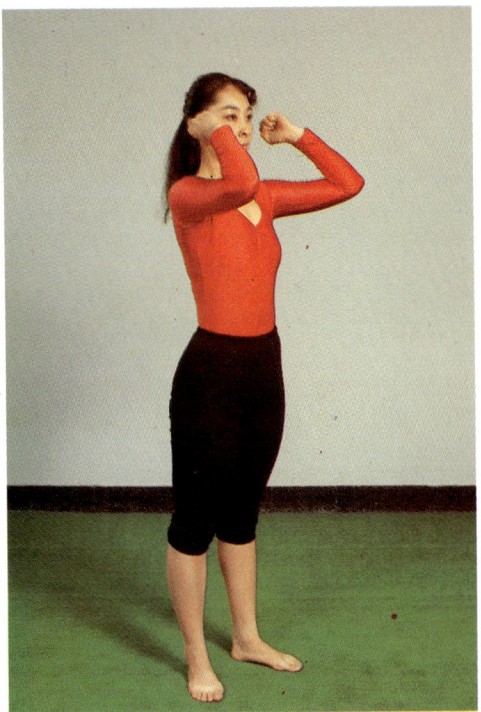

Bild 3-67

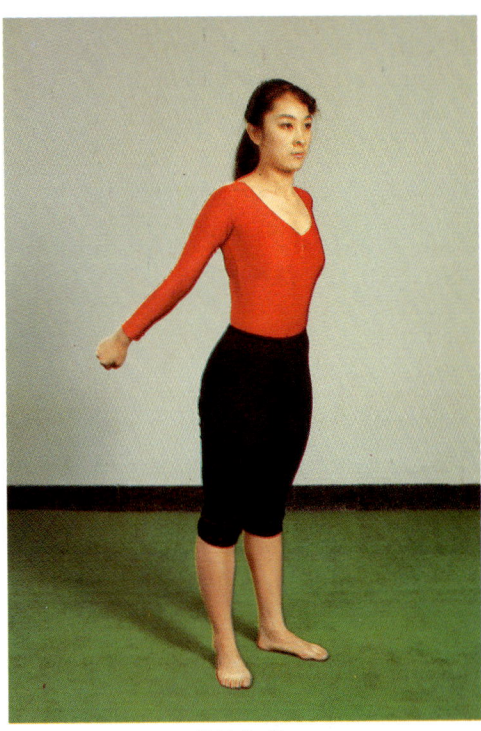

Bild 3-68

6. Übungen für Hand und Handgelenk

Hand- und Handgelenkübungen erweisen sich als nützlich bei der Behandlung von Kontusion und Verrenkung in den Handgelenken, in den metakarpo-phalangealen und den interphalangealen Gelenken sowie beim Karpaltunnelsyndrom, bei radialer Styloiditis usw. Die Übungen werden in sitzender oder stehender Position durchgeführt. Eine Verletzung zieht meistens funktionale Störungen in Hand und Handgelenk nach sich, da beide eine komplizierte Knochen- und Muskelstruktur besitzen, ständig in Aktion sind und feinste Bewegungen ausführen müssen. Aus diesen Gründen sollte mit Hand- und Handgelenkübungen so früh wie möglich nach einer Verletzung begonnen werden.

a) „Sterne pflücken"

Die Füße stehen beieinander, die Fäuste liegen an der Taille. Die linke Hand öffnen und sie soweit wie möglich den Rücken hoch führen. Die Handfläche ist dabei einwärts gerichtet, die Finger liegen am Schulterblatt. Die rechte Hand nach oben links bewegen, die Handfläche beugen, den Kopf heben und starr auf die Handmitte blicken. Den Oberkörper nach links drehen, ohne den Unterkörper zu bewegen. (Bild 3-69) Die Übung mit wechselnden Armen 30- bis 60mal ausführen.

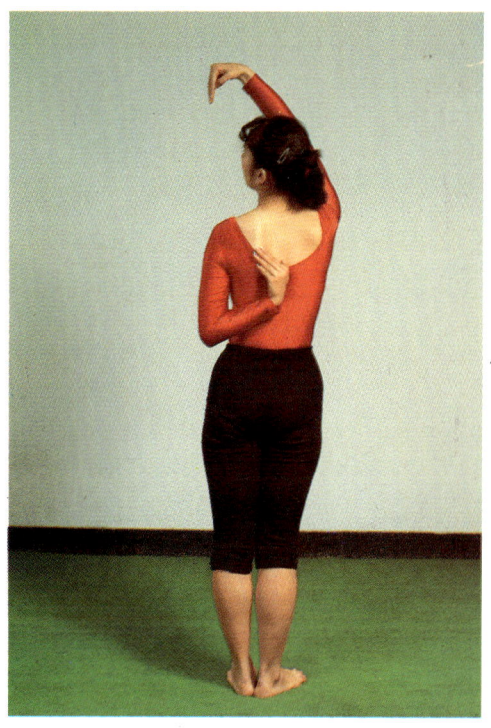

Bild 3-69

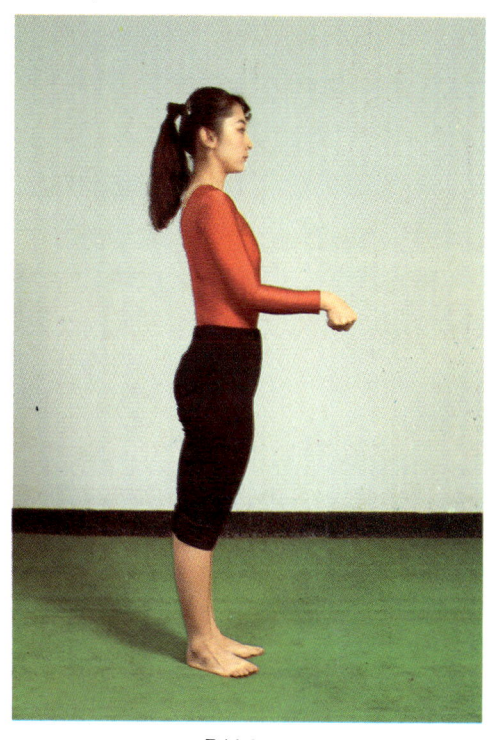

Bild 3-70

b) „Der goldene Hahn nickt mit dem Kopf"

Die Füße stehen auseinander, die linke Hand hängt entspannt. Die rechte Hand ballen. Dabei befindet sich der Daumen in der Mitte der Faust. Der Ellbogen ist auf 90 Grad gebeugt. Das Handgelenk vergleichbar der Kopfbewegung eines Hahns senkrecht ulnar nach unten abknicken. (Bild 3-70) Danach das Handgelenk radial soweit nach unten bewegen, wie es geht. (Bild 3-71)

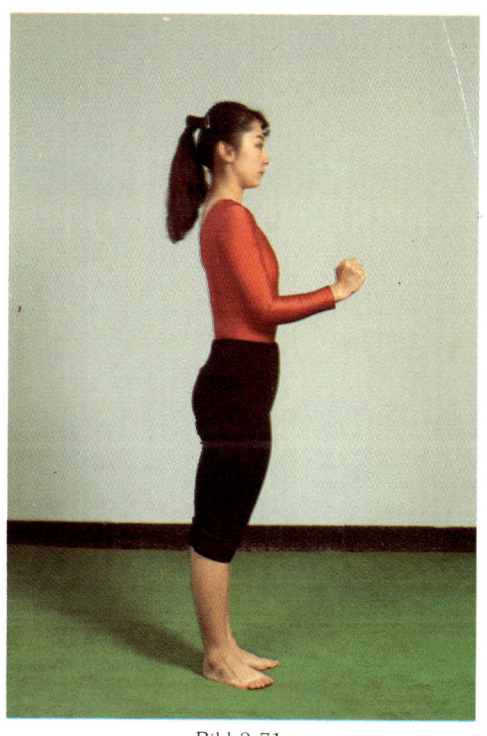

Bild 3-71

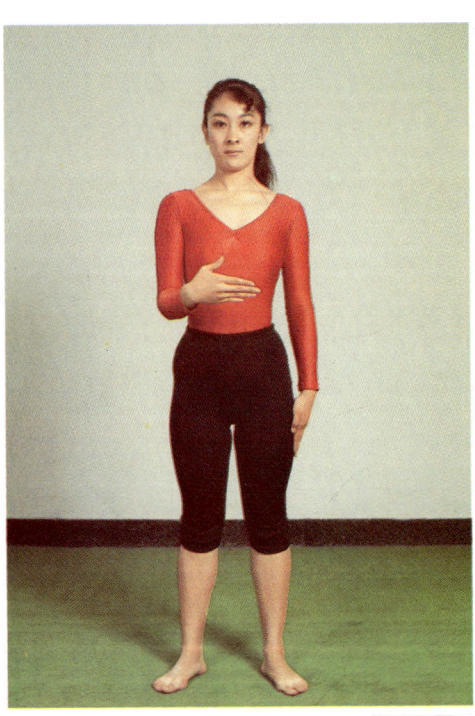

c) „Mit einer Hand Obst pflücken"

Die Füße stehen nahe beieinander, die Hände ruhen an den Seiten. Den Ellbogen mit rückwärts gerichteter Handfläche beugen. Dann die Hand den Rücken entlang hoch führen. Der Handrücken berührt dabei die Wirbelsäule. Gleichzeitig den rechten Ellbogen mit nach vorne gerichteter Handfläche über den Kopf heben. Das Handgelenk drehen, so daß die Handfläche nach oben weist. Den Arm mit geöffneter Hand nach oben rechts strecken und die Fersen heben. Die Bewegung ahmt das Recken nach einer Frucht nach. (Bild 3-72) Das Handgelenk wiederholt beugen und strecken, die Finger weiten, so als sollte eine Frucht geworfen werden. Die Fersen senken. Dann in die Ausgangsposition zurückkehren. Mit der rechten Hand wiederholen.

d) Mit dem Handgelenk wedeln

Die Füße stehen beieinander. Der rechte Ellbogen ist zu 90 Grad gebeugt. Die Finger der rechten Hand sind gerade gerichtet, derweil der linke Arm entspannt herunterhängt. Das Handgelenk vor- und zurückklappen wie ein Fisch seine Schwanzflosse. (Bild 3-73)

Bild 3-72

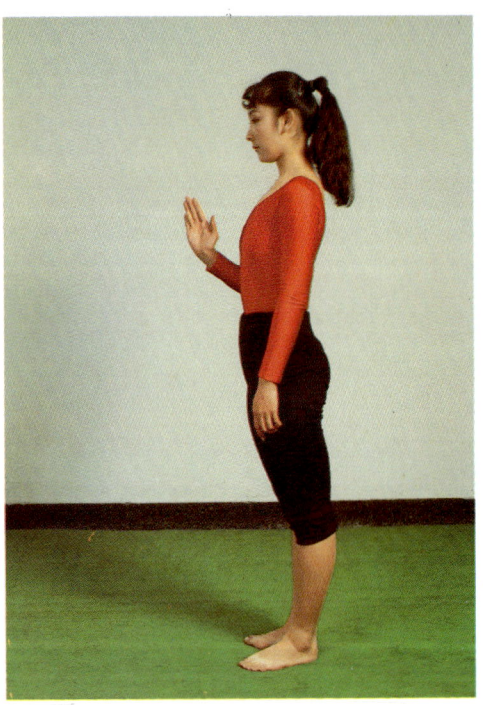

Bild 3-73

Bild 3-74

Dann die Finger leicht krümmen und das Handgelenk auf die radiale Seite bewegen. (Bild 3-74) Als
nächstes den Unterarm nach oben drehen und das
Handgelenk zur ulnaren Seite bewegen. (Bild 3-75)
Mit der linken Hand wiederholen.

Zur Beachtung: Der Arm bleibt während dieser
Bewegung in Ruhe.

e) Die Faust drehen

Die Fäuste liegen Rücken an Rücken mit den
Fingern nach unten. Die Unterarme befinden sich
auf Schulterhöhe. (Bild 3-76) Die Fäuste nach innen
drehen, so daß sich die kleinen Finger berühren. (Bild
3-77) Die Fäuste weiter drehen, bis sie aneinander
liegen. (Bild 3-78) Die Fäuste noch weiter drehen,
bis sich die Daumen berühren. (Bild 3-79)

Die Übung kann auch in der entgegengesetzten
Richtung ausgeführt werden.

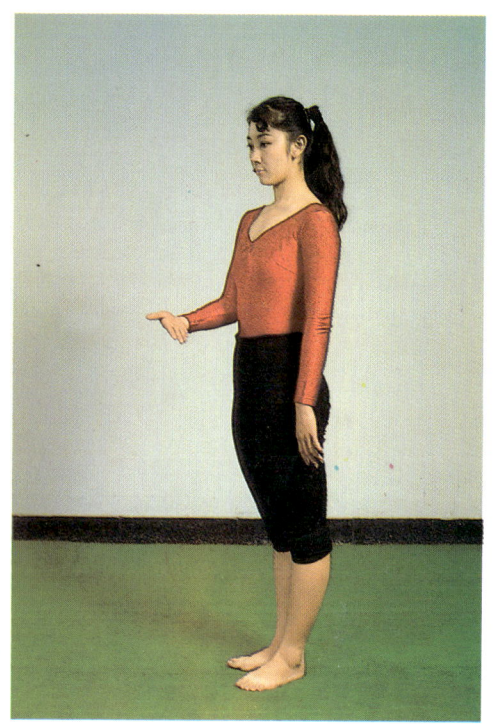

Bild 3-75

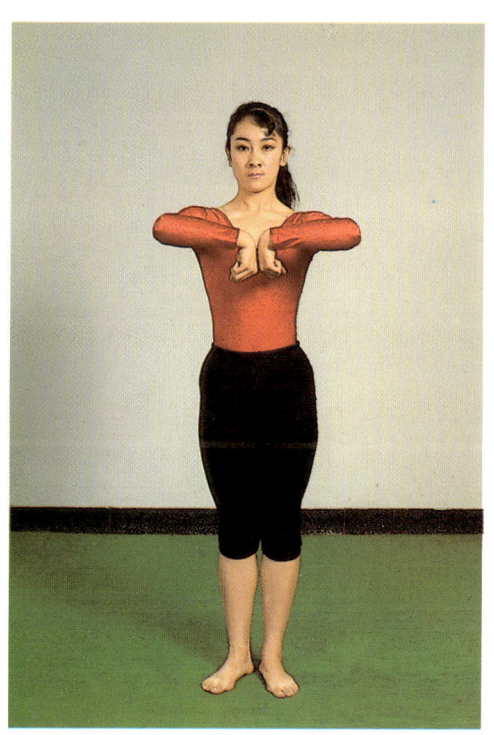

Bild 3-76

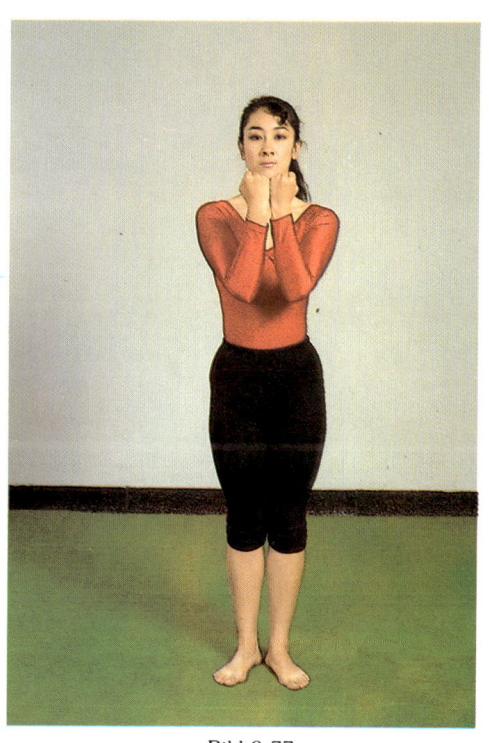

Bild 3-77

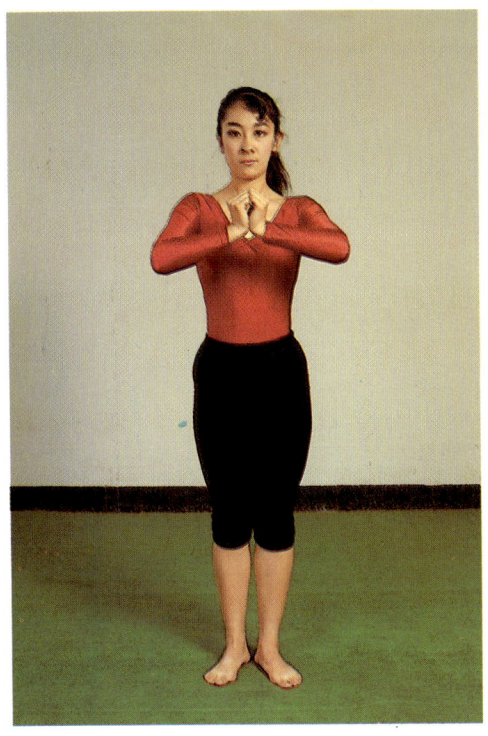

Bild 3-78

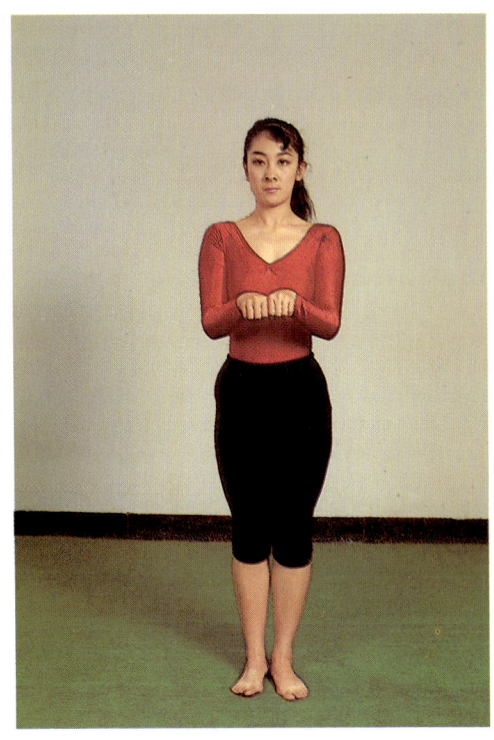

Bild 3-79

f) Mit den Händen stoßen

Entspannt stehen. Die Finger sind gestreckt, die Ellbogen gebeugt. Die Hände werden in gestreckter Haltung vor der Brust zusammengelegt. Mit den Unterarmen kräftig einwärtspressen, dann entspannen. (Bild 3-80)

g) Mit den Fingern stoßen

Entspannt stehen. Die Ellbogen auf 90 Grad beugen. Die Handgelenke gerade machen, wobei die Finger einander berühren. (Bild 3-81) Die Finger soweit wie möglich zusammenpressen, indem die Schultern einwärts gestoßen und die Unterarme fallen gelassen werden. (Bild 3-82) So bleiben, dann entspannen und in die Ausgangsposition zurückkehren.

h) Die Hände ballen

Entspannt stehen und die Ellbogen auf 90 Grad anwinkeln. Die Finger sind soweit wie möglich voneinander getrennt. (Bild 3-83) Dann die Hände kräftig zusammenballen. (Bild 3-84) Den Vorgang mehrmals wiederholen.

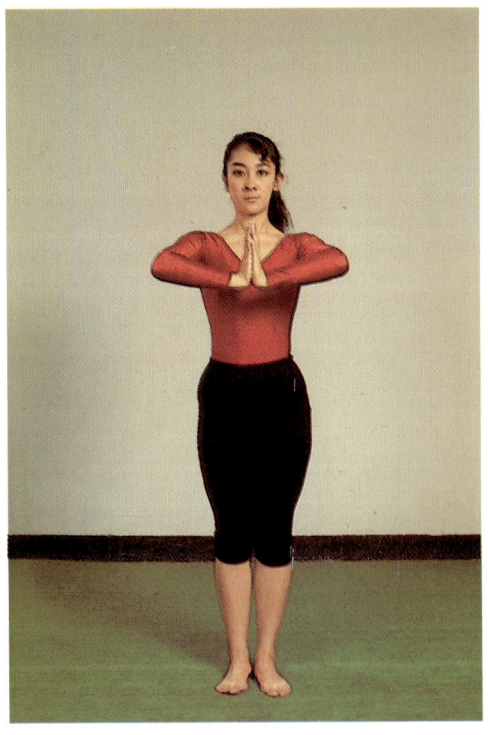

Bild 3-80

156

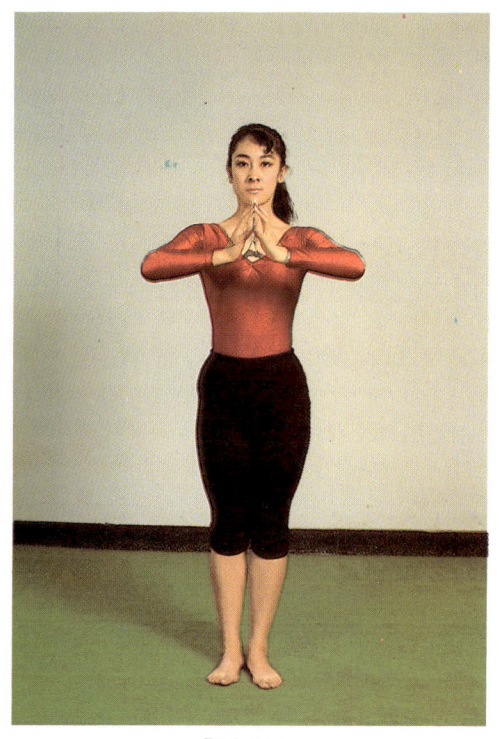

Bild 3-81

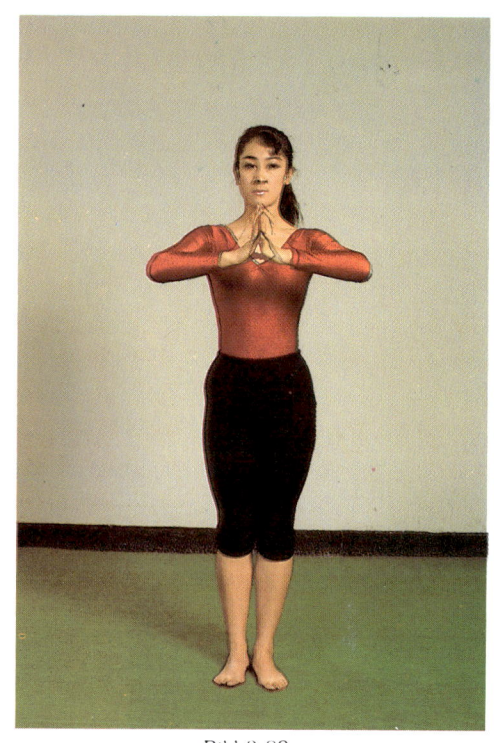

Bild 3-82

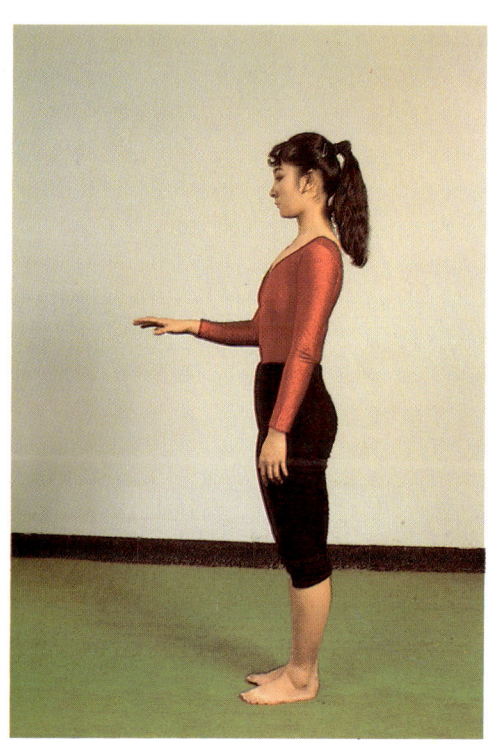

Bild 3-83

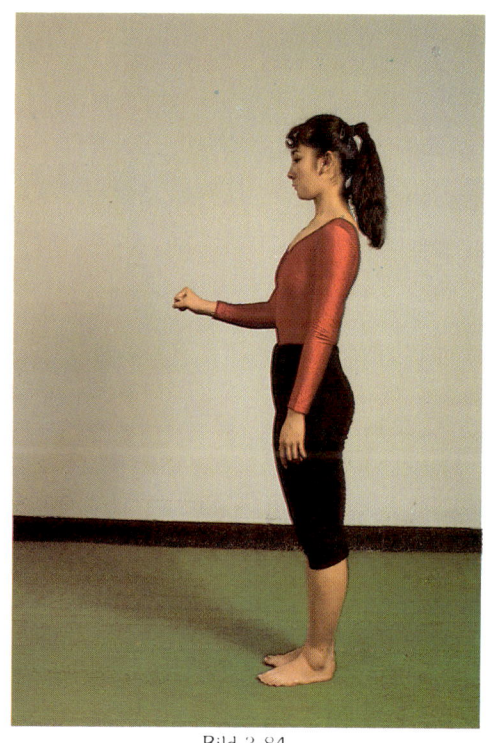

Bild 3-84

i) „Die Krallen des Habichts"

Die Füße stehen auf etwas mehr als Schulterbreite auseinander. Beide Hände liegen geballt an der Taille. Die Brust herausdrücken. Die Fäuste seitlich auf Brusthöhe anheben. Beide Hände öffnen und die Handfläche nach vorne drehen. Als nächstes die Finger krümmen, die Handgelenke dorsalwärts strecken und beide Hände langsam nach vorne stoßen. Dabei in eine angedeutete Hocke gehen. (Bild 3-85) Beide Hände soweit stoßen, bis die Arme gerade sind. Dann die Handgelenke beugen, so daß sie den Krallen eines Habichts ähneln. Langsam, aber mit starker Kraft in die Ausgangsposition zurückkehren. (Bild 3-86)

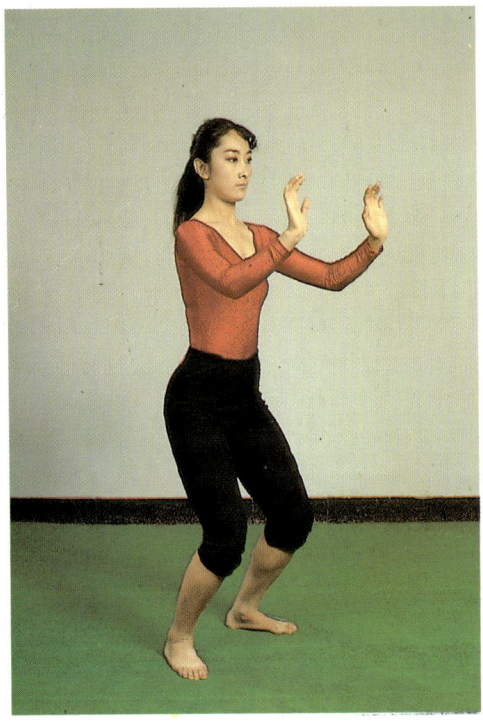

Bild 3-85

Bild 3-86

7. Übungen für den Hüftbereich

Hüftübungen sind angebracht bei Weichteilverletzungen, Verrenkung des Hüftgelenks und nach Verminderung der Subluxation des Sakroiliakalgelenks usw. Die Übungen können stehend oder liegend durchgeführt werden.

a) Die Hüftgelenke öffnen und schließen

Auf dem Rücken liegen. Die Knie beugen und leicht ausstellen. Die Fersen berühren einander und sind so nahe wie möglich an das Gesäß zu ziehen. Die Knie langsam auseinander bewegen, bis sie das Bett berühren. Die Hüften abduzieren. (Bild 3-87) Anschließend die Knie wieder zusammenbringen. (Bild 3-88) Die Bewegungen 10- bis 20mal wiederholen.

b) „Den Kopf schütteln und mit dem Schwanz wackeln"

Die Hände liegen auf den gebeugten Knien. Der Oberkörper neigt sich nach vorne, der Rumpf liegt dabei gerade. Den Oberkörper nach links drehen, die rechte Schulter leicht senken und den Kopf in dieselbe Richtung folgen lassen. Der Kopf beschreibt dann eine schwingende Kreisbewegung nach links. Gleichzeitig mit dem Gesäß in die linke Richtung wackeln. (Bild 3-89) Die Übung auf der rechten Seite durchführen und dann 30mal wiederholen.

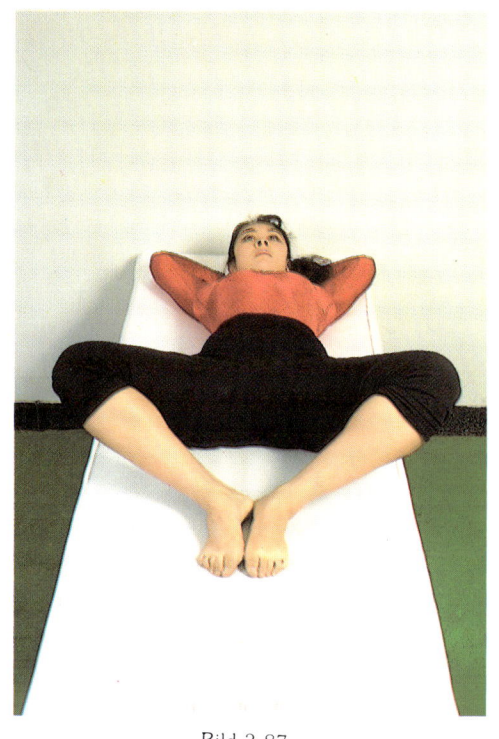

Bild 3-87

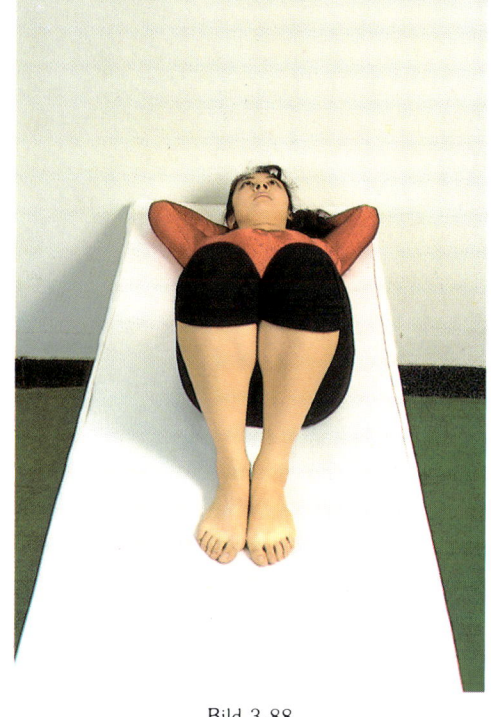

Bild 3-88

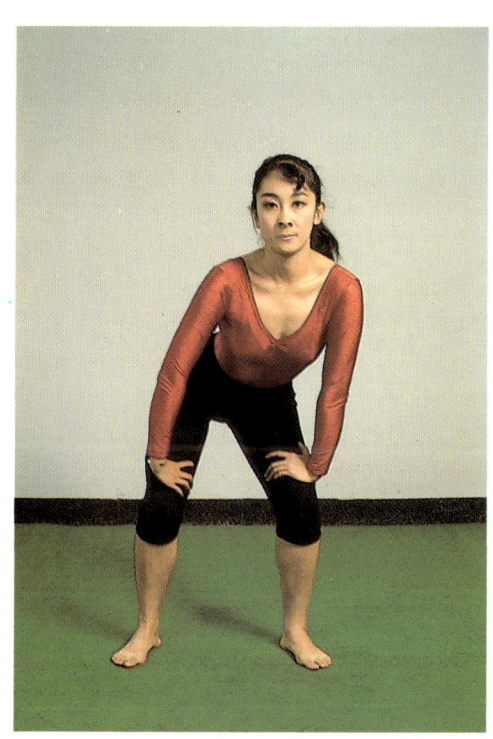

Bild 3-89

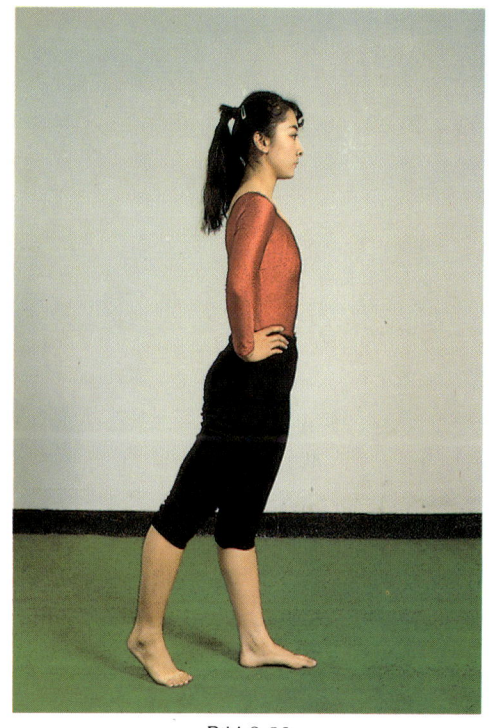

Bild 3-90

159

c) Mit dem Bein nach hinten stampfen

Die Hände sind auf die Hüften gestützt. Der rechte Fuß tritt auf Zehenspitzen ein oder zwei Schritte zurück. Dann werden Knie und Hüften leicht gebeugt, hart nach hinten stampfen. Dabei das Fußgelenk strecken und den Lumbalbereich gerade machen. (Bild 3-90) Dieselbe Bewegung auf der anderen Seite ausführen. Die Aktion 30mal wiederholen.

d) Wechselnde Abduktion

Der Patient liegt auf dem Rücken. Die Beine sind gestreckt und liegen auseinander. Das rechte Bein bleibt unbewegt. Das linke Bein wird nach und nach angehoben und über das rechte Bein gelegt. Danach kehrt es in seine Ausgangsposition zurück. (Bild 3-91)

Die Bewegung wird mit dem rechten Bein wiederholt. (Bild 3-92)

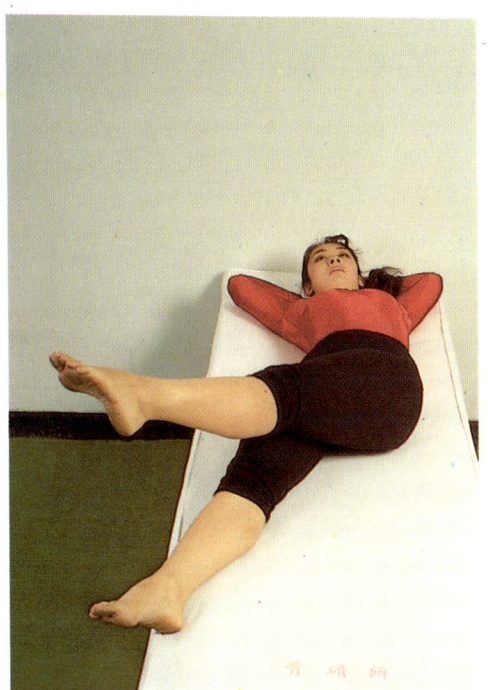

Bild 3-91

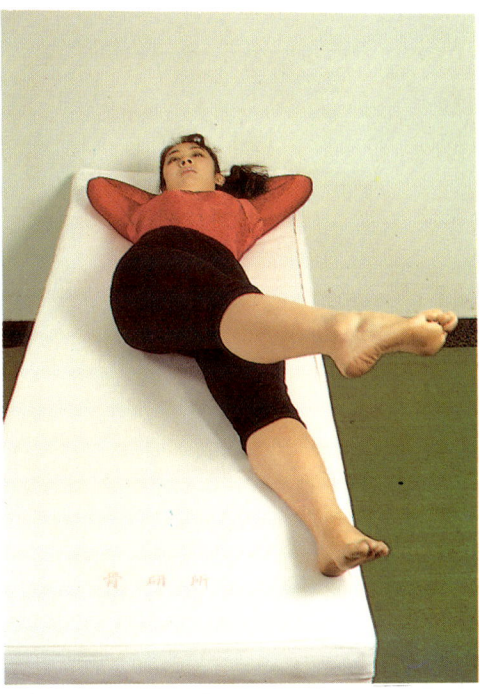

Bild 3-92

e) „Pfeil- und Bogen-Schritte"

Der Patient steht aufrecht. Beide Hände sind auf die Hüften gestützt. Den linken Fuß einen großen Schritt seitlich bewegen. Das linke Bein krümmen und das rechte gerade strecken. Dann mit geradem Rumpf langsam in die Hocke gehen. (Bild 3-93) Die Übung auf jeder Seite 20mal wiederholen.

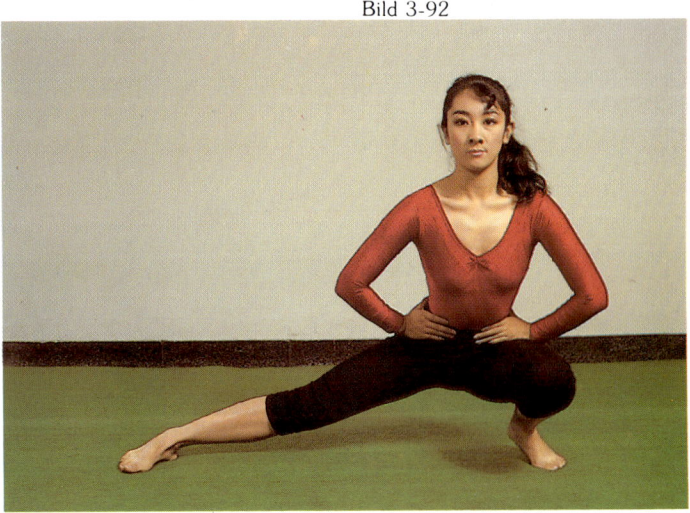

Bild 3-93

f) „Die Faust des Phönix"

Die Füße stehen beieinander. Schnell in die Hocke gehen. Die Ellbogen beugen und die Fäuste aufwärts gerichtet zusammenziehen. Die Fersen bleiben auf dem Boden. Die Unterarme werden zwischen Bauch und Leiste gepreßt. (Bild 3-94)

Durch Strecken beider Knie steht der Patient plötzlich auf. Die Fäuste öffnen und beide Arme hoch strecken. (Bild 3-95) Die Bewegungen werden 30mal wiederholt.

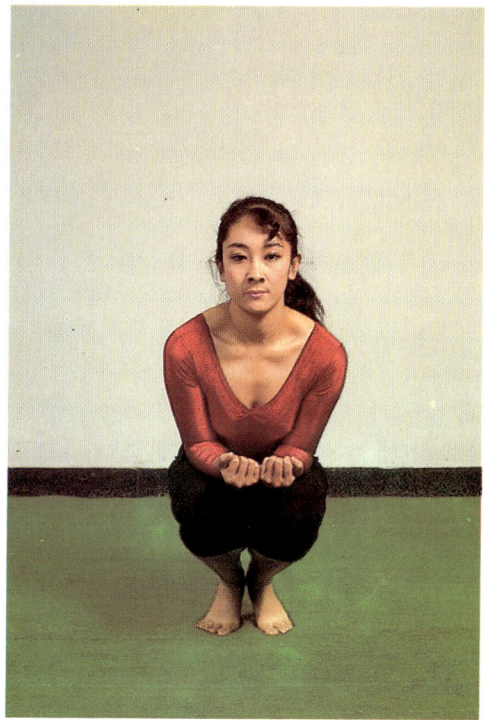

Bild 3-94

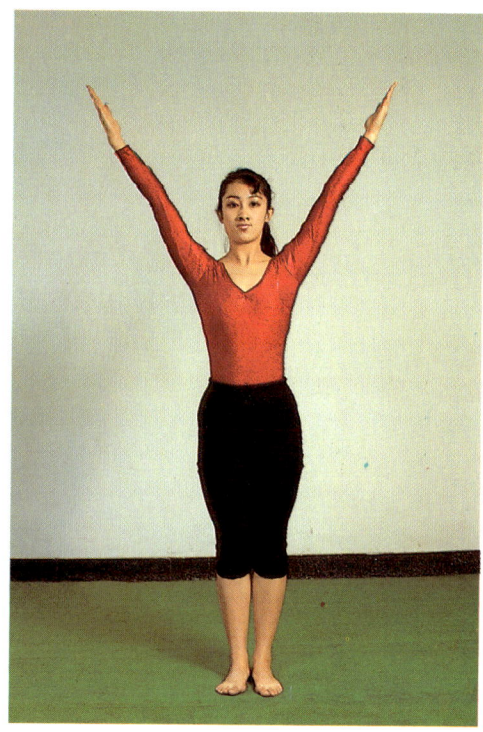

Bild 3-95

g) „Fallendes Geschirr"

Der Patient steht aufrecht. Die Füße stehen auf etwas mehr als Schulterbreite auseinander. Die Fäuste ruhen an den Seiten. In halber Hocke die Fäuste öffnen, die Hände zu den Schultern heben und die Handflächen nach unten richten, wobei die Fingerspitzen zusammentreffen. Die Hände zusammen nach unten pressen, wobei der Patient in die Hocke geht, bis die Knie einen rechten Winkel erreicht haben. Die Hände hängen über den Knien. Rücken und Kopf verbleiben aufrecht, derweil die Knie getrennt und die Zehen nach innen gerichtet werden. Nach einer kurzen Weile werden die Fäuste aufwärts gerichtet, so als müßte ein schweres Gewicht hochgestemmt werden. Gleichzeitig werden die Knie nach und nach gerade gemacht. Die Bewegungen können 10- bis 20mal wiederholt werden. (Bild 3-96)

h) „Die Schwänze von neun Kühen ziehen"

Der Patient steht aufrecht, die Arme ruhen an den Seiten. Der Patient macht mit dem linken Fuß einen Schritt nach vorn links, beugt das linke Knie und dreht den Oberkörper in dieselbe Richtung. Dabei befindet sich der rechte Arm leicht gebeugt auf Taillenhöhe, und die Hand ist so geformt, als müßte sie einen schweren Gegenstand halten. Die linke Hand wird mit angewinkeltem Ellbogen vor die Brust gelegt. Die Schultern werden abduziert. Der Oberarm befindet sich dabei in Horizontallage. Der Kopf des Patienten dreht sich langsam nach links. Die Bewegung wird auf jeder Seite 30mal wiederholt. (Bild 3-97)

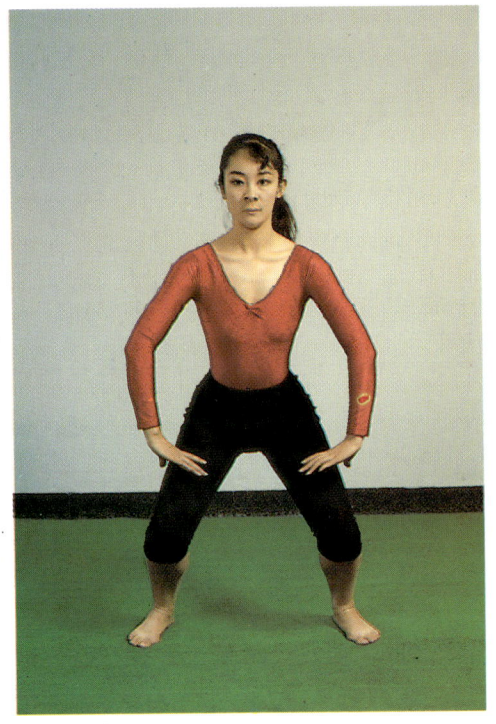

Bild 3-96

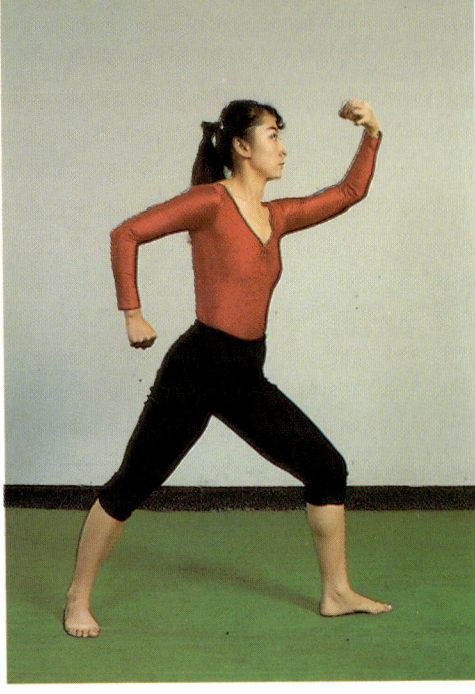

Bild 3-97

i) Aus der Rückenlage aufsitzen

Der Patient liegt auf dem Rükken. Die Beine liegen gestreckt eng nebeneinander. Die Hände hinter dem Kopf verschränken, die Schultern abduzieren und einatmen. (Bild 3-98) Indem der Patient die Zugkraft der Bauchmuskeln einsetzt, richtet er sich nach und nach auf. Die Beine sollten unbewegt bleiben. Der Patient lehnt sich aus der Sitzposition vor und atmet aus. Danach so oft gewünscht wiederholen. (Bild 3-99)

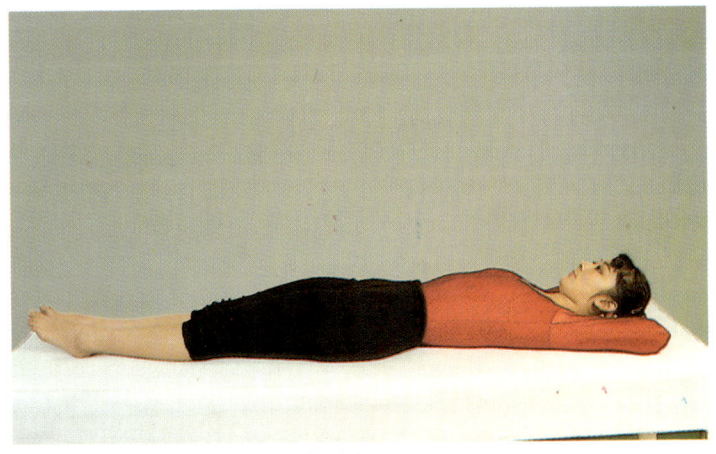

Bild 3-98

j) Ein- und auswärts drehen

Der Patient liegt auf dem Rücken. Die Beine sind gerade und auseinander, und die Zehen weisen nach oben. Die Füße werden einwärts gedreht und so dicht wie möglich auf das Bett gepreßt. (Bild 3-100)

Die Füße werden auswärts gedreht. Ihre andere Seite berührt das Bett. (Bild 3-101)

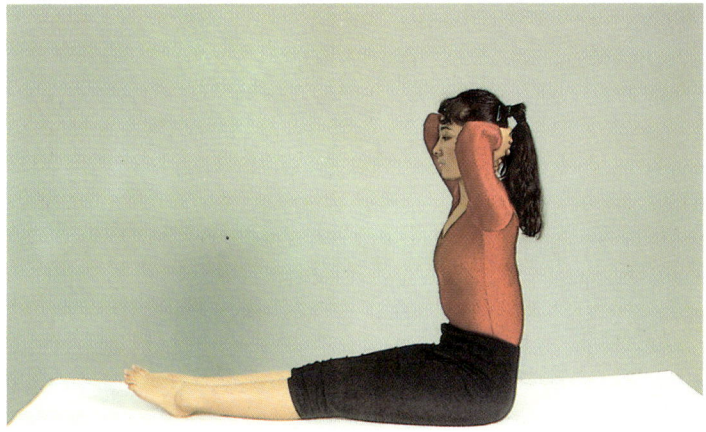

Bild 3-99

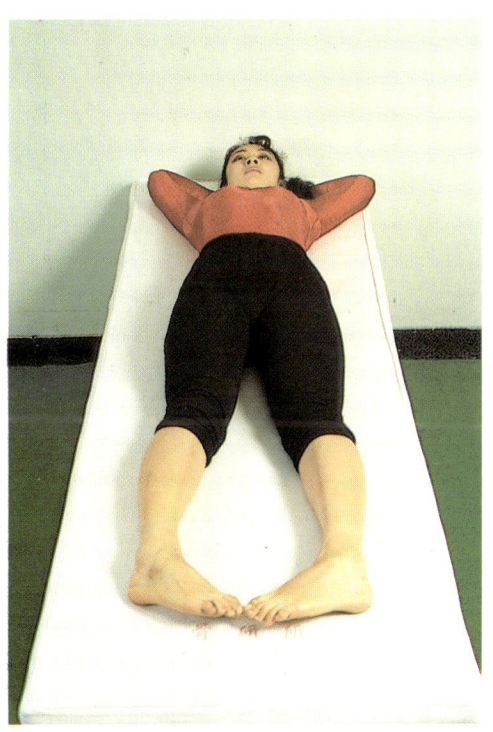

Bild 3-100

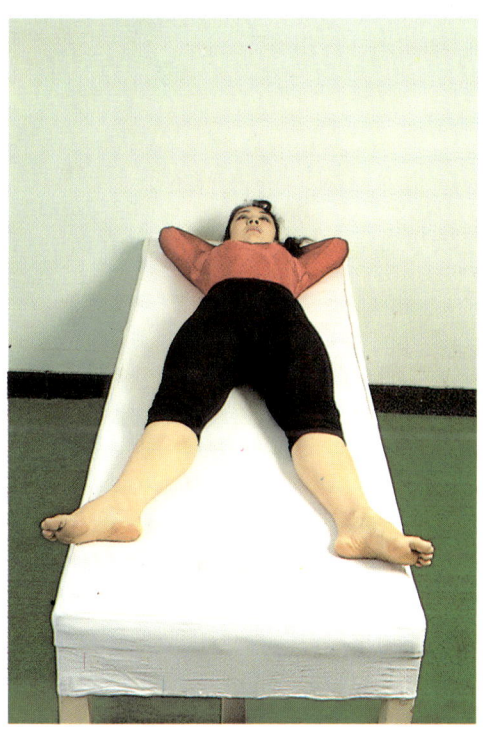

Bild 3-101

163

k) Die Füße nachziehen

Der Patient stützt beide Hände auf die Hüften. Der rechte Fuß wird angehoben und mit leicht gespitzten Zehen vorgestreckt, zuerst langsam zur Seite (Bild 3-102) und dann nach hinten und vorne schaukeln. (Bild 3-103) Das Tempo der Bewegung und den Schwungbogen Stück für Stück steigern. Auf der linken Seite wiederholen.

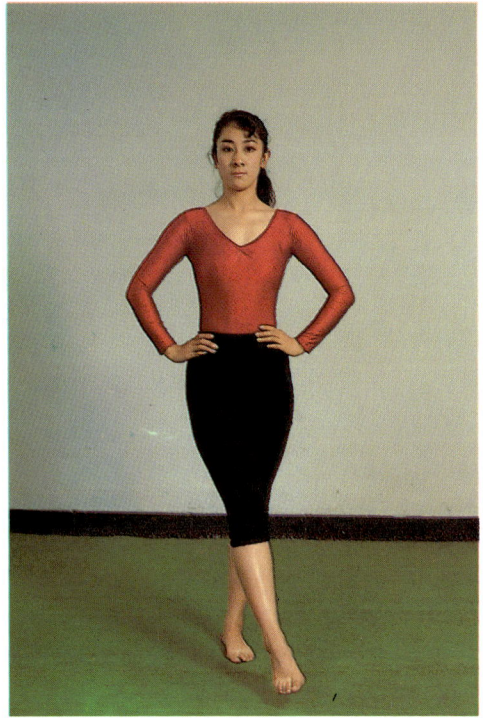

Bild 3-102

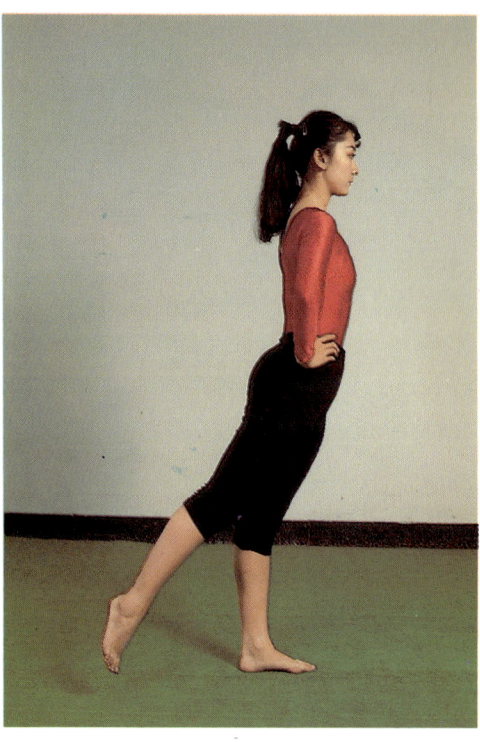

Bild 3-103

l) „Ein Gewicht heben"

Der Patient befindet sich in Rückenlage. Die Beine liegen gestreckt nebeneinander. Das rechte Bein wird nach und nach so hoch gehoben wie es geht Das Knie bleibt durchgedrückt. Der Fuß wird dorsalwärts gebeugt. Nach einer kurzen Weile wird der Fuß gespitzt und auf das Bett gesenkt. (Bild 3-104) Die Bewegung wird auf der linken Seite wiederholt.

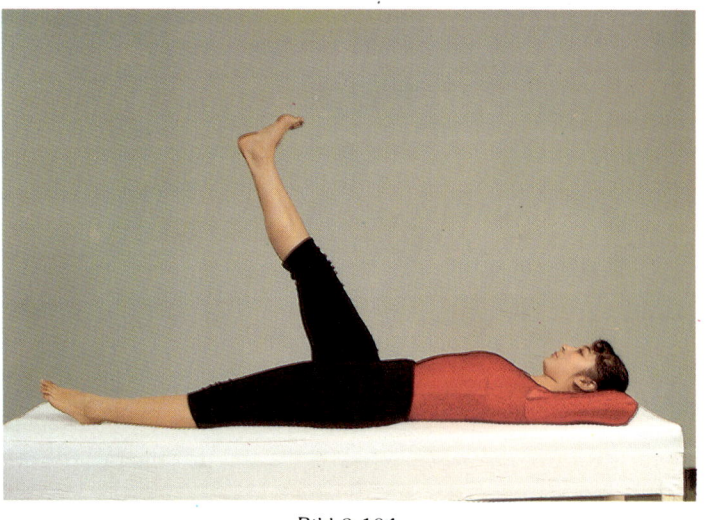

Bild 3-104

8. Übungen für das Knie

Knieübungen helfen dem Heilprozeß bei Weichteilverletzungen sowie bei patellarer Malazie und Osteoarthritis des Knies. Die Übungen werden stehend oder sitzend durchgeführt. Das Kniegelenk ist das größte oberflächliche Gelenk und empfindlich für traumatische Verletzungen. Funktionelle Störungen nach einer Verletzung werden gewöhnlich durch pathologische Veränderungen in den Weichteilen verursacht, wobei der Musculus quadriceps femoris der wichtigste ist. Die Atrophie dieses Muskels hat Instabilität des Knies zur Folge. Der Hauptzweck der Übungen besteht darin, diesem Muskel seine ursprüngliche Kraft zurückzugeben.

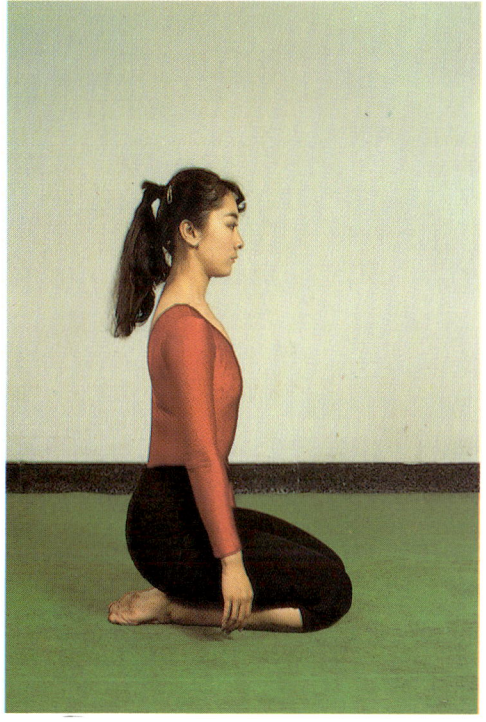

Bild 3-105

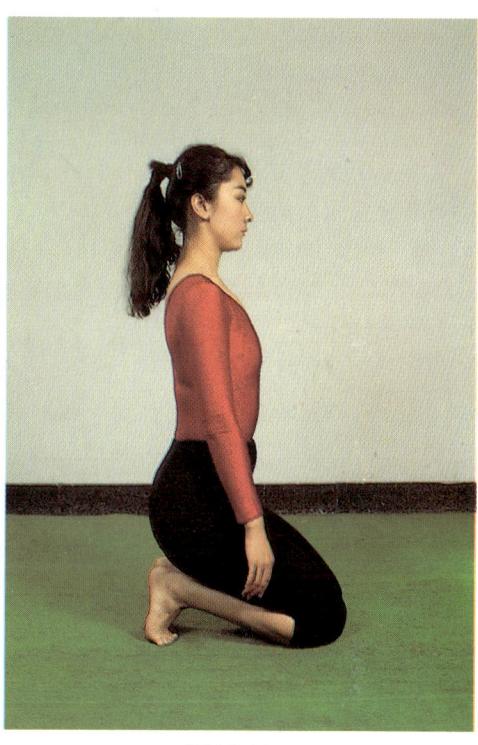

Bild 3-106

a) Niederknien und Pressen

Der Patient kniet nieder. Die Hände liegen vor ihm auf dem Boden. Dann stößt er die Hände vom Boden ab und setzt sich auf. Das Gesäß ein bißchen anheben, die Füße plantarwärts beugen und sich auf die Fersen setzen. (Bild 3-105) Das Gesäß wieder anheben, die Füße dorsalwärts beugen und sich auf die Fersen setzen. Mehrmals wiederholen. (Bild 3-106)

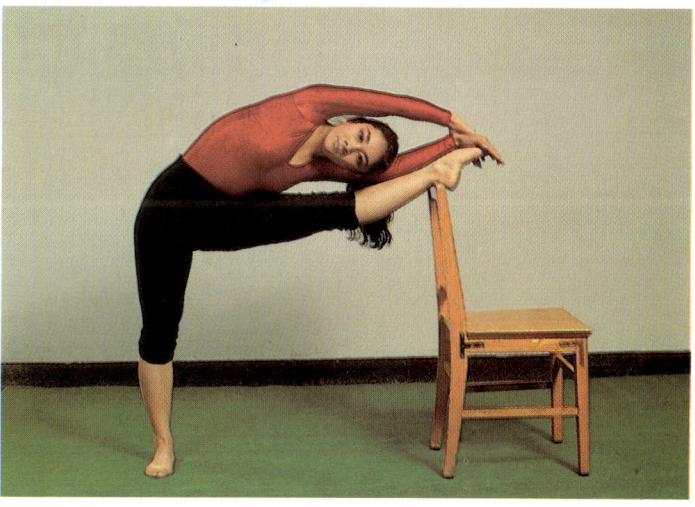

Bild 3-107

b) Beinstreckungen

Der Patient steht, wobei ein Bein auf der Stuhllehne aufliegt, die ungefähr die Höhe des Lumbalbereichs haben sollte. Die Hände werden über den Kopf gehoben. Der obere Rumpf wird so lange zur Seite gebeugt, bis die Hand die Zehen des aufliegenden Beins berührt. Der Rumpf wird wieder aufgerichtet und dann nach vorne gebeugt bis die Hand die Zehen berührt. (Bild 3-107) Die Knie müssen während der Übung durchgedrückt bleiben.

c) Die Knie zurückstoßen

Der Patient steht, die Füße sind beieinander. Die Hände hängen entspannt herab. Die Kniegelenk sind leicht gebeugt. Beide Hände auf die Knie legen. (Bild 3-108) Mit den Händen die Knie kräftig zurückpressen, bis sie gerade gestreckt sind. (Bild 3-109) Die Bewegung wird mehrmals wiederholt.

d) Die Knie schwingen lassen

Der Patient sitzt auf der Bettkante. Die Beine hängen herab. Die Knie werden abwechselnd vorwärts gestoßen und zurück geschwungen, Letzteres mit Kraft. (Bild 3-110)

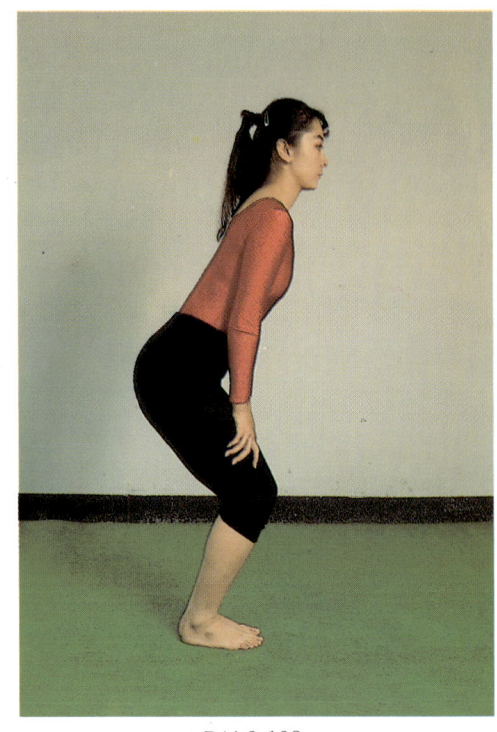

Bild 3-108

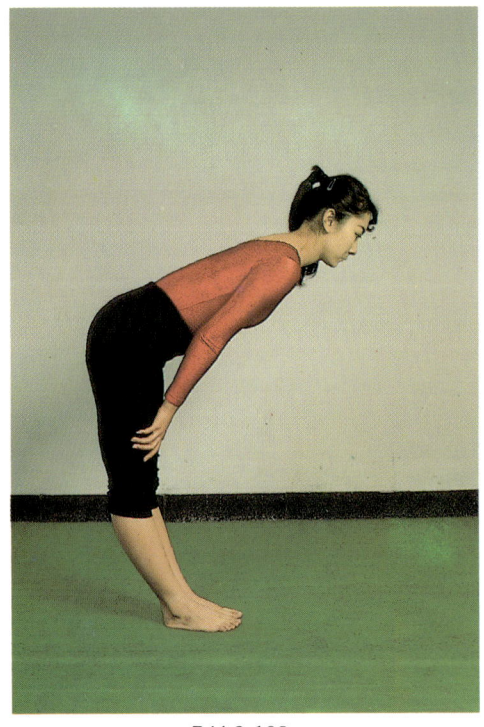

Bild 3-109

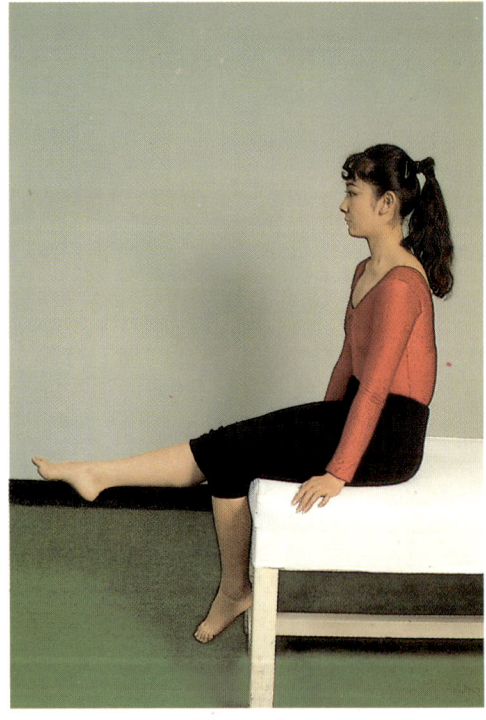

Bild 3-110

e) Das Bein zu einem Bogen pressen

Der Patient steht. Die Hände hängen frei. Das linke Bein wird vorgesetzt. Das rechte Bein stampft rückwärts. Während beide Hände auf das linke Knie pressen, sinkt der Patient langsam hinunter, und das linke Knie soweit wie möglich beugen. (Bild 3-111) Viermal ausführen und dann auf der anderen Seite wiederholen. Insgesamt 30mal.

f) Die Beine kreuzen

Der Patient sitzt aufrecht. Die Hüften sind auswärts gedreht, die Unterschenkel gekreuzt. Die zusammengelegten Hände liegen vor der Brust, wobei die Ellbogenspitzen gerade eben die mediale Partie der Knie berühren. (Bild 3-112) Der obere Teil des Rumpfs wird vorgebeugt, so daß sich das Gesäß vom Boden hebt. Danach setzt der Patient sich wieder hin.

g) „Der Engel streut die Blumen"

Der Patient steht. Die Hände hängen entspannt herab. Den rechten Fuß langsam anheben und hinter den linken Unterschenkel haken. Die Arme über den Kopf heben und den Kopf nach rechts drehen. Der Rumpf neigt sich soweit wie möglich nach rechts. (Bild 3-113) In der Haltung 30 Sekunden bleiben und dann auf der anderen Seite ausführen. Mehrmals wiederholen.

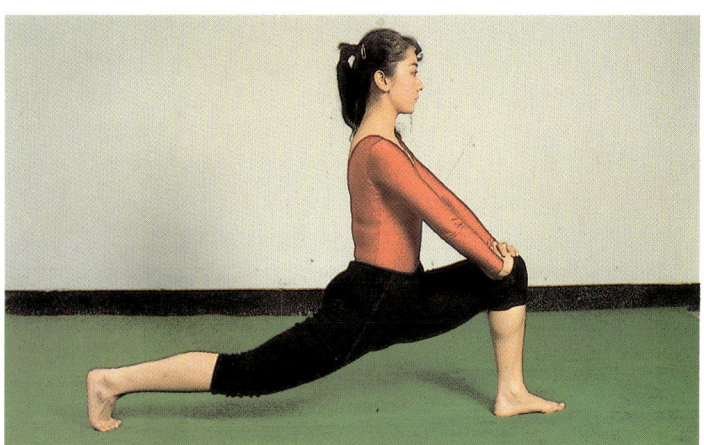

Bild 3-111

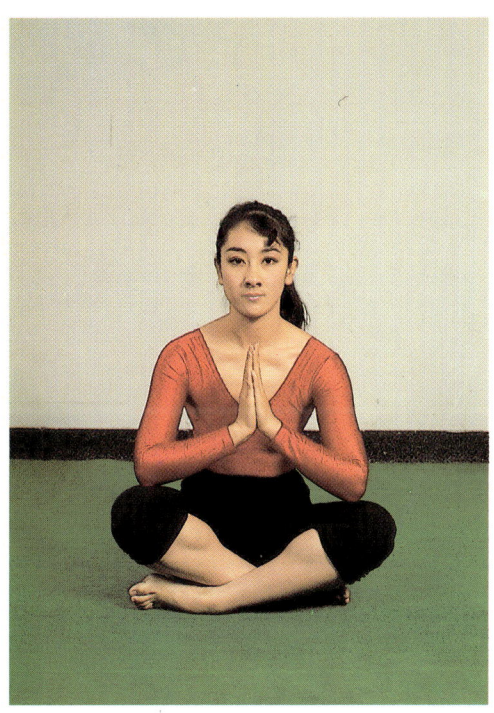

Bild 3-112

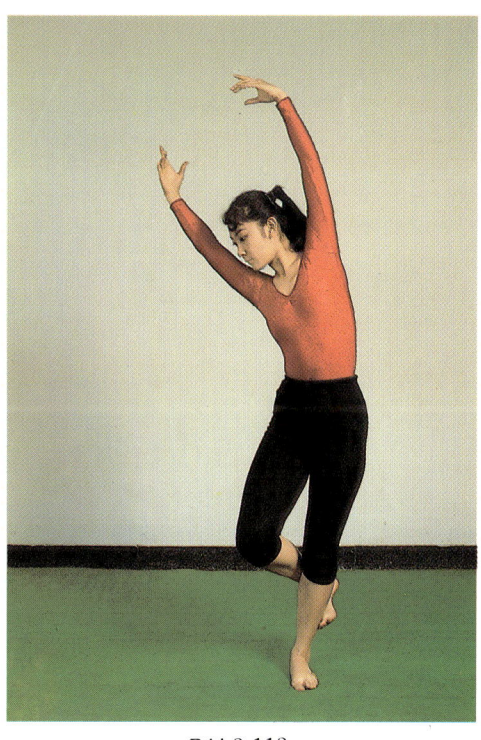

Bild 3-113

h) „Der weiße Kranich schüttelt seine Knie"

Der Patient steht mit aneinander gelegten und auf 45 Grad gebeugten Knien. Die Hände pressen auf die Knie. Die Knie im Kreis bewegen, und zwar im sowie gegen den Uhrzeigersinn. Das Gesäß sollte dabei in der Mitte bleiben. Die Fußgelenke bewegen sich mit den Knien. (Bild 3-114)

i) Still stehen

Die Füße stehen breit auseinander. Die Hände hängen entspannt. Der Patient geht langsam in die Hocke, bis die Knie auf 90 Grad gebeugt und die Oberschenkel parallel zum Boden sind. Die Hände werden horizontal nach vorne angehoben. Der untere Rückenteil bleibt während der ganzen Bewegung gerade. Die Knie sollten nicht über die Fußspitzen hinausragen. Der Patient blickt nach vorne. (Bild 3-115) Bis 30 zählen und gerade stehen. Die Bewegung wird mehrmals wiederholt.

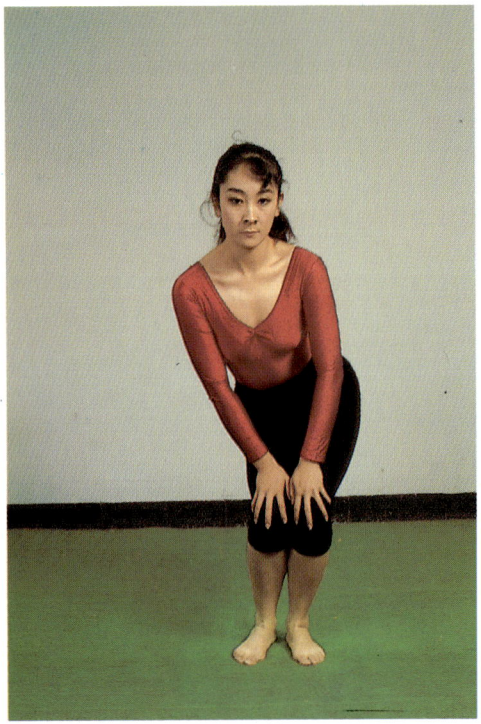
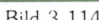

Bild 3-114

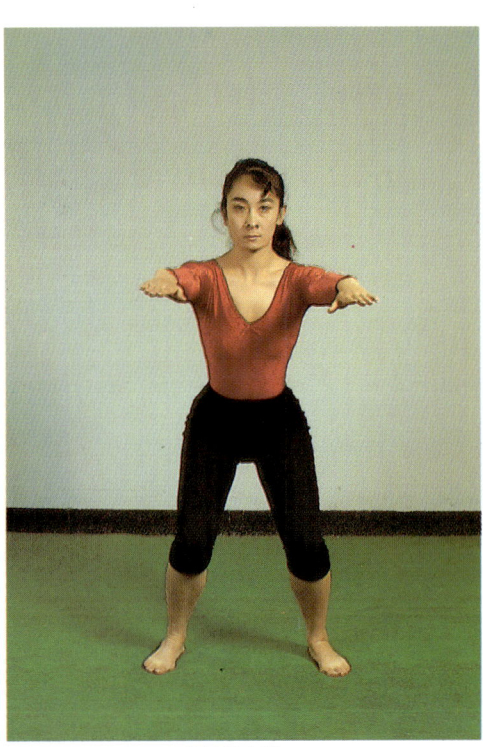

Bild 3-115

9. Übungen für die Fußgelenke

Fußgelenkübungen werden zur Behandlung von Verstauchungen eingesetzt sowie bei Plattfuß, kongenitalem Pes equinovarus, bei Entzündung der plantaren Faszie usw. Die Übungen können im Stehen oder Sitzen ausgeführt werden. Das Fußgelenk ist ein gewichttragendes Gelenk und absorbiert auch Erschütterungen, weshalb es natürlich anfällig für traumatische Verletzungen ist. Die Übungen stärken den Fußgelenkzug des Musculus tibialis anterior, peroneus longus und brevis, um die normale Funktion des Fußes wiederherzustellen.

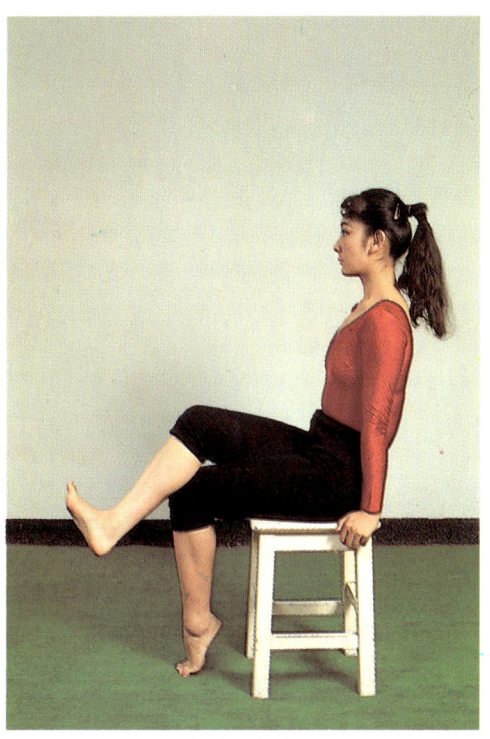

Bild 3-116

a) *Beugen und Strecken*

Der Patient sitzt auf einem Holzstuhl. Das rechte Bein liegt über dem linken. Der Unterschenkel hängt herab. Das Fußgelenk wird soweit wie möglich dorsalwärts gebeugt. (Bild 3-116) Derweil wird es ein- und auswärts gedreht. Die Betonung liegt auf der Auswärtsbewegung. Dann wird der Fuß soweit es geht gestreckt und dabei weiter ein- und auswärts gedreht. (Bild 3-117)

b) *„Das tänzelnde Pferd"*

Der Patient steht. Die Hände sind auf die Hüften gestützt. Der rechte Fuß wird vor dem linken Schienbein angehoben. Die Fußsohle wird soweit wie möglich nach oben gedreht. Die Bewegung wird schnell auf der anderen Seite wiederholt. (Bild 3-118)

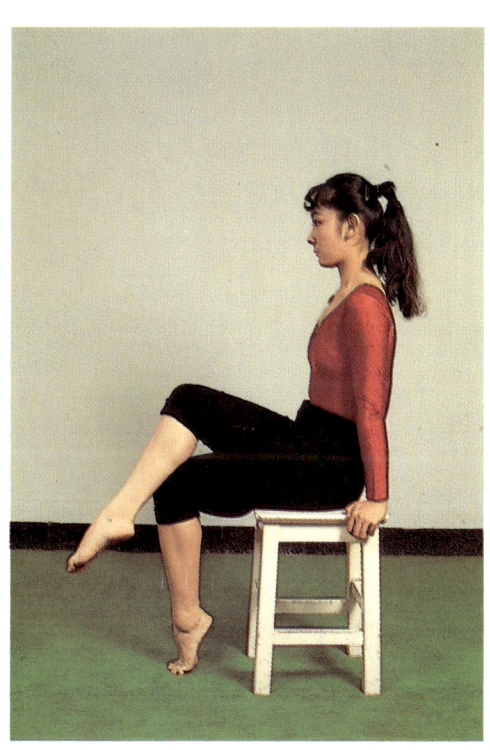

Bild 3-117

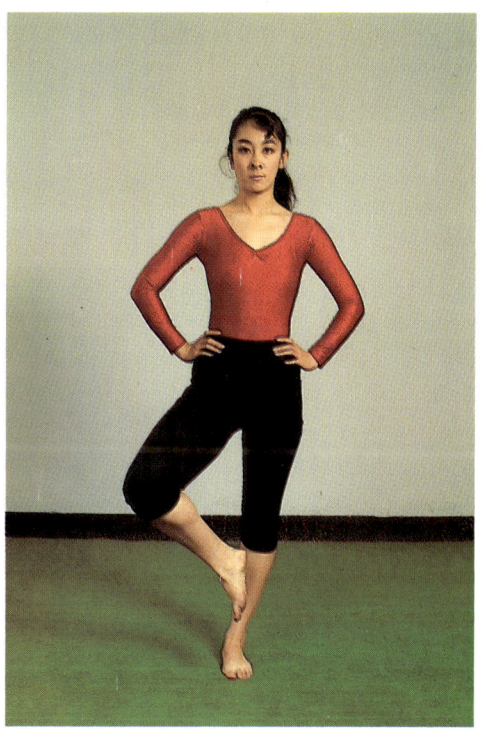

Bild 3-118

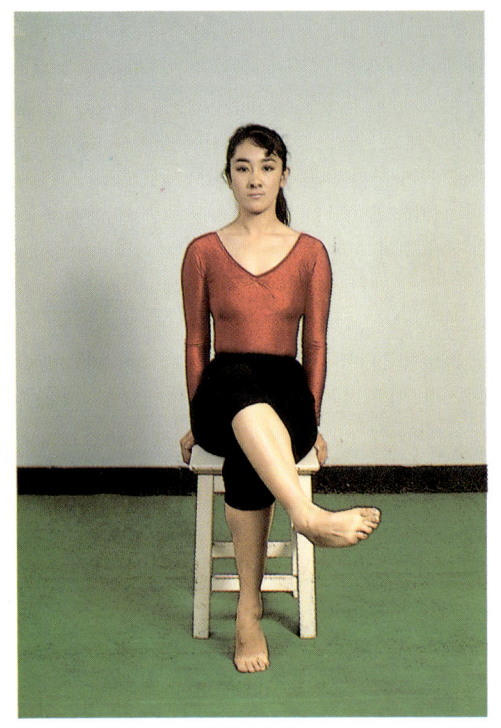

Bild 3-119

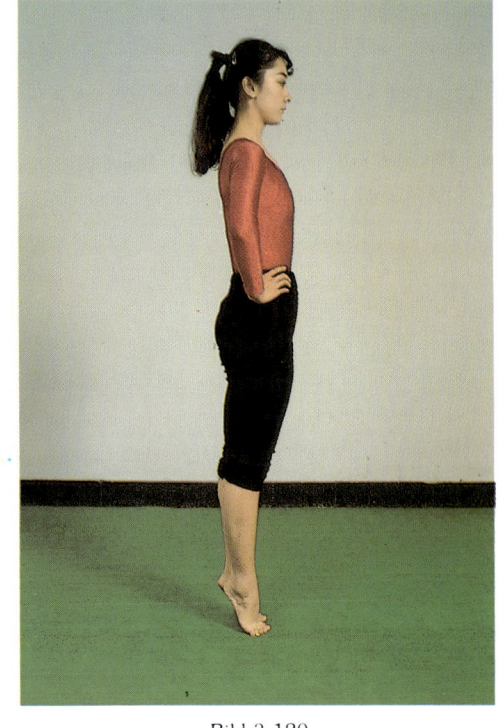

Bild 3-120

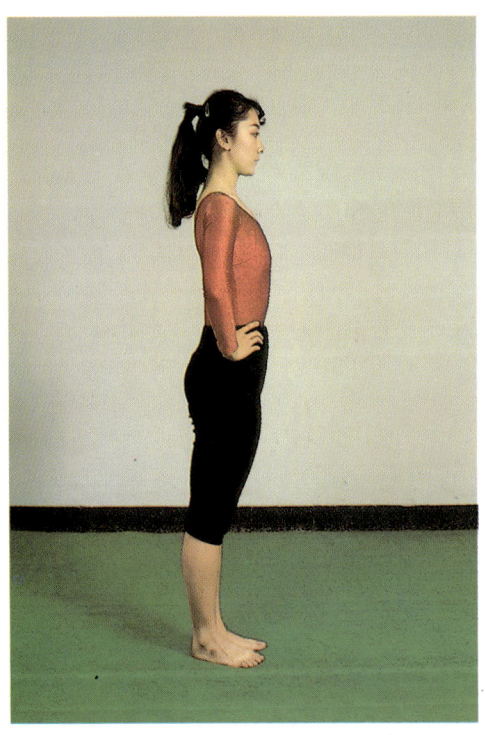

Bild 3-121

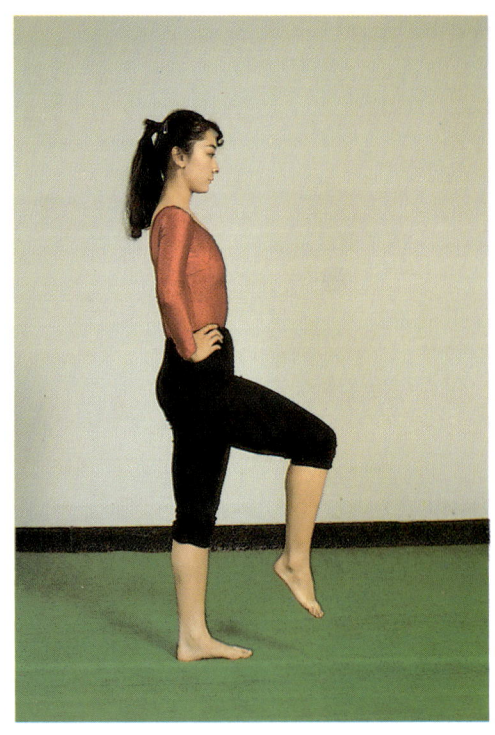

Bild 3-122

c) Die Fußgelenke kreisen lassen

Der Patient sitzt. Das rechte Bein liegt über dem linken. Das Fußgelenk ist entspannt.

Der Fuß beschreibt Kreise sowohl im wie gegen den Uhrzeigersinn: auswärtsdrehen, strecken, einwärtsdrehen, beugen. Die Bewegung kann mehrmals wiederholt werden. (Bild 3-119)

d) Auf den Zehenspitzen stehen

Die Füße stehen beieinander, die Hände hängen herab.

Die Fersen werden langsam angehoben. Die Hände sind dabei auf die Hüften gestützt, der lumbale Rückenbereich ist gerade. Einatmen. Das Körpergewicht wird leicht nach vorne verlagert. (Bild 3-120) Eine Weile so verharren. Dann die Fersen nach und nach senken, ausatmen und die Hände langsam fallen lassen. (Bild 3-121)

e) Auf der Stelle marschieren

Die Füße stehen parallel zueinander, die Hände sind auf den Hüften. Abwechselnd mit dem rechten und linken Fuß Schrittbewegungen machen. Dabei ohne den Körper zu bewegen auf derselben Stelle aufstampfen. Die Beine werden so hoch wie möglich angehoben, damit der Oberschenkel parallel zum Boden ist. Die Schritte werden kräftig ausgeführt. Der jeweils andere Fuß wird in dem Moment angehoben, da die Spitze des einen den Boden berührt. (Bild 3-122)

f) In die Luft stampfen

Der Patient liegt auf dem Rükken. Die Beine liegen gestreckt nebeneinander. Die Hände befinden sich an den Seiten. Rechte Hüfte und rechtes Knie werden gebeugt und angehoben, der Fuß ist angewinkelt. (Bild 3-123)

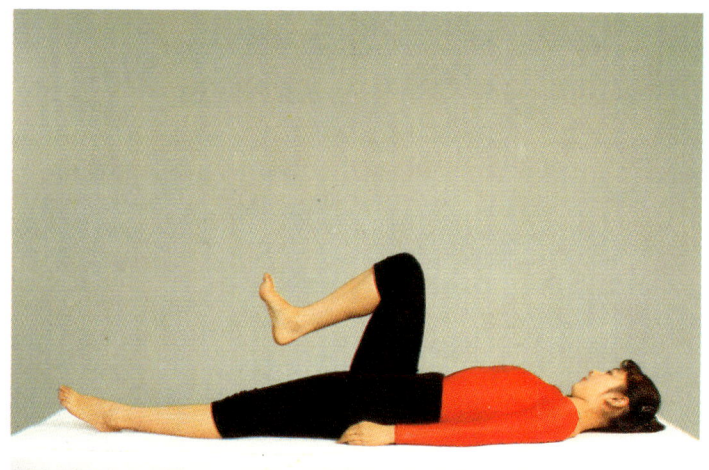

Bild 3-123

Der rechte Fuß stampft langsam, aber kräftig vorwärts. Nach einer kurzen Weile wird der Fuß gestreckt. (Bild 3-124) Das Bein wird nach und nach gesenkt. (Bild 3-125)

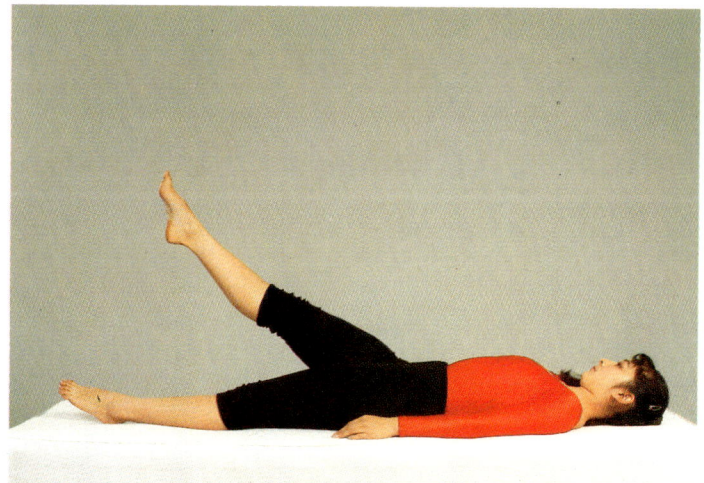

Bild 3-124

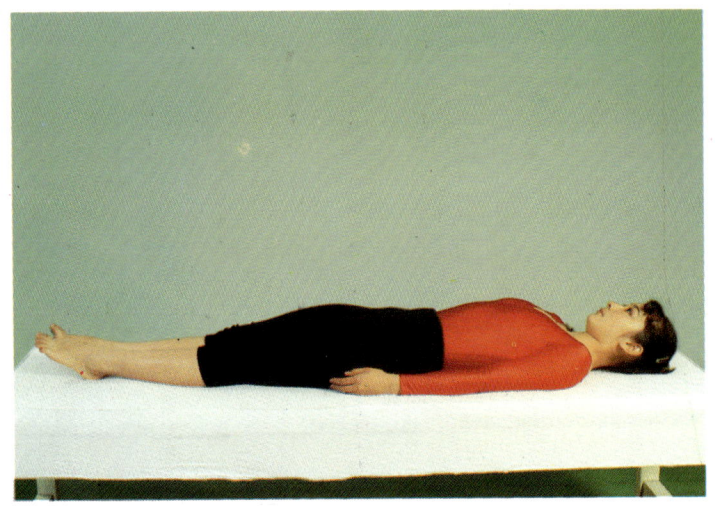

Bild 3-125

g) Die Füße pressen

Der rechte Fuß steht gerade. Die Zehen des linken Fußes werden über den Querholm eines Stuhls gehakt. Beide Hände liegen auf dem angehobenen Knie. Der Patient lehnt sich vor.

Der Patient preßt beide Hände auf das Kniegelenk und zwingt das Fußgelenk, sich rückwärts zu strecken. (Bild 3-126) Entspannen und mehrmals wiederholen.

Die folgende Methode kann bei Fällen von kongenitalem Pes equinovarus eingesetzt werden.

Der Patient sitzt oder liegt auf dem Rücken. Der Arzt legt eine Hand auf den Fußrücken des Patienten, um die Ferse so nahe wie möglich an das Gesäß zu schieben. Mit der anderen Hand preßt er die obere Kniepartie herunter, um das Schienbein über das Fußgelenk zu beugen und dadurch Deformierungen

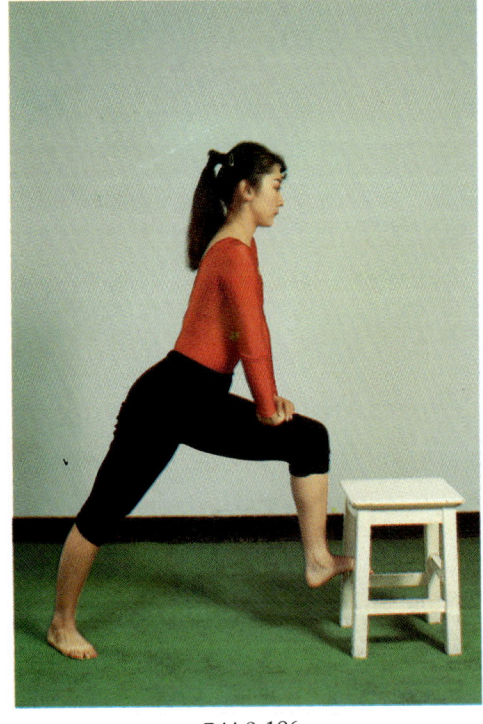

Bild 3-126

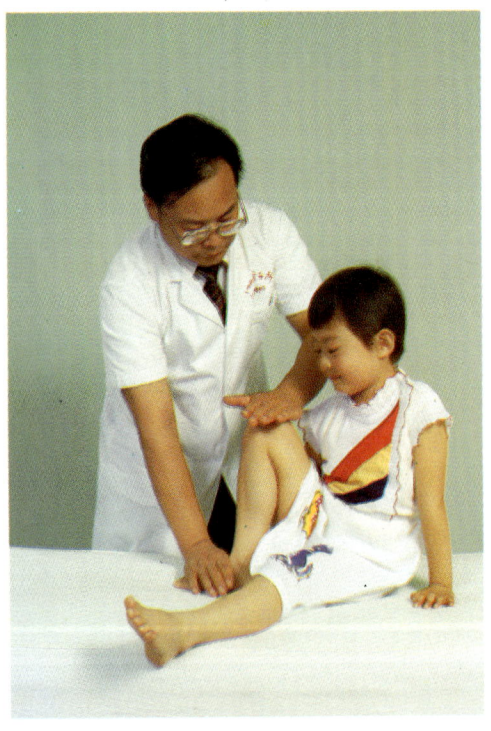

Bild 3-127

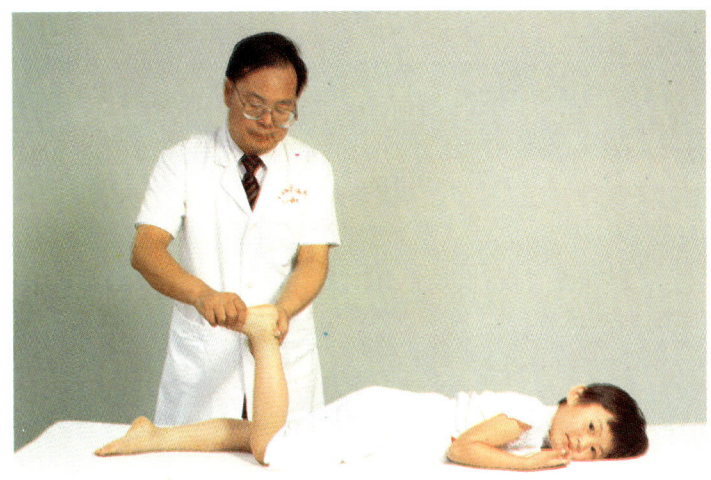

Bild 3-128

des Vorderfußes zu korrigieren. (Bild 3-127)
Die Haltung wird über 1 bis 2 Minuten beibehalten. Plötzliche Kraftanwendung sollte bei
dieser Behandlung vermieden werden. Falls
der Patient auf dem Bauch liegt, wird das Knie
auf 90 Grad gebeugt. Der Arzt hält mit der
einen Hand das Fußgelenk des Patienten, derweil er mit der anderen den Vorderfuß ergreift.
Der Fuß wird in eine gebeugte Position ge-
zwungen. (Bild 3-128)

h) Stampfen und Rollen

Der Patient sitzt. Unter der Fußsohle liegt
ein Zylinder von 4 bis 5 Zentimeter Durchmes-
ser.

Der Patient tritt auf den kleinen Zylinder
und bewegt den Fuß hin und her. Der Zylinder
muß unter der Fußsohle in rollendem Zustand
verbleiben, derweil ein gleichmäßiger Druck
ausgeübt wird. (Bild 3-129)

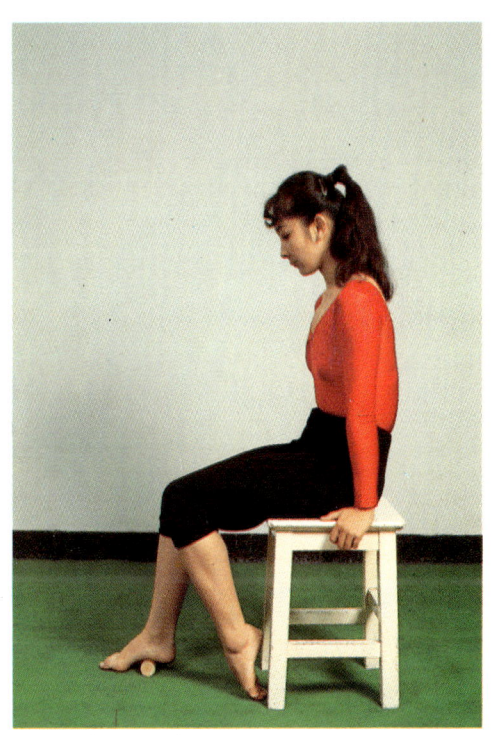

Bild 3-129